国家级技工教育规划教材
全国技工院校医药类专业教材

中药调剂技术

苏兰宜　肖庆青　主编

中国劳动社会保障出版社

图书在版编目（CIP）数据

中药调剂技术／苏兰宜，肖庆青主编. -- 北京：中国劳动社会保障出版社，2024. --（全国技工院校医药类专业教材）. -- ISBN 978-7-5167-6385-8

Ⅰ. R283

中国国家版本馆 CIP 数据核字第 2024Y2H628 号

中国劳动社会保障出版社出版发行

（北京市惠新东街 1 号　邮政编码：100029）

＊

北京市科星印刷有限责任公司印刷装订　新华书店经销

787 毫米×1092 毫米　16 开本　24.25 印张　513 千字
2024 年 7 月第 1 版　　2024 年 7 月第 1 次印刷

定价：59.00 元

营销中心电话：400-606-6496
出版社网址：http：//www.class.com.cn

版权专有　　侵权必究

如有印装差错，请与本社联系调换：（010）81211666
我社将与版权执法机关配合，大力打击盗印、销售和使用盗版图书活动，敬请广大读者协助举报，经查实将给予举报者奖励。

举报电话：（010）64954652

《中药调剂技术》编审委员会

主　　编　苏兰宜　肖庆青
副 主 编　胡　杰　丁　盈
编　　者　（以姓氏笔画为序）
　　　　　丁　盈（湖南食品药品职业学院）
　　　　　王国栋（山东药品食品职业学院）
　　　　　方　友（江西管理职业学院）
　　　　　史梦珺（河南医药健康技师学院）
　　　　　苏兰宜（江西管理职业学院）
　　　　　李占颖（河南医药健康技师学院）
　　　　　杨　桥（浙江中医药大学）
　　　　　肖庆青（江西管理职业学院）
　　　　　陈轶嘉（浙江省立同德医院中药房）
　　　　　周　琪（江西管理职业学院）
　　　　　胡　杰（杭州第一技师学院）
　　　　　揣红玉（河南医药健康技师学院）
主　　审　高秀清（山东医药技师学院）
　　　　　毛　羽（湖南食品药品职业学院）

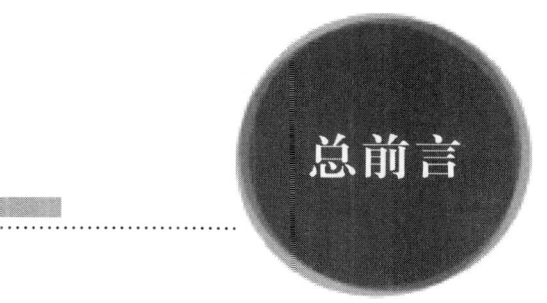

总前言

为了深入贯彻党的二十大精神和习近平总书记关于大力发展技工教育的重要指示精神，落实中共中央办公厅、国务院办公厅印发的《关于推动现代职业教育高质量发展的意见》，推进技工教育高质量发展，全面推进技工院校工学一体化人才培养模式改革，适应技工院校教学模式改革创新，同时为更好地适应技工院校医药类专业的教学要求，全面提升教学质量，我们组织有关学校的一线教师和行业、企业专家，在充分调研企业生产和学校教学情况、广泛听取教师意见的基础上，吸收和借鉴各地技工院校教学改革的成功经验，组织编写了本套全国技工院校医药类专业教材。

总体来看，本套教材具有以下特色：

第一，坚持知识性、准确性、适用性、先进性，体现专业特点。教材编写过程中，努力做到以市场需求为导向，根据医药行业发展现状和趋势，合理选择教材内容，做到"适用、管用、够用"。同时，在严格执行国家有关技术标准的基础上，尽可能多地在教材中介绍医药行业的新知识、新技术、新工艺和新设备，突出教材的先进性。

第二，突出职业教育特色，重视实践能力的培养。以职业能力为本位，根据医药专业毕业生所从事职业的实际需要，适当调整专业知识的深度和难度，合理确定学生应具备的知识结构和能力结构。同时，进一步加强实践性教学的内容，以满足企业对技能型人才的要求。

第三，创新教材编写模式，激发学生学习兴趣。按照教学规律和学生的认知规律，合理安排教材内容，并注重利用图表、实物照片辅助讲解知识点和技能点，为学生营造生动、直观的学习环境。部分教材采用工作手册式、新型活页式，全流程体现产教融合、校企合作，实现理论知识与企业岗位标准、技能要求的高度融合。部分教材在印刷工艺上采用了四色印刷，增强了教材的表现力。

本套教材配有习题册和多媒体电子课件等教学资源，方便教师上课使用，可以通过技工教育网（http://jg.class.com.cn）下载。另外，在部分教材中针对教学重点和难点制作了演示视频、音频等多媒体素材，学生可扫描二维码在线观看或收听相应内容。

本套教材的编写工作得到了河南、浙江、山东、江苏、江西、四川、广西、广东等省（自治区）人力资源社会保障厅及有关学校的大力支持，教材编审人员做了大量的工作，在此我们表示诚挚的谢意。同时，恳切希望广大读者对教材提出宝贵的意见和建议。

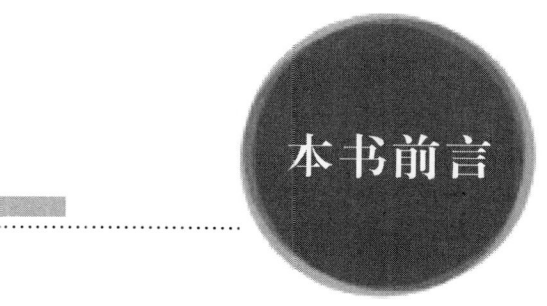

本书前言

本教材是技工院校全日制中、高级技能人才中药、药学专业的工学一体化通用教材。本教材以对接实际岗位中典型工作任务为主线，按照"理论教学和实践教学融通合一""专业学习和工作实践学做合一""能力培养和工作岗位对接合一"的思路进行教材开发设计，同时引入了全国医药行业特有职业技能竞赛中药调剂员赛项的比赛要求，用代表性工作任务引入学习认知，采用情境模拟和角色扮演的方式，细分评价表，测评学生学习的效果，同时也注重学生通用能力的发展，全面提升学生的职业能力。

本教材通过任务引领的方式开展职业形象与职场环境认知、中药饮片调剂、中成药调剂、中成药分类陈列、中药储存与养护五个模块的学习，对学生进行中药饮片调剂操作和中成药销售及用药指导两方面"药技"的培养，同时培养学生心怀仁爱、良心荐药的"药德"情操和按规操作、安全用药的"药规"意识，为学生的职业能力发展奠定坚实的基础。

本教材由苏兰宜、肖庆青主编。李占颖编写了模块一的任务一、任务二、任务三和模块二的任务二、任务六，陈轶嘉编写了模块二的任务一、任务三、任务八，丁盈编写了模块二的任务四、任务五、任务七、任务九，苏兰宜编写了模块三的任务一、任务二，肖庆青编写了模块三的任务三、任务四，胡杰编写了模块三的任务五、任务六、任务八，方友编写了模块三的任务七、任务九、任务十，周琪编写了模块三的任务十一、任务十二，史梦珺编写了模块三的任务十三、任务十四、任务十五，揣红玉编写了模块三的任务十六、任务十七、任务十八，杨桥编写了模块四的任务一、任务二，王国栋编写了模块五的任务一、任务二。

由于时间仓促和水平所限，本教材若存在疏漏、不足之处，恳请广大师生指正，提出宝贵意见和建议，以便再版时修正提高。

编者
2024 年 7 月

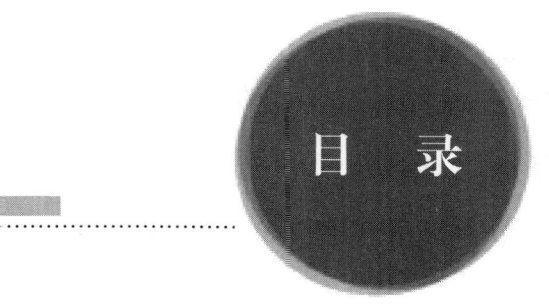

目 录

模块一 职业形象与职场环境认知

任务一 中药调剂认知 ·· 3
    学习活动1 中药调剂学习认知 ·································· 3
    学习活动2 中药调剂认知实训考评 ······························ 10

任务二 职业形象认知 ·· 13
    学习活动1 职业形象学习认知 ·································· 13
    学习活动2 职业形象实训考评 ·································· 15

任务三 职场环境认知 ·· 18
    学习活动1 职场环境学习认知 ·································· 18
    学习活动2 职场环境认知实训考评 ······························ 23

模块二 中药饮片调剂

任务一 查斗与装斗 ·· 29
    学习活动1 查斗与装斗学习认知 ································ 29
    学习活动2 查斗与装斗实训考评 ································ 33

任务二 审方 ·· 38
    学习活动1 审方学习认知 ······································ 38
    学习活动2 审方实训考评 ······································ 71

任务三 计价 ………………………………………………………………………… 75
学习活动1 计价学习认知 ……………………………………………………… 75
学习活动2 计价实训考评 ……………………………………………………… 78

任务四 调配 ………………………………………………………………………… 82
学习活动1 中药饮片调配学习认知 …………………………………………… 82
学习活动2 中药饮片调配实训考评 …………………………………………… 93

任务五 复核 ………………………………………………………………………… 97
学习活动1 复核学习认知 ……………………………………………………… 97
学习活动2 复核实训考评 ……………………………………………………… 99

任务六 包装 ………………………………………………………………………… 103
学习活动1 包装捆扎学习认知 ………………………………………………… 103
学习活动2 包装捆扎实训考评 ………………………………………………… 110

任务七 发药交代 …………………………………………………………………… 113
学习活动1 发药交代学习认知 ………………………………………………… 113
学习活动2 发药交代实训考评 ………………………………………………… 118

任务八 代客加工 …………………………………………………………………… 122
学习活动1 代客加工学习认知 ………………………………………………… 122
学习活动2 代客加工实训考评 ………………………………………………… 127

任务九 医药行业中药调剂员国赛综合训练 ……………………………………… 131
学习活动1 医药行业中药调剂员国赛学习认知 ……………………………… 131
学习活动2 医药行业中药调剂员国赛实训考评 ……………………………… 136

模块三 中成药调剂

任务一 中成药调剂操作流程 ……………………………………………………… 141
学习活动1 中成药处方调剂学习认知 ………………………………………… 141
学习活动2 中成药处方调剂实训考评 ………………………………………… 149

任务二 感冒荐药 ·· 152

学习活动1　感冒荐药学习认知 ································· 152
学习活动2　感冒荐药实训考评 ································· 159

任务三 咳嗽荐药 ·· 164

学习活动1　咳嗽荐药学习认知 ································· 164
学习活动2　咳嗽荐药实训考评 ································· 172

任务四 胃脘痛荐药 ··· 176

学习活动1　胃脘痛荐药学习认知 ······························ 176
学习活动2　胃脘痛荐药实训考评 ······························ 185

任务五 泄泻荐药 ·· 189

学习活动1　泄泻荐药学习认知 ································· 189
学习活动2　泄泻荐药实训考评 ································· 195

任务六 便秘荐药 ·· 199

学习活动1　便秘荐药学习认知 ································· 199
学习活动2　便秘荐药实训考评 ································· 205

任务七 实火证荐药 ··· 208

学习活动1　实火证荐药学习认知 ······························ 208
学习活动2　实火证荐药实训考评 ······························ 212

任务八 不寐荐药 ·· 216

学习活动1　不寐荐药学习认知 ································· 216
学习活动2　不寐荐药实训考评 ································· 222

任务九 胸痹荐药 ·· 226

学习活动1　胸痹荐药学习认知 ································· 226
学习活动2　胸痹荐药实训考评 ································· 232

任务十 痹证荐药 ·· 236

学习活动1　痹证荐药学习认知 ································· 236
学习活动2　痹证荐药实训考评 ································· 241

任务十一　淋证荐药 ⋯⋯⋯⋯⋯⋯⋯⋯⋯⋯⋯⋯⋯⋯⋯⋯⋯⋯⋯⋯⋯⋯⋯⋯⋯⋯⋯⋯⋯⋯⋯⋯⋯⋯⋯⋯⋯ 245

　　学习活动1　淋证荐药学习认知 ⋯⋯⋯⋯⋯⋯⋯⋯⋯⋯⋯⋯⋯⋯⋯⋯⋯⋯⋯⋯⋯⋯⋯⋯⋯⋯⋯ 245

　　学习活动2　淋证荐药实训考评 ⋯⋯⋯⋯⋯⋯⋯⋯⋯⋯⋯⋯⋯⋯⋯⋯⋯⋯⋯⋯⋯⋯⋯⋯⋯⋯⋯ 251

任务十二　虚证荐药 ⋯⋯⋯⋯⋯⋯⋯⋯⋯⋯⋯⋯⋯⋯⋯⋯⋯⋯⋯⋯⋯⋯⋯⋯⋯⋯⋯⋯⋯⋯⋯⋯⋯⋯⋯⋯⋯ 255

　　学习活动1　虚证荐药学习认知 ⋯⋯⋯⋯⋯⋯⋯⋯⋯⋯⋯⋯⋯⋯⋯⋯⋯⋯⋯⋯⋯⋯⋯⋯⋯⋯⋯ 255

　　学习活动2　虚证荐药实训考评 ⋯⋯⋯⋯⋯⋯⋯⋯⋯⋯⋯⋯⋯⋯⋯⋯⋯⋯⋯⋯⋯⋯⋯⋯⋯⋯⋯ 263

任务十三　妇科疾病荐药 ⋯⋯⋯⋯⋯⋯⋯⋯⋯⋯⋯⋯⋯⋯⋯⋯⋯⋯⋯⋯⋯⋯⋯⋯⋯⋯⋯⋯⋯⋯⋯⋯⋯⋯ 267

　　学习活动1　妇科疾病荐药学习认知 ⋯⋯⋯⋯⋯⋯⋯⋯⋯⋯⋯⋯⋯⋯⋯⋯⋯⋯⋯⋯⋯⋯⋯⋯ 267

　　学习活动2　妇科疾病荐药实训考评 ⋯⋯⋯⋯⋯⋯⋯⋯⋯⋯⋯⋯⋯⋯⋯⋯⋯⋯⋯⋯⋯⋯⋯⋯ 274

任务十四　外科疾病荐药 ⋯⋯⋯⋯⋯⋯⋯⋯⋯⋯⋯⋯⋯⋯⋯⋯⋯⋯⋯⋯⋯⋯⋯⋯⋯⋯⋯⋯⋯⋯⋯⋯⋯⋯ 278

　　学习活动1　外科疾病荐药学习认知 ⋯⋯⋯⋯⋯⋯⋯⋯⋯⋯⋯⋯⋯⋯⋯⋯⋯⋯⋯⋯⋯⋯⋯⋯ 278

　　学习活动2　外科疾病荐药实训考评 ⋯⋯⋯⋯⋯⋯⋯⋯⋯⋯⋯⋯⋯⋯⋯⋯⋯⋯⋯⋯⋯⋯⋯⋯ 284

任务十五　骨伤科疾病荐药 ⋯⋯⋯⋯⋯⋯⋯⋯⋯⋯⋯⋯⋯⋯⋯⋯⋯⋯⋯⋯⋯⋯⋯⋯⋯⋯⋯⋯⋯⋯⋯⋯ 288

　　学习活动1　骨伤科疾病荐药学习认知 ⋯⋯⋯⋯⋯⋯⋯⋯⋯⋯⋯⋯⋯⋯⋯⋯⋯⋯⋯⋯⋯⋯⋯ 288

　　学习活动2　骨伤科疾病荐药实训考评 ⋯⋯⋯⋯⋯⋯⋯⋯⋯⋯⋯⋯⋯⋯⋯⋯⋯⋯⋯⋯⋯⋯⋯ 294

任务十六　皮肤病荐药 ⋯⋯⋯⋯⋯⋯⋯⋯⋯⋯⋯⋯⋯⋯⋯⋯⋯⋯⋯⋯⋯⋯⋯⋯⋯⋯⋯⋯⋯⋯⋯⋯⋯⋯⋯ 298

　　学习活动1　皮肤病荐药学习认知 ⋯⋯⋯⋯⋯⋯⋯⋯⋯⋯⋯⋯⋯⋯⋯⋯⋯⋯⋯⋯⋯⋯⋯⋯⋯ 298

　　学习活动2　皮肤病荐药实训考评 ⋯⋯⋯⋯⋯⋯⋯⋯⋯⋯⋯⋯⋯⋯⋯⋯⋯⋯⋯⋯⋯⋯⋯⋯⋯ 304

任务十七　五官科疾病荐药 ⋯⋯⋯⋯⋯⋯⋯⋯⋯⋯⋯⋯⋯⋯⋯⋯⋯⋯⋯⋯⋯⋯⋯⋯⋯⋯⋯⋯⋯⋯⋯⋯ 308

　　学习活动1　五官科疾病荐药学习认知 ⋯⋯⋯⋯⋯⋯⋯⋯⋯⋯⋯⋯⋯⋯⋯⋯⋯⋯⋯⋯⋯⋯⋯ 308

　　学习活动2　五官科疾病荐药实训考评 ⋯⋯⋯⋯⋯⋯⋯⋯⋯⋯⋯⋯⋯⋯⋯⋯⋯⋯⋯⋯⋯⋯⋯ 317

任务十八　儿科疾病荐药 ⋯⋯⋯⋯⋯⋯⋯⋯⋯⋯⋯⋯⋯⋯⋯⋯⋯⋯⋯⋯⋯⋯⋯⋯⋯⋯⋯⋯⋯⋯⋯⋯⋯⋯ 321

　　学习活动1　儿科疾病荐药学习认知 ⋯⋯⋯⋯⋯⋯⋯⋯⋯⋯⋯⋯⋯⋯⋯⋯⋯⋯⋯⋯⋯⋯⋯⋯ 322

　　学习活动2　儿科疾病荐药实训考评 ⋯⋯⋯⋯⋯⋯⋯⋯⋯⋯⋯⋯⋯⋯⋯⋯⋯⋯⋯⋯⋯⋯⋯⋯ 334

模块四　中成药分类陈列

任务一　中成药分类陈列认知 ⋯⋯⋯⋯⋯⋯⋯⋯⋯⋯⋯⋯⋯⋯⋯⋯⋯⋯⋯⋯⋯⋯⋯⋯⋯⋯⋯⋯⋯⋯⋯ 341

　　学习活动1　中成药分类陈列学习认知 ⋯⋯⋯⋯⋯⋯⋯⋯⋯⋯⋯⋯⋯⋯⋯⋯⋯⋯⋯⋯⋯⋯⋯ 341

　　学习活动2　中成药分类陈列实训考评 ⋯⋯⋯⋯⋯⋯⋯⋯⋯⋯⋯⋯⋯⋯⋯⋯⋯⋯⋯⋯⋯⋯⋯ 346

任务二　中成药上架陈列 ·· 348
　　学习活动 1　中成药上架陈列学习认知 ·· 348
　　学习活动 2　中成药上架陈列实训考评 ·· 350

模块五　中药储存与养护

任务一　中药饮片的储存与养护 ·· 355
　　学习活动 1　中药饮片储存与养护学习认知 ·· 355
　　学习活动 2　中药饮片储存与养护实训考评 ·· 360
任务二　中成药的储存与养护 ·· 364
　　学习活动 1　中成药储存与养护学习认知 ·· 364
　　学习活动 2　中成药储存与养护实训考评 ·· 368

模块一

职业形象与职场环境认知

任务一　中药调剂认知

 任务描述

中药调剂是中医药学的重要组成部分，本学习任务是了解中药调剂的概念、分类、岗位职责及任职资格等，并根据中药调剂的相关法律法规，做好药学服务工作。

 任务目标

知识目标

1. 识记中药调剂的概念及分类。
2. 识记中药调剂的岗位职责及任职资格。
3. 识记中药调剂相关的法律法规及职业道德的基本原则。

技能目标

1. 能理解中药调剂的基本认知。
2. 能遵守中药调剂的相关法律法规，做好中药调剂工作。

思政目标

1. 通过学习中药调剂的起源、概念、分类、岗位职责、任职资格和相关法律法规，弘扬博大精深的中医药传统文化，增强中华民族的文化自信。
2. 通过细致严谨的中药调剂认知实训练习，形成爱岗敬业的工作作风。
3. 通过中药调剂认知的实训考核，培养忠于职守、坚持原则的职业精神。

学习活动1　中药调剂学习认知

【任务引入】

小李从医药院校药学专业毕业后，选择到一家药店就业。小李在该药店的化学药品专柜、保健品专柜、医疗器械专柜均轮岗工作过，但店长一直没有安排她到中药饮片专柜轮岗。店长不安排小李到中药饮片专柜轮岗的做法正确吗？若小李要到中药饮片专柜轮岗，可以通过什么途径实现？

任务须知

一、中药调剂的概念及分类

（一）中药调剂的概念

中药调剂是指以中医药理论为基础，根据医师处方和患者要求，按照配方程序和原则，及时准确地将中药饮片或中成药调配给患者使用的过程，是一项负有法律责任的专业操作技术。

中药调剂是中医药学的重要组成部分，古籍中的"和药分剂""合和""合剂"等均属于中药调剂的范畴。中药调剂具有临时调配的特点，调配成的药剂用于防治疾病，保障人们健康。

（二）中药调剂的分类

根据所调配中药的性质不同，中药调剂可分为中药饮片调剂和中成药调剂。

1. 中药饮片调剂

中药饮片是指经过加工炮制，可直接供中医临床处方调配或中成药生产使用的中药材。中药饮片调剂是根据医师处方要求，将加工合格的不同中药饮片调剂成可供患者内服或外用的形式的过程。

2. 中成药调剂

中成药是指在中医药理论指导下，根据疗效确切、应用广泛的处方、验方或秘方，以中药饮片为原料配制加工成的具有一定剂型的药品。中成药调剂是根据医师处方调配各种中成药，或根据患者的轻微病症来指导患者购买中成药非处方药的过程。

二、中药调剂人员岗位职责

1. 遵守《中华人民共和国药品管理法》《处方管理办法》等有关法律法规，根据调剂操作流程做好中药饮片及中成药的调配工作。

2. 每日检查格斗内的饮片质量情况，发现质量问题应及时处理。

3. 认真仔细调配处方，做到称量准、分帖匀、药味不遗漏，发药时向患者详细交代煎服方法及注意事项。

4. 收方、发药时应态度和蔼，耐心解答患者的询问，不得与患者发生争吵。

5. 毒性中药按有关管理规定管理，贵重药品按方销存。

6. 危急患者处方优先配发，不得借故推诿。

7. 保持衡器清洁，每年应检查灵敏度一次，发现问题及时修理。

8. 保持室内整洁，做好安全及防霉、防潮、防蛀、防虫、防鼠等工作。

9. 工作时应穿工作服、佩戴胸卡，保持形象整洁端正，自觉遵守规章制度，坚守工作岗位。

10. 保持工作区域整洁卫生，不得随便放置个人用品。药房内非工作需要不准科外人员进入，工作场所禁止吸烟。

三、中药调剂人员任职资格

（一）中药调剂人员任职资格

具备下列条件者，方可从事中药调剂工作。

1. 根据《处方管理办法》，取得药学专业技术职务任职资格的人员方可从事处方调剂工作。具有药师以上专业技术职务任职资格的人员负责处方审核、评估、核对、发药以及安全用药指导；药士从事处方调配工作。

2. 根据《中华人民共和国药品管理法》，从事药品经营活动应当有依法经过资格认定的药师或者其他药学技术人员。

（二）不适合从事中药调剂工作的情况

有下列情况之一者，不得从事中药调剂工作。

1. 未取得相关任职资格证书。

2. 患有精神病、严重皮肤病及可能影响药品质量的传染病。

四、与中药调剂相关的法律法规

中药调剂应遵守并执行国家相关法律法规，相关内容节选如下。

（一）《中华人民共和国药品管理法》（节选）

《中华人民共和国药品管理法》于1984年9月20日第六届全国人民代表大会常务委员会第七次会议通过，2019年8月26日第十三届全国人民代表大会常务委员会第十二次会议第二次修订。其中与中药调剂相关的条款如下。

第五十四条　国家对药品实行处方药与非处方药分类管理制度。具体办法由国务院药品监督管理部门会同国务院卫生健康主管部门制定。

第五十六条　药品经营企业购进药品，应当建立并执行进货检查验收制度，验明药品合格证明和其他标识；不符合规定要求的，不得购进和销售。

第五十七条　药品经营企业购销药品，应当有真实、完整的购销记录。购销记录应当注明药品的通用名称、剂型、规格、产品批号、有效期、上市许可持有人、生产企业、购销单位、购销数量、购销价格、购销日期及国务院药品监督管理部门规定的其他内容。

第五十八条　药品经营企业零售药品应当准确无误，并正确说明用法、用量和注意事项；调配处方应当经过核对，对处方所列药品不得擅自更改或者代用。对有配伍禁忌或者超剂量的处方，应当拒绝调配；必要时，经处方医师更正或者重新签字，方可调配。

药品经营企业销售中药材，应当标明产地。

依法经过资格认定的药师或者其他药学技术人员负责本企业的药品管理、处方审核和调配、合理用药指导等工作。

第五十九条　药品经营企业应当制定和执行药品保管制度，采取必要的冷藏、防冻、防潮、防虫、防鼠等措施，保证药品质量。

药品入库和出库应当执行检查制度。

第六十条　城乡集市贸易市场可以出售中药材，国务院另有规定的除外。

第六十一条　药品上市许可持有人、药品经营企业通过网络销售药品，应当遵守本法药品经营的有关规定。具体管理办法由国务院药品监督管理部门会同国务院卫生健康主管部门等部门制定。

疫苗、血液制品、麻醉药品、精神药品、医疗用毒性药品、放射性药品、药品类易制毒化学品等国家实行特殊管理的药品不得在网络上销售。

第六十三条　新发现和从境外引种的药材，经国务院药品监督管理部门批准后，方可销售。

第六十六条　进口、出口麻醉药品和国家规定范围内的精神药品，应当持有国务院药品监督管理部门颁发的进口准许证、出口准许证。

（二）《中华人民共和国药品管理法实施条例》（节选）

《中华人民共和国药品管理法实施条例》于2002年8月4日国务院令第360号公布，根据2019年3月2日《国务院关于修改部分行政法规的决定》第二次修订。其中与中药调剂相关的条款如下。

第十五条　国家实行处方药和非处方药分类管理制度。国家根据非处方药品的安全性，将非处方药分为甲类非处方药和乙类非处方药。

经营处方药、甲类非处方药的药品零售企业，应当配备执业药师或者其他依法经资格认定的药学技术人员。经营乙类非处方药的药品零售企业，应当配备经设区的市级药品监督管理机构或者省、自治区、直辖市人民政府药品监督管理部门直接设置的县级药品监督管理机构组织考核合格的业务人员。

第二十五条　医疗机构审核和调配处方的药剂人员必须是依法经资格认定的药学技术人员。

第二十七条　医疗机构向患者提供的药品应当与诊疗范围相适应，并凭执业医师或者执业助理医师的处方调配。

计划生育技术服务机构采购和向患者提供药品，其范围应当与经批准的服务范围相一致，并凭执业医师或者执业助理医师的处方调配。

个人设置的门诊部、诊所等医疗机构不得配备常用药品和急救药品以外的其他药品。常用药品和急救药品的范围和品种，由所在地的省、自治区、直辖市人民政府卫生行政部门会同同级人民政府药品监督管理部门规定。

（三）《麻醉药品和精神药品管理条例》（节选）

《麻醉药品和精神药品管理条例》于2005年8月3日国务院令第442号公布，根据2016年2月6日《国务院关于修改部分行政法规的决定》第二次修订。其中与中药调剂相关的条款如下。

第四条 国家对麻醉药品药用原植物以及麻醉药品和精神药品实行管制。除本条例另有规定的外，任何单位、个人不得进行麻醉药品药用原植物的种植以及麻醉药品和精神药品的实验研究、生产、经营、使用、储存、运输等活动。

第二十二条 国家对麻醉药品和精神药品实行定点经营制度。

国务院药品监督管理部门应当根据麻醉药品和第一类精神药品的需求总量，确定麻醉药品和第一类精神药品的定点批发企业布局，并应当根据年度需求总量对布局进行调整、公布。

药品经营企业不得经营麻醉药品原料药和第一类精神药品原料药。但是，供医疗、科学研究、教学使用的小包装的上述药品可以由国务院药品监督管理部门规定的药品批发企业经营。

第三十条 麻醉药品和第一类精神药品不得零售。

禁止使用现金进行麻醉药品和精神药品交易，但是个人合法购买麻醉药品和精神药品的除外。

第三十六条 医疗机构需要使用麻醉药品和第一类精神药品的，应当经所在地设区的市级人民政府卫生主管部门批准，取得麻醉药品、第一类精神药品购用印鉴卡（以下称印鉴卡）。医疗机构应当凭印鉴卡向本省、自治区、直辖市行政区域内的定点批发企业购买麻醉药品和第一类精神药品。

设区的市级人民政府卫生主管部门发给医疗机构印鉴卡时，应当将取得印鉴卡的医疗机构情况抄送所在地设区的市级药品监督管理部门，并报省、自治区、直辖市人民政府卫生主管部门备案。省、自治区、直辖市人民政府卫生主管部门应当将取得印鉴卡的医疗机构名单向本行政区域内的定点批发企业通报。

第四十条 执业医师应当使用专用处方开具麻醉药品和精神药品，单张处方的最大用量应当符合国务院卫生主管部门的规定。

对麻醉药品和第一类精神药品处方，处方的调配人、核对人应当仔细核对，签署姓名，并予以登记；对不符合本条例规定的，处方的调配人、核对人应当拒绝发药。

麻醉药品和精神药品专用处方的格式由国务院卫生主管部门规定。

第四十一条 医疗机构应当对麻醉药品和精神药品处方进行专册登记，加强管理。麻醉药品处方至少保存3年，精神药品处方至少保存2年。

第四十七条 麻醉药品和第一类精神药品的使用单位应当设立专库或者专柜储存麻醉药品和第一类精神药品。专库应当设有防盗设施并安装报警装置；专柜应当使用保险柜。专库和专柜应当实行双人双锁管理。

第四十八条 麻醉药品药用原植物种植企业、定点生产企业、全国性批发企业和区域性批发企业、国家设立的麻醉药品储存单位以及麻醉药品和第一类精神药品的使用单位，应当配备专人负责管理工作，并建立储存麻醉药品和第一类精神药品的专用账册。药品入库双人验收，出库双人复核，做到账物相符。专用账册的保存期限应当自药品有效期期满之日起不少于5年。

第七十三条 具有麻醉药品和第一类精神药品处方资格的执业医师，违反本条例的规定开具麻醉药品和第一类精神药品处方，或者未按照临床应用指导原则的要求使用麻醉药品和第一类精神药品的，由其所在医疗机构取消其麻醉药品和第一类精神药品处方资格；造成严重后果的，由原发证部门吊销其执业证书。执业医师未按照临床应用指导原则的要求使用第二类精神药品或者未使用专用处方开具第二类精神药品，造成严重后果的，由原发证部门吊销其执业证书。

未取得麻醉药品和第一类精神药品处方资格的执业医师擅自开具麻醉药品和第一类精神药品处方，由县级以上人民政府卫生主管部门给予警告，暂停其执业活动；造成严重后果的，吊销其执业证书；构成犯罪的，依法追究刑事责任。

处方的调配人、核对人违反本条例的规定未对麻醉药品和第一类精神药品处方进行核对，造成严重后果的，由原发证部门吊销其执业证书。

（四）《医疗用毒性药品管理办法》（节选）

《医疗用毒性药品管理办法》于1988年12月27日国务院令第23号公布。其中与中药调剂相关的条款如下。

第二条 医疗用毒性药品（以下简称毒性药品），系指毒性剧烈、治疗剂量与中毒剂量相近，使用不当会致人中毒或死亡的药品。

毒性药品的管理品种，由卫生部会同国家医药管理局、国家中医药管理局规定。

第五条 毒性药品的收购、经营，由各级医药管理部门指定的药品经营单位负责；配方用药由国营药店、医疗单位负责。其他任何单位或者个人均不得从事毒性药品的收购、经营和配方业务。

第六条 收购、经营、加工、使用毒性药品的单位必须建立健全保管、验收、领发、核对等制度；严防收假、发错，严禁与其他药品混杂，做到划定仓间或仓位，专柜加锁并由专人保管。

毒性药品的包装容器上必须印有毒药标志，在运输毒性药品的过程中，应当采取有效措施，防止发生事故。

第七条 凡加工炮制毒性中药，必须按照《中华人民共和国药典》或者省、自治区、直辖市卫生行政部门制定的《炮制规范》的规定进行。药材符合药用要求的，方可供应、配方和用于中成药生产。

第九条 医疗单位供应和调配毒性药品，凭医生签名的正式处方。国营药店供应和调配毒性药品，凭盖有医生所在的医疗单位公章的正式处方。每次处方剂量不得超过二日极量。

调配处方时，必须认真负责，计量准确，按医嘱注明要求，并由配方人员及具有药师以上技术职称的复核人员签名盖章后方可发出。对处方未注明"生用"的毒性中药，应当付炮制品。如发现处方有疑问时，须经原处方医生重新审定后再行调配。处方一次有效，取药后处方保存二年备查。

第十一条 对违反本办法的规定，擅自生产、收购、经营毒性药品的单位或者个人，由县以上卫生行政部门没收其全部毒性药品，并处以警告或按非法所得的五至十倍罚款。情节严重、致人伤残或死亡，构成犯罪的，由司法机关依法追究其刑事责任。

（五）《处方管理办法》

《处方管理办法》于 2007 年 2 月 14 日卫生部令第 53 号发布。该办法共六十三条，从总则、处方管理的一般规定、处方权的获得、处方的开具、处方的调剂、监督管理及法律责任等方面规范处方。

（六）《中药处方格式及书写规范》

为规范中药处方管理，提高中药处方质量，国家中医药管理局根据《中华人民共和国药品管理法》《麻醉药品和精神药品条例》《处方管理办法》等国家有关法律法规，制定了《中药处方格式及书写规范》（国中医药医政发〔2010〕57 号）。该规范适用于与中药处方开具相关的中医医疗机构及其人员，共十二条。

（七）《医疗机构中药煎药室管理规范》

根据《医疗机构管理条例》有关规定，卫生部、国家中医药管理局制定了《医疗机构中药煎药室管理规范》（国中医药发〔2009〕3 号），自 2009 年 3 月 16 日起施行。该规范包括了人员要求、煎药操作方法、煎药室的管理等各项规定，共二十九条。

五、中药调剂人员职业道德的基本原则

中药调剂人员职业道德的基本原则就是医学伦理学研究的原则，主要包含以下几方面。

（一）人道主义原则

人道主义是古今中外医药学道德传统的精华和核心所在，也是中药调剂人员职业道德的核心内容。

医药学的人道主义是指在医学活动中，特别是在医患关系中表现出来的同情关心患者、尊重患者的人格与权利、维护患者利益、珍视人的生命价值的伦理思想。

（二）社会效益优先的原则

中药调剂人员在自己的执业活动中，应当坚持社会效益和经济效益并重、社会效益优先的原则，应客观、全面地向服务对象介绍药品的性能、疗效、价格，供对方选择时参考。临床医师为患者开具处方时也应做到正确行使药物的分配权，对症下药，不能为了追求经济效益而不顾病情需要开"大处方"和价值高的药品，增加社会及患者的经济负担，更不能利用职务之便，滥用限制使用的毒、麻药品，危害社会。

（三）诚实守信、交易公平的原则

中药调剂人员有义务就药品的名称、规格、功效、使用方法、质量、数量、单价以及其他交易条件作真实的陈述或明示，供患者购买药品时参考，不得附加有碍交易公平的其他条件，更不得凭借自己的交易优势或特殊权利，强买强卖。

（四）尊重患者、慎言守密的原则

这一原则是对中药调剂人员在职业活动中言行的特殊要求。由于调剂人员直接和患者、药品使用者以及他们的亲属交往，因此，应当本着医药学人道主义的原则和尊重患者人格的

精神，根据不同的情况采取不同的处理方式，尊重患者的情感和隐私，并为其保守与药物使用有关的秘密，凭借自己的经验判断，灵活运用这些原则。

【任务分析与指导】

1. 店长不安排小李到中药饮片专柜轮岗的做法正确吗？

店长不安排小李到中药饮片专柜轮岗的做法正确。小李不满足中药调剂人员的任职资格。

2. 若小李要到中药饮片专柜轮岗，可以通过什么途径实现？

小李要到中药饮片专柜轮岗，应取得中药学专业技术职务任职资格。

学习活动2　中药调剂认知实训考评

 任务实训

采用情景模拟的方式，同学之间交替扮演店员和店长，依照表1-1-1所列实训项目和要点实施中药调剂认知任务实训，将相关知识摘要或过程记录填入表内。

表1-1-1　　　　　　　　中药调剂认知实训记录

店员（学生姓名）		店长（学生姓名）	
项目	实训要点		知识摘要/过程记录
实训准备	准备工服（白大褂）、签字笔		
中药调剂的概念及分类	1. 中药调剂的概念 2. 中药调剂的分类		
中药调剂人员岗位职责	中药调剂人员岗位职责		
中药调剂人员任职资格	1. 中药调剂人员任职资格 2. 不适合从事中药调剂工作的情况		
与中药调剂相关的法律法规	1.《中华人民共和国药品管理法》中与中药调剂相关的条款 2.《中华人民共和国药品管理法实施条例》中与中药调剂相关的条款 3.《麻醉药品和精神药品管理条例》中与中药调剂相关的条款 4.《医疗用毒性药品管理办法》中与中药调剂相关的条款 5.《处方管理办法》 6.《中药处方格式及书写规范》 7.《医疗机构中药煎药室管理规范》		
中药调剂人员职业道德的基本原则	中药调剂人员职业道德的基本原则		

实训考评

依照表 1-1-2 对中药调剂认知任务实训完成情况进行考评，考查可否模拟实际情景在规定时间内完成中药调剂认知工作。

表 1-1-2　　　　　　　　　　中药调剂认知实训考评

考核内容	考核要求	考核标准	配分	得分
实训准备	准备实训中需使用的设备和工具	1. 未准备工服（白大褂）、签字笔，扣 5 分 2. 未准备中药调剂认知实训记录表，扣 5 分	10	
中药调剂的概念及分类	能正确说出中药调剂的概念及分类	1. 未能正确说出中药调剂的概念，扣 5 分 2. 未能正确说出中药调剂的分类，扣 5 分	10	
中药调剂人员岗位职责	能正确说出中药调剂人员岗位职责	未能正确说出中药调剂人员岗位职责，扣 15 分	15	
中药调剂人员任职资格	能正确说出中药调剂人员任职资格	1. 未能正确说出中药调剂人员任职资格，扣 5 分 2. 未能正确说出不适合从事中药调剂工作的情况，扣 5 分	10	
与中药调剂相关的法律法规	能正确说出与中药调剂相关的法律法规	1. 未能正确说出《中华人民共和国药品管理法》中与中药调剂相关的条款，扣 5 分 2. 未能正确说出《中华人民共和国药品管理法实施条例》中与中药调剂相关的条款，扣 5 分 3. 未能正确说出《麻醉药品和精神药品管理条例》中与中药调剂相关的条款，扣 5 分 4. 未能正确说出《医疗用毒性药品管理办法》中与中药调剂相关的条款，扣 5 分 5. 未能正确说出《处方管理办法》的主要内容，扣 5 分 6. 未能正确说出《中药处方格式及书写规范》的主要内容，扣 5 分 7. 未能正确说出《医疗机构中药煎药室管理规范》的主要内容，扣 5 分	35	
中药调剂人员职业道德的基本原则	能正确说出中药调剂人员职业道德的基本原则	未能正确说出中药调剂人员职业道德的基本原则，扣 10 分	10	
填写实训记录	能正确填写实训记录	1. 不能合理扮演店员和店长，扣 5 分 2. 未能正确规范填写实训记录，扣 5 分	10	
合计			100	

【学习拓展】

中药调剂的起源

据《战国策》记载，远在夏禹时期，我们的祖先就已发明了酿酒技术。相传商代伊尹用中药材加水煎煮配制了汤液供人服用，首创了汤剂，标志着方剂的诞生，汤剂也成为我国最早出现的中药制剂。到了周代，宫廷医生已有明确的分工，据《周礼·天官》记载，"医师""掌医之政令，聚毒药以供医事"，为众医之长，医师之下设有"府"职，掌司药物。

中药调剂技术

这是中国医药史上有关专职药物调剂的最早记载。我国现存最早的方剂书《五十二病方》载方200余首，包括丸、散、汤等剂型，标志中药调剂实践已具雏形。《黄帝内经》更是全面总结了中药调剂的基本理论和操作技术。

思考与练习

一、选择题

1. （　　）患者不适合从事中药调剂工作。
   A. 高血压　　　B. 糖尿病　　　C. 精神病　　　D. 高脂血症
2. 药品经营企业销售中药材，应当标明（　　）。
   A. 产地　　　　B. 颜色　　　　C. 形状　　　　D. 大小
3. 国家实行的药品分类管理制度是（　　）。
   A. 内服药和外用药　　　　　　　B. 甲类处方药和乙类处方药
   C. 中药和西药　　　　　　　　　D. 处方药和非处方药
4. 经营处方药、甲类非处方药的药品零售企业，应当配备（　　）。
   A. 执业医师　　B. 执业药师　　C. 中药调剂员　D. 店长
5. 下列属国家实行管制的药品是（　　）。
   A. 精神药品　　B. 感冒药品　　C. 止咳药品　　D. 降压药品
6. 毒性药品的包装容器上必须印有（　　）。
   A. 毒药标志　　B. 药品标志　　C. 有毒标志　　D. 毒性标志

二、简答题

1. 简述中药调剂人员任职资格。
2. 简述中药调剂人员岗位职责。

任务二 职业形象认知

 任务描述

对于药房、药店工作人员来说,保持良好的职业形象十分重要,本学习任务是了解工作人员的职业形象,能根据药房、药店对工作人员职业形象的要求进行自我职业形象检查,树立合格的职业形象。

 任务目标

知识目标

识记药房、药店对工作人员仪容、仪表、仪态的要求。

技能目标

能根据药房、药店对工作人员职业形象的要求树立正确的仪容、仪表、仪态。

思政目标

1. 通过学习药房及药店对工作人员职业形象的要求,弘扬爱岗敬业的社会主义核心价值观,增强忠于职守、服务人民、服务社会的职业信念。
2. 通过职业形象认知实训练习,形成药学服务的职业意识。
3. 通过职业形象认知实训考核,养成尊重他人的职业素养。

学习活动1 职业形象学习认知

【任务引入】

今天是小李到一家药店上班的第一天,她的心情非常激动。她早早起床,挑选最漂亮的短裙,梳理好自己的披肩长发,化了精致的妆容,涂上黑色指甲油,穿着高跟鞋,准时走进药店,以饱满的热情开始工作。工作了半小时后,小李觉得很累,她倚靠着柜台站着,减少鞋子对脚的挤压，觉得舒服多了。在没有顾客的时候，小李觉得很无聊，就趁店长不在和同事聊天。后来，小李干脆拿张凳子坐着，她的脚彻底可以放松了。

你知道小李存在哪些问题吗？

任务须知

一、仪容要求

（一）清洁卫生

上岗前应做好自身卫生的清洁，包括头发、面部、颈部、手部的清洁，同时清除口腔及身体异味。男士不留大鬓角、络腮胡和小胡子。

（二）发型要求

男士头发要清洁，长度要适宜，前不及眉，旁不遮耳，后不及衣领。女士头发过肩要扎起，不梳披肩长发，不留怪异发型，头发不可挡遮眼睛，不染发，头饰以深色发夹网罩为好。

（三）化妆要求

男士保持面部和手部清洁。女士可化淡妆，但不应留长指甲和涂带颜色指甲油，香水不可过浓，气味不可太怪。

二、仪表要求

（一）基本规范

上岗前应着统一的工服，保持工服整洁、熨烫平整、纽扣统一齐全，在左胸前佩戴好胸卡。同时要注意鞋与服装的搭配。

（二）禁忌

穿奇装异服，内衣外露，挽袖口、卷裤腿；穿超短裙、低腰裤、短裤、拖鞋、长靴；外露文身，戴形状怪异或有色的眼镜；戴夸张饰品。

三、仪态要求

（一）站姿

站立时头正、颈直，两眼自然平视前方，嘴微闭，肩平，收腹挺胸，两肩自然下垂，手指并拢自然微屈，中指压裤缝，两脚尖自然张开，身体重心落在两脚正中，给人以精神饱满的感觉。

（二）走姿

走动时须保持稳健的步伐，目光平视，头正微抬，挺胸收腹，两臂自然摆动，身体平稳，两肩不左右晃动。忙时小跑，遇顾客侧身让路。

（三）禁忌

动作僵化、缓慢；未注意礼让，与顾客抢道。工作中出现倚靠柜台、双手抱肩、叉腰、插兜、掩鼻、挖鼻掏耳、打哈欠、店内脱鞋、左右摇摆、嬉笑打闹等不良姿态及戴耳机、玩手机、闲聊、扇扇子等与工作无关的行为。

（四）其他

在为顾客服务的过程中，要表现得训练有素，不慌慌张张、手忙脚乱，动作幅度不宜过大，始终面带微笑，给顾客以大方、亲切、健康而朝气蓬勃之感。

【任务分析与指导】

1. 小李能穿短裙吗？

不能，上岗前应着统一的工服，保持工服整洁、熨烫平整、纽扣统一齐全，在左胸前佩戴好胸卡。同时要注意鞋与服装的搭配。

2. 小李能梳披肩长发上班吗？

不能。女士头发过肩要扎起，不梳披肩长发，不留怪异发型，头发不可挡遮眼睛，不染发，头饰以深色发夹网罩为好。

3. 小李能化妆吗？能涂指甲油吗？

只能化淡妆，不能涂有色的指甲油。

4. 小李能穿高跟鞋上班吗？

不宜穿高跟鞋，尽量穿舒适的平底鞋。

5. 小李上班时能靠着柜台站吗？能坐着吗？

不能，应按站姿要求站立。

6. 小李上班时能和同事聊天吗？

不能和同事聊天，要礼貌地接待顾客。

学习活动 2　职业形象实训考评

任务实训

采用情景模拟的方式，同学之间交替扮演店员和店长，依照表 1-2-1 所列实训项目和要点实施职业形象任务实训，将相关知识摘要或过程记录填入表内。

表 1-2-1　　　　　　　　职业形象实训记录

店员（学生姓名）		店长（学生姓名）	
项目	实训要点		知识摘要/过程记录
实训准备	1. 模拟药房环境，药房应配备药品展示柜、货架、收银开票系统 2. 准备工服（白大褂）、签字笔		

续表

项目	实训要点	知识摘要/过程记录
仪容要求	1. 卫生要求，包括头发、面部、颈部等 2. 发型要求，包括头发长度、颜色等 3. 化妆要求，包括指甲、香水等	
仪表要求	1. 基本规范 2. 禁忌现象	
仪态要求	1. 站姿要求 2. 走姿要求 3. 禁忌现象	

 实训考评

依照表1-2-2对职业形象任务实训完成情况进行考评，考查可否模拟实际情景在规定时间内完成职业形象认知任务。

表1-2-2　　　　　　　　职业形象实训考评

考核内容	考核要求	考核标准	配分	得分
实训准备	能根据任务，准备实训过程中使用的设备和工具	1. 未检查药房内的药品展示柜、货架是否齐全，扣4分 2. 未准备工服（白大褂）、签字笔，扣3分 3. 未准备职业形象认知记录表，扣3分	10	
仪容要求	能规范仪容	1. 个人卫生不干净整洁，并不能说出具体要求，扣10分 2. 发型不清洁整齐，并不能说出具体要求，扣10分 3. 妆容不干净整洁，并不能说出具体要求，扣10分	30	
仪表要求	能规范仪表	1. 着装不端庄大方，并不能说出具体要求，扣10分 2. 有其他禁忌现象，并不能说出具体要求，扣10分	20	
仪态要求	能规范仪态	1. 站姿不自然得体，并不能说出具体要求，扣10分 2. 走姿不自然得体，并不能说出具体要求，扣10分 3. 有其他不良行为，并不能说出具体要求，扣10分	30	
填写实训记录	能正确填写实训记录	1. 不能合理扮演店员和店长，扣5分 2. 未能正确规范填写实训记录，扣5分	10	
		合计	100	

思考与练习

一、选择题

1. 下列不是标准的仪容形象的是（　　）。
   A. 头发清洁　　　B. 面部清洁　　　C. 颈部清洁　　　D. 口腔异味

2. 下列不是标准的仪容形象的是（　　）。
A. 男士头发长度适宜　　　　　　　B. 女士披肩长发
C. 头发不遮挡眼睛　　　　　　　　D. 不染发
3. 下列不是标准的仪容形象的是（　　）。
A. 女士化淡妆　　　　　　　　　　B. 不留长指甲
C. 涂带颜色指甲油　　　　　　　　D. 不喷过浓香水
4. 下列不是标准的仪表形象的是（　　）。
A. 穿统一工服　　　　　　　　　　B. 工服干净整洁
C. 工服纽扣统一整齐　　　　　　　D. 穿自己喜欢的衣服
5. 下列是标准的仪表形象的是（　　）。
A. 左胸前佩戴好胸卡　　　　　　　B. 奇装异服
C. 外露文身　　　　　　　　　　　D. 戴夸张饰品
6. 下列是标准的仪表形象的是（　　）。
A. 挽袖口　　　B. 卷裤腿　　　C. 穿超短裙　　　D. 戴无色镜片眼镜
7. 下列不是标准的仪态形象的是（　　）。
A. 站立时头正　　　　　　　　　　B. 站立时颈直
C. 站立时两肩下垂　　　　　　　　D. 站立时手掌握拳
8. 下列不是标准的仪态形象的是（　　）。
A. 走路时目光仰视　　　　　　　　B. 走路时头正微抬
C. 走路时挺胸收腹　　　　　　　　D. 走路时身体平稳
9. 下列是标准的仪态形象的是（　　）。
A. 为顾客服务时慢慢吞吞　　　　　B. 为顾客服务时动作僵化
C. 为顾客服务时与顾客抢道　　　　D. 为顾客服务时面带微笑
10. 下列是标准的仪态形象的是（　　）。
A. 为顾客服务时大方亲切　　　　　B. 为顾客服务时倚靠柜台
C. 为顾客服务时双手抱臂　　　　　D. 为顾客服务时挖鼻掏耳

二、简答题

1. 简述从事医药行业柜台销售人员的职业形象要求。
2. 简述从事医药行业柜台销售人员工作中严禁出现的情况。

任务三 职场环境认知

 任务描述

对于中药饮片调剂房、药店来说,保持干净整洁的环境十分重要,本学习任务是了解职场环境,能根据中药饮片调剂房、药店对环境的要求,正确认知中药饮片调剂房和药店的环境、布局及设施设备。

 任务目标

知识目标

识记中药饮片调剂房、药店的环境要求、布局及设施设备。

技能目标

1. 能说出中药饮片调剂房、药店的环境要求及合理布局。
2. 能正确认识中药饮片调剂房、药店的常用设施设备。

思政目标

1. 通过学习中药饮片调剂房、药店的环境要求、布局及设施设备等,培养对业务的钻研精神,弘扬勤奋工作、踏实劳动的劳动精神。
2. 通过职场环境认知的实训练习,培养用户至上的服务精神。
3. 通过职场环境认知的实训考核,培养精益求精的品质精神。

学习活动1 职场环境学习认知

【任务引入】

小张今天急着下班,调剂中药的铜缸还没有清洗,调剂用的戥秤和戥砣还零散地放在调剂台上,中药饮片调剂房也未打扫,就匆匆离开了。

找一找,小张作为中药调剂员,对中药饮片调剂房的环境维护有哪些不当之处?

任务三　职场环境认知

任务须知

一、中药饮片调剂房知识

（一）环境要求

1. 应有与调剂工作量相适应的调剂室，其墙壁、顶棚、地面应平整光洁，无污染源，门窗结构严密，要有调节室内温湿度的空调、排风扇及避光设备。

2. 饮片斗架为中药饮片的容器，多为木质多格式的组合柜，以能存放 400 种以上中药饮片为宜，饮片斗架布局应合理，符合斗谱排列规律。药名为正名正字。

3. 调剂台多为木质结构，应宽大坚固；应有盛放不同规栺的包装纸、布袋、滤药器及笺方的设置。

4. 供调剂使用的戥秤、天平必须经市场监督管理部门检定合格才能使用。

5. 用于临时捣碎中药饮片的铜缸，应配备清洁用的毛巾、毛刷等；用于整理中药饮片的簸箕、筛子等，要保持其干净整洁卫生。

6. 调剂室内所用各种用具，要有固定存放位置，由专人管理。

（二）布局

中药饮片调剂房内应有药柜，按照中药的药性、类别，分门别类摆设；还应有中药制作、加工的场所。布局设计以分区为主，总体要求方便合理。

1. 调剂区

调剂区包括饮片斗架、调剂台等，饮片斗架以能存放 400 味以上中药饮片为宜，调剂台应宽大坚固。

2. 煎药区

煎药区包括智能煎药机、中药汤剂包装机、紫外线消毒设备、阴凉柜等，要求宽敞明亮。

（三）设施设备

1. 饮片斗架

饮片斗架是中药饮片调剂房的主要设施，如图 1 - 3 - 1 所示。传统的饮片斗架是木制抽斗式的组合柜，俗称"中药柜""百药斗""药斗柜"，主要用于盛装中药饮片，供调剂使用。

2. 调剂柜台

调剂柜台又称"柜台""栏柜"，是调剂人员调配处方的操作台，多置于调剂室与候药室之间，如图 1 - 3 - 2 所示。传统调剂柜台多用木料制作，现也有采用新型高分子有机材料板、不锈钢板制成。调剂柜台一般高 90~100 cm，宽 60~70 cm，长度可依据调剂室大小而定。调剂柜台内侧上层装有大抽屉，用于放置饮片调剂常用工具和包装物品；调剂柜台内侧下层设有小抽斗或小方格，用于放置中药饮片。调剂柜台旁边多竖立一坚硬圆木，用来放置捣药工具。

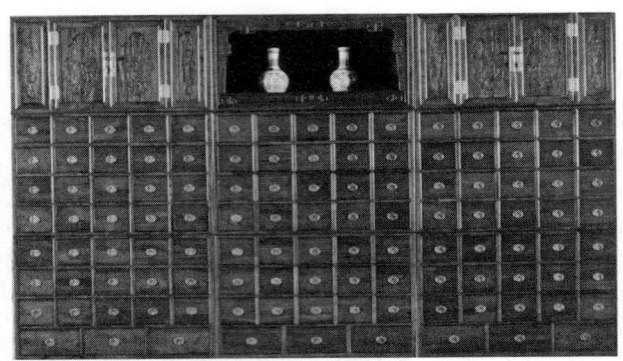

图1-3-1 饮片斗架

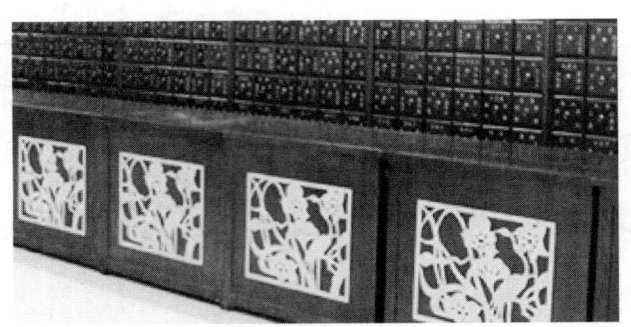

图1-3-2 调剂柜台

3. 贵细中药柜与毒性中药柜

贵细中药柜为有门货柜，用于存放价格昂贵或稀少的中药，如牛黄、麝香、羚羊角、哈蟆油、冬虫夏草等。本类药品按品种、规格登记于专用账册，实行专人管理、专柜加锁、专账册登记的"三专"管理，凭处方消耗，定期盘存清点，发现短缺及时查找原因。

毒性中药柜为有门货柜，用于存放治疗剂量与中毒剂量相近，使用不当可致人中毒或死亡的毒性中药，如砒霜、雄黄、生川乌、生甘遂、生天仙子等。

4. 戥秤

戥秤俗称药戥子、戥子，是中药饮片调剂最常用的称量工具，如图1-3-3所示。中药饮片调剂房和药店常使用250 g戥秤。称取1 g以下的贵细中药或毒性中药，需选用毫克戥。

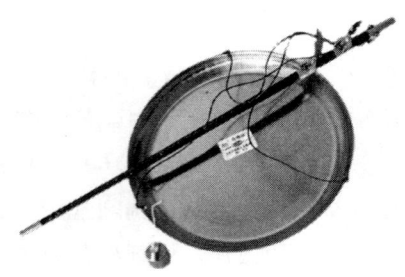

图1-3-3 戥秤

5. 电子秤

电子秤是一种比较常见的电子衡器，有多种规格与种类，饮片调剂时多选用计重电子秤，如图1-3-4所示。使用前先将电子秤置于水平、稳固的台面上，打开电源预热15~20分钟，然后按归零键与去皮键，再将需称量的中药饮片放于秤盘上，电子秤的读数即所称中药饮片的质量。

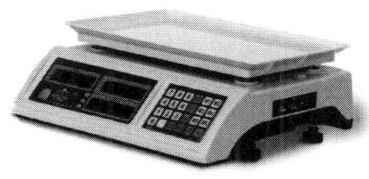

图1-3-4 电子秤

6. 冲筒

冲筒又称冲钵、捣药罐、铜缸子，是调剂工作中必备的破碎药物的工具，如图1-3-5所示。处方中某些矿物类、贝壳类、果实种子类、根和根茎类中药，由于不便于切片，或有特殊用药要求，或整个应用不利于煎出有效成分，调剂时需要用冲筒临时捣碎入煎剂或另包，如石膏、牡蛎、苦杏仁、五味子、川贝母等。

7. 铁碾船

铁碾船又称药碾子、铁研船、铁碾槽，是我国传统碾药用具之一，如图1-3-6所示。铁碾船多由生铁铸成，其外形像船，由船形槽和具有中心轴柄的研盘组成。研盘呈扁圆形，中间有一孔，用以安装木柄。

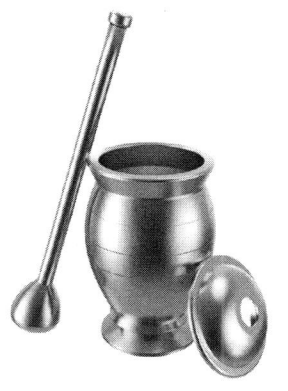

图1-3-5 冲筒

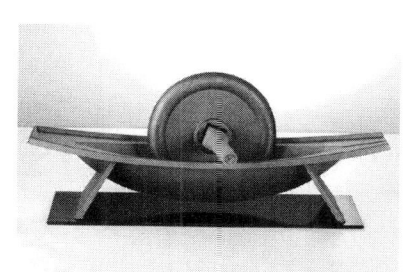

图1-3-6 铁碾船

操作时先将船形槽放在稳固平面上，并倒入干燥的药物，然后将研盘放入，来回滚动即可将药物研碾粉碎，过筛后可得细粉。铁碾船有大小之分，小铁碾船可用手推动，大铁碾船用脚蹬。碾制时应注意清洁卫生，操作人员应穿工作鞋，以防污染。

8. 小型粉碎机

小型粉碎机又名打粉机，如图1-3-7所示，是现代中药饮片调剂房（药店）不可缺少的捣药工具，能快速粉碎各种较硬药物，如人参、西洋参、三七、天麻、灵芝、海马等，具有粉碎范围广、功效高、无粉尘、清洁卫生、操作简便等优点。目前，一般中药销售柜台都配备了小型粉碎机用于代客加工。

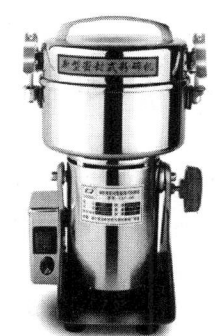

图1-3-7 小型粉碎机

9. 乳钵

乳钵是以研磨为主的粉碎工具，由钵体和杵棒组成，多由玻璃、陶瓷或玛瑙等材质制成，如图1-3-8所示。乳钵主要用于粉碎少量的贵细中药或毒性中药，将其制成极细粉末，如朱砂、雄黄、珍珠、麝香、冰片等。

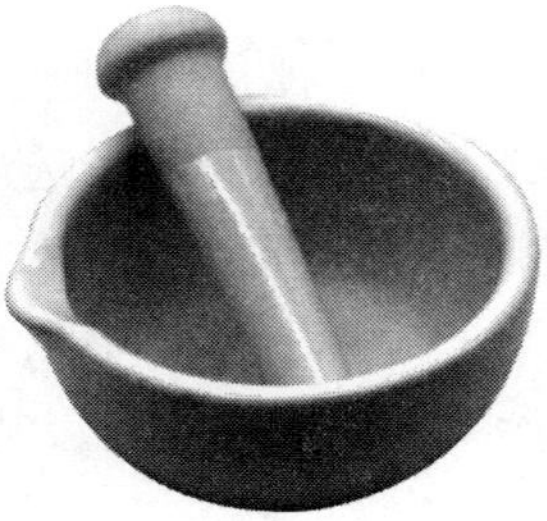

二、药店知识

图1-3-8 乳钵

（一）环境要求

1. 清洁空气，调节温湿度

营业场所应做到空气清新流动、温度适宜，保持药品陈列在规定的温湿度环境下。为此，营业前须打开换气设备，使空气对流，同时检查温湿度计，如果超过规定范围可开启空调，将温湿度调至适宜的范围。

2. 打扫场地，整理台面

营业场所要保持干净卫生、整齐有序。因此营业前须清洁地面、调剂台及有关设施设备，清除杂物，确保无积尘、无污迹。

3. 播放音乐，调节灯光

营业前应检查音响设备，选播适宜的轻音乐，检查营业场所的亮度，调节灯光，整理广告牌，护理花卉盆景，使整体环境显得舒适、明亮、优美，以迎接顾客的光临。

4. 摆放座椅，整理书刊

营业前，应在营业场所内的适当位置摆放座椅，整理书报架，备好饮用水，为顾客营造一个舒适方便的购物环境，提供细致周到的服务。

（二）布局

药店布局规划要清晰合理，最好有分区指示牌，优化购物环境，提升顾客购物体验。

1. 营业区

营业区包括西药区、中成药区、医疗器械区、保健品区、收银台、休闲区等，做到标志醒目，陈列符合要求。

2. 服务区

服务区包括执业药师服务台、咨询导购台等，要求出入通畅，安全合理。

3. 更衣准备区

更衣准备区包括更衣室、个人物品存放处等。

4. 办公及其他区

办公及其他区包括值班经理室、会计室、办公区等，要求安静、整洁。

（三）设施设备

1. 药柜（陈列柜）

传统药柜（也称货柜）多为木质结构，呈一字型，内分若干层，承重比较大，适合陈列用量较大、质量较重的药品，方便调剂处方用。目前药柜多由不生锈的金属或化学性质稳定、无毒的塑料制成，如图1-3-9a）所示。

2. 药架

药架（也称货架）是药店必备的常规设施，其材质、规格、形状多种多样。目前药品经营企业多使用由轻型金属材料、钢化塑料制成的药架，各层之间的距离可根据实际需要调节，如图1-3-9 b)所示。除存放特殊管理的药品外，一般药架均为开放式，方便快速上药和取药。通透性比较好的网格状药架，适合摆放比较轻、用量相对较小的药品。圆形转台式的药架使用比较方便，适合在规模较小的药房、专科药房和药店使用。

3. 其他设施

智能药架、动力药槽、电脑等自动化药房系统，是药房运营领域的一项先进的技术，自动化程度高，已经被很多药店使用。这项技术通过人工智能和机械传输手段，智能配药，快速出药，效率高，大幅降低药师劳动强度，能有效解决患者排队、发错药等问题。

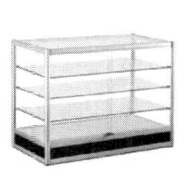
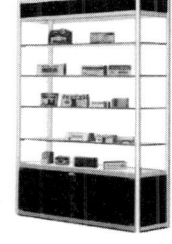

a) 药柜　　b) 药架

图1-3-9　药柜与药架

【任务分析与指导】

任务引入中小张作为中药调剂员，对中药饮片调剂房的环境维护有如下不当之处。

1. 调剂中药的铜缸没有清洗

应用清洁的毛巾、毛刷等保持铜缸干净卫生，防止污染下一次需捣碎的中药。

2. 戥秤和戥砣零散地放在调剂台上

调剂用具使用完后，应按要求放回固定存放的位置。

3. 中药饮片调剂房未打扫

下班时，应打扫卫生，保持工作环境干净卫生、整齐有序。

学习活动2　职场环境认知实训考评

 任务实训

采用情景模拟方式，同学之间交替扮演店员和店长，依照表1-3-1所列实训项目和要点实施职场环境认知任务实训，将相关知识摘要或过程记录填入表内。

表1-3-1　　　　　　　　　职场环境认知实训记录

店员（学生姓名）		店长（学生姓名）	
项目	实训要点		知识摘要/过程记录
实训准备	1. 模拟中药饮片调剂房、药店环境，应配备饮片斗架、调剂台、药品展示柜、药架等 2. 准备工服（白大褂）、签字笔		

续表

项目	实训要点	知识摘要/过程记录
职业形象	1. 仪容：清洁整齐 2. 仪表：端庄大方 3. 仪态：自然得体	
中药饮片调剂房环境	1. 中药饮片调剂房的环境要求 2. 中药饮片调剂房的布局 3. 中药饮片调剂房的设施设备	
药店环境	1. 药店的环境要求 2. 药店的布局 3. 药店的设施设备	

 实训考评

依照表1-3-2对职场环境认知任务实训完成情况进行考评，考查可否模拟实际情景在规定时间内完成职场环境认知。

表1-3-2　　　　　　　　职场环境认知任务测评

考核内容	考核要求	考核标准	配分	得分
实训准备	能根据任务，准备实训过程中使用的设备和工具	1. 未检查中药饮片调剂房、药店内的药品展示柜、药架、饮片斗架等是否齐全，扣2分 2. 未准备工服（白大褂）、签字笔，扣2分 3. 未准备职场环境认知实训记录表，扣2分	6	
职业形象	仪容、仪表、仪态规范	1. 仪容不整洁，扣2分 2. 未穿工服（白大褂），扣2分	4	
中药饮片调剂房环境	能正确认识中药饮片调剂房环境	1. 不能正确说出中药饮片调剂房的环境要求，扣10分 2. 不能正确说出中药饮片调剂房的布局要求，扣10分 3. 不能正确说出中药饮片调剂房的设施设备，扣20分	40	
药店环境	能正确认识药店环境	1. 不能正确说出药店的环境要求，扣10分 2. 不能正确说出药店的布局要求，扣10分 3. 不能正确说出药店的设施设备，扣20分	40	
填写实训记录	能正确填写实训记录	1. 不能合理扮演店员和店长，扣5分 2. 未能正确规范填写实训记录，扣5分	10	
合计			100	

【学习拓展】

调剂用计量器具应定期校验

《中华人民共和国计量法》第九条规定，县级以上人民政府计量行政部门对社会公用计量标准器具，部门和企业、事业单位使用的最高计量标准器具，以及用于贸易结算、安全防护、医疗卫生、环境监测方面的列入强制检定目录的工作计量器具，实行强制检定。未按照规定申请检定或检定不合格的，不得使用。

中药调剂中使用的戥秤、杆秤、台秤、电子秤、天平等非自动衡器被列入市场监管总局发布的《实施强制管理的计量器具目录》中，须定期到由县级以上政府计量行政部门指定的法定计量检定机构或者授权的计量技术机构进行检定。这些计量器具应在检定周期规定的时间范围内使用，超过检定周期不得使用，必须重新检定。

思考与练习

一、选择题

1. 下列不存放在贵细中药柜里的是（　　）。
   A. 牛黄　　　　B. 羚羊角　　　　C. 冬虫夏草　　　　D. 甘草
2. 下列不存放在毒性中药柜里的是（　　）。
   A. 生川乌　　　B. 生甘遂　　　　C. 生天仙子　　　　D. 北豆根
3. 饮片斗架是中药饮片调剂房的主要设施，俗称（　　）。
   A. 中药柜　　　B. 百药斗　　　　C. 药斗柜　　　　　D. 药柜
4. 主要用于盛装饮片，供调剂使用的设施是（　　）。
   A. 饮片斗架　　B. 调剂柜台　　　C. 贵细中药柜　　　D. 毒性中药柜
5. 中药饮片调剂最常用的称量工具是（　　）。
   A. 戥秤　　　　B. 冲筒　　　　　C. 铁碾船　　　　　D. 乳钵
6. 能快速粉碎人参、三七等较硬药物的捣药工具是（　　）。
   A. 冲筒　　　　B. 铁碾船　　　　C. 小型粉碎机　　　D. 乳钵
7. 粉碎朱砂常用的工具是（　　）。
   A. 冲筒　　　　B. 铁碾船　　　　C. 小型粉碎机　　　D. 乳钵
8. 以下不符合药店环境要求的是（　　）。
   A. 空气清洁　　B. 温度适宜　　　C. 台面积尘　　　　D. 环境优美
9. 以下不是药店必须有的布局分区是（　　）。
   A. 营业区　　　B. 服务区　　　　C. 更衣准备区　　　D. 煎药区
10. 药店的药柜适合陈列（　　）。
    A. 用量较大、质量较重的药品　　　B. 用量较小、质量较轻的药品
    C. 用量较大、质量较轻的药品　　　D. 用量较小、质量较重的药品

二、简答题

1. 药店对职场环境的基本要求有哪些？
2. 中药饮片调剂房常用的设施设备有哪些？

模块二

中药饮片调剂

任务一 查斗与装斗

 任务描述

查斗与装斗是指每天由专人检查饮片斗架（药斗柜）中中药饮片的使用量，将需要添加的中药饮片名称与数量记录下来，并装入对应斗格的工作。本学习任务是学习斗谱的编排和查斗与装斗的主要内容，掌握查斗与装斗的基本原则和操作规范，保障中药饮片质量。

 任务目标

知识目标

1. 识记斗谱编排的原则及编排方式。
2. 识记查斗、装斗的操作流程及注意事项。

技能目标

1. 能根据临床需要进行合理的斗谱编排。
2. 能根据中药使用情况及时调整备药以保障调剂的需要。

思政目标

1. 通过学习斗谱的编排、查斗与装斗的专业技能和必备知识，成为传统中药调剂高技能人才，弘扬中医药工匠精神。
2. 在实施斗谱编排、查斗与装斗等专业技能的过程中，注重中医药文化知识提升，厚植中医药文化底蕴，增强中华民族的文化自信。
3. 通过查斗与装斗的实训考核，培养敬业、诚实、公平的职业道德观，遵守人命攸关、尊重患者、慎言守密的职业道德规范，养成严谨、负责、团结协作的工作态度。

学习活动1 查斗与装斗学习认知

【任务引入】

某中药房拟对中药饮片调剂区域进行整顿改造，对药斗柜重新进行位置的布局及中药饮片的摆放，请根据斗谱编排的原则及方式，对药斗柜进行查斗、装斗及装斗复核以满足工作需要。

 任务须知

一、斗谱概述

（一）药斗柜

药斗柜是药房中盛装中药饮片的器具，传统药斗柜一般为木质，现也有金属药斗柜。药斗多按"横七竖八"或"横八竖八"排列，每个药斗可分为2~4格，多数为3格（外、中、内），每格存放一种中药饮片。药斗柜一般与调剂柜台相对摆放，具有"平视观上斗，展手及边沿"的传统意义。

（二）斗谱

斗谱是指药斗柜内所盛装中药饮片的排列组合顺序。斗谱的编排主要是为了便于记忆，方便调剂，减轻劳动强度，提高配方速度，避免发生差错事故，同时也有利于饮片的管理。

（三）斗谱编排

1. 斗谱编排基本原则

（1）高层斗架放置质量轻、用量少的中药饮片。如月季花、梅花与佛手花，玫瑰花、代代花与厚朴花，地骨皮、千年健与五加皮，络石藤、青风藤与海风藤，密蒙花、谷精草与木贼等。

（2）中上层斗架放置常用的中药饮片。如黄芪、党参与甘草，当归、白芍与川芎，麦冬、天冬与北沙参，肉苁蓉、巴戟天与补骨脂，金银花、连翘与板蓝根，防风、荆芥与白芷，柴胡、葛根与升麻，砂仁、豆蔻与木香，黄芩、黄连与黄柏，厚朴、香附与延胡索，焦麦芽、焦山楂与焦六神曲，酸枣仁、远志与柏子仁，苦杏仁、桔梗与桑白皮，天麻、钩藤与蒺藜，陈皮、枳壳与枳实，附子、干姜与肉桂，山药、泽泻与牡丹皮等。便于调剂人员少走路、少弯腰、少垫脚，减轻劳动强度，方便调剂。

（3）较下层斗架放置质地沉重的矿石、化石、贝壳类中药饮片和易于造成污染的中药饮片（如炭药）。如磁石、赭石与紫石英，龙骨、龙齿与牡蛎，石决明、珍珠母与瓦楞子，石膏、寒水石与蛤壳，藕节炭、茅根炭与地榆炭，大黄炭、黄芩炭与黄柏炭，艾叶炭、棕榈炭与蒲黄炭等。

（4）最底层斗架放置质地松泡且用量大的中药饮片。如薄荷与桑叶，芦根与白茅根，荷叶与荷梗，茵陈与金钱草，灯心草与通草，白花蛇舌草与半枝莲，竹茹与丝瓜络等。

2. 斗谱编排禁忌

（1）形状类似的中药饮片不宜放在一起，以防混淆。如炙甘草片与炙黄芪片，天南星片与白附子片，血余炭与干漆炭，韭菜子与葱子等。

（2）配伍相恶、相反的中药饮片不允许放同一药斗或邻近药斗。如乌头类（川乌、草乌、附子）与半夏的各种炮制品（清半夏、法半夏、姜半夏、竹沥半夏、半夏曲等）、瓜蒌、瓜蒌皮、瓜蒌子、瓜蒌仁霜、天花粉，甘草与京大戟、甘遂、芫花、海藻，藜芦与人参、西洋参、党参、丹参、南沙参、北沙参、玄参、苦参、细辛、白芍、赤芍，丁香、母丁香与郁金，芒硝、玄明粉与三棱，各种人参（生晒参、红参、白糖参等）与五灵脂，肉桂与赤石脂等。

3. 特殊中药饮片的存放

（1）鲜药的存放。中医处方中经常使用一些鲜药，如鲜芦根、鲜白茅根、鲜藿香、鲜佩兰、鲜枇杷叶、鲜薄荷、鲜地黄、鲜石斛、鲜青蒿、生姜等。鲜药易变质，需使用特殊方法保存。可根据鲜药不同的特性，采用盆栽养殖、砂藏、冷藏、冷冻、真空保存等不同方法存放。

（2）毒性中药饮片和麻醉中药饮片的存放。毒性中药饮片和麻醉中药饮片必须按《医疗用毒性药品管理办法》和《麻醉药品和精神药品管理条例》的规定存放和调剂，绝不能放在一般药斗内，必须设专柜，做到专柜、专锁、专人、专账管理，严格防止恶性意外事故的发生。

（3）贵细中药饮片的存放。贵细中药饮片（价格昂贵或稀少的中药饮片）不能存放在一般的药斗内，应设专柜存放。如人参、西洋参、牛黄、麝香、西红花、羚羊角、鹿茸、珍珠、冬虫夏草、海马等。

（4）需防尘的中药饮片的存放。为防止灰尘污染，有些中药饮片不宜放在一般的药斗内。如熟地黄、龙眼肉、青黛、玄明粉、乳香面、没药面、儿茶面、蒲黄、血竭面等，宜存放在加盖的瓷罐中或玻璃瓶内，以保持清洁卫生。

（5）易燃中药饮片的存放。易燃中药饮片如硝石、硫黄、海金沙等宜装在瓷罐中，远离火源、电源，注意存放环境的温度。

4. 斗谱的常用排列方式

（1）按常用中药方剂排列。如四物汤中的当归、川芎、白芍、熟地黄，四君子汤中的党参、白术、茯苓、甘草，银翘散中的金银花、连翘、牛蒡子等，桑菊饮中的菊花、桑叶、桔梗、薄荷等，麻黄汤中的麻黄、桂枝、苦杏仁、甘草，宜排列在同一药斗中或邻近药斗中，以便于调剂。

（2）按性味功能排列。性味功能相近，在治疗中有协同作用，在处方中经常相须为用的药物，宜排列在同一药斗或邻近药斗中。如党参、黄芪，防风、荆芥，法半夏、陈皮，天冬、麦冬，苍术、白术，生地黄、玄参，枳壳、枳实，羌活、独活，青皮、陈皮，川牛膝、牛膝，青风藤、海风藤、络石藤，青蒿、地骨皮，桃仁、红花，葛根、升麻，桑枝、木瓜，延胡索、郁金，知母、黄柏，桔梗、前胡，天麻、钩藤等。

（3）按处方常用"药对"排列。即根据医师处方中常用的成对的药进行编排。如二母（知母、浙贝母），二活（羌活、独活），二术（苍术、白术），二冬（天冬、麦冬），乳没（乳香、没药），龙牡（龙骨、牡蛎），焦曲麦（焦六神曲、焦麦芽），藿佩（广藿香、佩兰），焦四仙（焦山楂、焦麦芽、焦六神曲、焦槟榔）等。

（4）按同一品种的不同炮制方法排列。如生地黄、熟地黄，生甘草、炙甘草，生大黄、酒大黄、熟大黄，法半夏、清半夏、姜半夏，天南星、胆南星，当归、酒当归，干姜、炮姜，生牡蛎、煅牡蛎等。

（5）按一种药用植物的不同药用部位排列。如全当归、当归头、当归身、当归尾，甘草、甘草梢、甘草节，紫苏叶、紫苏梗，槐米、槐角，桑枝、桑叶等。

（6）按根、茎、叶、花、果实、种子、动物药、矿物药等分类排列。如当归、白芍，青风藤、海风藤，蒲公英、紫花地丁，紫苏叶、广藿香，紫苏子、莱菔子，乌梢蛇、蕲蛇，磁石、赭石等。

二、查斗概述

（一）查斗的概念

查斗是指检查药斗中中药饮片储存量减少的程度，以便及时填补。调剂室应该委派专人每日检查中药饮片供应品种以及数量储况，对于缺少的中药饮片品种应及时登记，补充消耗，以备调剂使用。

（二）查斗的主要内容

1. 斗内中药饮片与斗谱所写药名是否相符。

2. 中药饮片日间消耗量（即应补量）及短缺品种。

3. 中药饮片的清洁程度，有无生虫、霉变、走油等变质情况。

三、装斗概述

（一）装斗的概念

装斗是将需要添加的中药饮片装入斗格内。装斗时应该做到质量复核，准确鉴别中药饮片品种，核对药名与标签，切不可粗心大意，以免产生混淆，出现调剂差错和医疗事故。

（二）装斗的程序

1. 清理药斗

新药装斗前须清理药斗底部的余药，可使用"翻斗"的方法清理出余药，放于纸上，将格斗清理干净。翻斗的方法以三格药斗为例，将需清理的药斗格放前方，一手持前面药斗隔板，另一手持后面药斗隔板，前手向上送扬，后手配合向前上方送，当前斗内饮片被翻扬出来后，再下压药斗并回撤，反复操作几次可将药斗翻清。分别将两端斗格中的饮片翻扬出来后，中间格的饮片即可被倒出。

2. 饮片预处理

装斗用中药饮片应事先进行整理。如全草类或者种子类饮片要过筛或者过箩，鲜药饮片如生姜、鲜芦根等需要洗净之后放置备用。

3. 饮片入斗

将净选后的中药饮片装入写有相应药名的药斗中备用。细粉或者细小种子类饮片，如青黛、滑石、马勃、车前子、葶苈子等，必须垫纸盛装；如饮片外形相似，如煅牡蛎、煅石决明等，一定要核准名称，以免装错斗。

（三）装斗的注意事项

1. 饮片复核

装入药斗的中药饮片必须符合国家中药饮片炮制规范，未经炮制或炮制不合格的不能装斗。

2. 坚持"三查三对"的原则

要做到药斗上药名与饮片包装合格证名称一致，药斗内残存的饮片与饮片包装内品种一致，药斗内饮片与饮片包装内炮制的规格一致。

3. 坚持"先进先出，贮新用旧"的原则

新添加的饮片放在下面，原先剩余的饮片装在上面，以免斗底饮片积累变质。

4. 装斗量不宜过满

一般中药饮片装至八分；细小圆粒的种子类饮片，最多装至六分，不可装斗过满，以防抽拉或推入药斗时饮片溢出，造成相互掺杂；质重饮片装至五分；冷背中药饮片装少半斗。装斗过程中不可按压，以防饮片碎乱而影响外观。

5. 做好装斗记录

装斗后要进行复核，不得错斗、串斗，并做好记录。

【任务分析与指导】

1. 查斗与装斗应检查斗内中药饮片质量

查斗与装斗承担着中药饮片养护的责任，发现问题要及时处理，确保饮片质量。

2. 查斗与装斗应坚持"先进先出，贮新用旧"的原则

新添加的饮片要放在下面，原先剩余的饮片要装在上面，以免斗底饮片变质。

3. 查斗与装斗应操作规范

查斗与装斗时不能猛拉重推，防止饮片溢出串斗。

学习活动2　查斗与装斗实训考评

任务实训

采用情景模拟方式，扮演药店工作人员，根据中药斗谱编排参考表（见表2-1-1）（以三格药斗为例），依照表2-1-2所列实训项目和要点实施查斗与装斗任务实训，将相关知识摘要或过程记录填入表内。

表 2-1-1   中药斗谱编排参考

卷柏	银杏叶	贯众	鸡冠花	玉米须	珠子参	蛇莓	艾叶
寻骨风	蔓荆子	芦荟	代代花	糯稻根	油松节	半边莲	白蔹
石上柏	密蒙花	鹤虱	厚朴花	酒黄芩	甘松	马尾连	沉香
丁香	金莲花	杜仲	槐花	地骨皮	葫芦巴	马鞭草	娑罗子
檀香	玫瑰花	芡实	槐角	胡黄连	荷梗	榧子	韭菜子
降香	月季花	苏木	槐米	银柴胡	荷叶	雷丸	楮实子
黄芩	栀子	知母	锁阳	巴戟天	金樱子	金果榄	虎杖
黄连	炒栀子	盐知母	仙茅	补骨脂	海螵蛸	青果	鸡血藤
黄柏	焦栀子	盐黄柏	肉苁蓉	沙苑子	桑螵蛸	白果	矮地茶
龙胆	苦杏仁	柴胡	墨旱莲	山茱萸	石韦	白鲜皮	小茴香
苍术	前胡	升麻	女贞子	菟丝子	萹蓄	蛇床子	荜茇
葛根	白前	醋柴胡	桑椹	覆盆子	瞿麦	地肤子	山柰
陈皮	桑白皮	广藿香	五加皮	党参	首乌藤	茯苓皮	焦山楂
莱菔子	枇杷叶	佩兰	防己	莲心	忍冬藤	茯苓	焦麦芽
化橘红	紫菀	香薷	秦艽	莲子肉	毛冬青	猪苓	焦六神曲
苍耳子	白薇	荆芥穗	桂枝	板蓝根	连翘	生大黄	鸡内金
白芷	紫苏子	荆芥	麻黄	马齿苋	金银花	熟大黄	山楂
辛夷	牛蒡子	防风	细辛	白头翁	穿心莲	酒大黄	六神曲
鸡血藤	木瓜	蒲黄	姜炭	地榆炭	血余炭	茜草炭	莲房炭
牛膝	桑枝	五灵脂	侧柏炭	蒲黄炭	棕榈炭	黄芩炭	茅根炭
川牛膝	石楠叶	片姜黄	艾叶炭	大黄炭	荷叶炭	南山楂炭	藕节炭
寒水石	生石膏	生牡蛎	煅牡蛎	五倍子	煅紫石英	儿茶	金礞石
石决明	珍珠母	生龙骨	煅龙骨	煅赭石	阳起石	海金沙	自然铜
煅石决明	煅石膏	生龙齿	煅龙齿	生赭石	阴起石	花蕊石	青礞石
旋覆花		大青叶		灯心草		通草	

表 2-1-2   查斗与装斗实训记录

药店工作人员（学生姓名）		
项目	实训要点	知识摘要/过程记录
实训准备	1. 配备饮片斗架 2. 配备要添加的中药饮片 10 种 3. 准备工服（白大褂）、签字笔	

续表

项目 表名	实训要点 栏目	知识摘要/过程记录									
		品种1	品种2	品种3	品种4	品种5	品种6	品种7	品种8	品种9	品种10
查斗记录	查斗日期										
	通用品名										
	生产企业										
	批号										
	产地										
	规格										
	斗内剩余数量										
	应补量										
	操作人										
	质量状况										
	备注										
装斗复核记录	通用品名										
	产地										
	规格										
	装斗时间										
	装斗数量										
	批号										
	质量状况										
	复核人										
	备注										

实训考评

依照表2-1-3对查斗与装斗任务实训完成情况进行考评,考查可否按照查斗与装斗的程序在规定时间内完成此项工作。

表2-1-3　　　　　　　　　查斗与装斗实训考评

项目	考核要求	考核标准	配分	得分
实训准备	能根据任务,准备实训过程中使用的饮片、设备和工具	1. 未准备要添加的中药饮片10种,扣6分 2. 未准备工服(白大褂)、签字笔,扣2分 3. 未准备查斗与装斗实训记录表,扣2分	10	
职业形象	仪容、仪表、仪态规范	1. 仪容不整洁,扣5分 2. 未穿工服(白大褂),扣5分	10	

续表

项目	考核要求	考核标准	配分	得分
查斗记录	能规范、准确填写查斗记录	1. 每味药填写不完整扣2分，共20分 2. 未检查出缺药的，每少一味药扣2分，共20分	40	
装斗复核记录	能规范、准确填写装斗复核记录	1. 每味药填写不完整扣2分，共20分 2. 每味药装斗数量不正确，扣2分，共20分	40	
		合计	100	

【学习拓展】

查斗、装斗与调剂、保管、养护的关系

查斗、装斗人员与调剂、保管、养护人员在工作中需要相互配合协作才能提高工作效率，保证饮片的质量和及时供应，不影响中药饮片的调剂工作。调剂人员对药斗内的饮片数量与质量最为清楚，能监督查斗、装斗工作，可避免遗漏。装斗人员将饮片日消耗量和短缺品种等信息及时提供给仓库保管人员，作为采购饮片的依据。保管人员购进新品种后及时通知装斗和调剂人员，以便调剂使用。保管人员或装斗人员还要将规格、等级、物价有变化的饮片及时通知计价人员，以便及时调整价格，避免经济损失。因此，只有各岗位之间密切配合，才能保证调剂用药的供应，提高饮片质量。

思考与练习

一、选择题

1. 下列不属于中药饮片装斗三查原则的是（　　）。
A. 查药斗是否干净、整洁　　　　B. 查药名是否一致
C. 查品种是否一致　　　　　　　D. 查规格是否一致

2. 下列有关中药饮片装斗说法不正确的是（　　）。
A. 装斗也叫上斗，是指将饮片添加到相应的格斗内
B. 装斗前首先要对斗格进行清洁
C. 饮片要装满斗
D. 装斗要遵循先进先出原则

3. 关于斗谱的编排，以下说法不正确的是（　　）。
A. 质地较轻且用量较少的饮片应放在斗架的高层
B. 常用饮片应放在斗架的中下层，便于调剂时称取

C. 质重饮片和易于造成污染的饮片（炭药类）应放在斗架的低层

D. 质地松泡且用量大的饮片应放在斗架最下层

4. 根据斗谱排列准则，陈皮应与（　　）放于一个药斗中。

A. 麻黄　　　　　　B. 红花　　　　　　C. 当归　　　　　　D. 青皮

5. 属于配伍禁忌，不能装于同一药斗及邻近药斗的饮片是（　　）。

A. 当归与独活　　　　　　　　　B. 天葵子与冬葵子

C. 甘草与芫花　　　　　　　　　D. 法半夏与川贝母

6. 苍术与白术在中药斗谱排列中常位于同一药斗的依据是（　　）。

A. 同一药物的不同炮制品，可同放于一个药斗中

B. 处方常用的"药对"，可同放于一个药斗中

C. 常用方剂中的药物，可同放于一个药斗中

D. 药物性味功能类似，可同放于一个药斗中

7. 下列中药饮片不宜编排在同一药斗中的是（　　）。

A. 紫苏梗、紫苏叶　　　　　　　B. 玄参、生地黄

C. 葱子、韭菜子　　　　　　　　D. 莱菔子、紫苏子

8. 下列中药饮片不能同放一斗或邻近安放的是（　　）。

A. 知母、浙贝母　　　　　　　　B. 肉桂、赤石脂

C. 杜仲、续断　　　　　　　　　D. 麻黄、桂枝

9. 下列有关斗谱编排目的的表述，错误的是（　　）。

A. 便于审核发药　　　　　　　　B. 减轻劳动强度

C. 避免差错事故　　　　　　　　D. 便于调剂操作

10. 按照斗谱编排基本原则，因外观形状相似但功效不同，不能排列在一起的饮片是（　　）。

A. 板蓝根与大青叶　　　　　　　B. 阿魏与鸡矢藤

C. 陈皮与青皮　　　　　　　　　D. 山药与天花粉

二、简答题

1. 斗谱编排有哪些禁忌？

2. 装斗前质量复核需复核哪些方面？装斗有哪些注意事项？

任务二 审 方

 任务描述

中药调剂的工作程序为：审方→计价→调配→复核→发药，审方是调剂工作的第一个关键环节。本学习任务是根据《处方管理办法》的相关知识、配伍禁忌、妊娠禁忌、中药别名与并开名以及毒麻中药的用法用量等内容进行审方，并解决审方中的常见问题，为后续工作环节奠定基础。

 任务目标

知识目标

1. 识记中药处方的类型、结构、管理制度。
2. 识记配伍禁忌、妊娠禁忌、毒麻中药的用法用量、常见中药的别名、并开处方应付以及需要特殊煎煮和临时捣碎的中药。

技能目标

1. 能根据处方的相关管理办法正确判断和处理处方。
2. 能根据中药调剂审方操作要求，对中药处方进行审核。

思政目标

1. 通过学习用药禁忌、毒麻中药的用法用量、常见术语等，弘扬生命至上、质量第一的价值观，增强全心全意为人民服务的社会责任感。
2. 通过严肃认真的审方实训练习，形成细致谨慎的工作作风。
3. 通过审方的实训考核，培养一丝不苟的职业精神。

学习活动1 审方学习认知

【任务引入】

今天是小丽在中药饮片调剂柜台工作的第一天。店长递给小丽7张中药处方让其审阅。

任务二 审 方

小丽接过处方，认真查看，马上就发现了问题。紧接着，店长又问了小丽一些问题，例如，调剂人员是否要在处方上签字，为什么？如果在调配处方的过程中发现了错误应该如何应对？处方应该保存多久？经过简单考核，店长放心地把工作交给了小丽。

假如你是小丽，请根据《处方管理办法》、用药禁忌、毒麻中药的用法用量、常见术语等知识，对下面处方进行审阅，找出不规范之处或问题。

【处方一】 请根据《处方管理办法》，对下面的处方进行审核，找出不规范之处。

普通处方

×××中医院处方笺

姓名	×××	性别	女	门诊号	×××××××
科别	中医科	年龄	2 岁	日期	×××年××月××日
临床诊断：风热感冒				费别	

R：
  双花 15 g　　连翘 15 g　　淡豆豉 15 g　　桔梗 15 g
  荆芥 15 g　　牛蒡子 10 g　　薄荷 10 g　　甘草 5 g

每日 1 付

医师	×××	审核		金额	
调配		核对		发药	

【处方二】 请从下面的处方内容中找出并开的中药。

普通处方

×××中医院处方笺

姓名	×××	性别	女	门诊号	×××××××
科别	中医科	年龄	32 岁	日期	×××年××月××日
临床诊断：食积内停				费别	

R：
  陈皮 15 g　　连翘 12 g　　焦四仙 40 g　　猪茯苓 12 g　　半夏 12 g
  黄芩 12 g　　枳壳实 12 g　　黄连 6 g　　苍白术 10 g　　甘草 6 g

5 剂

用法：每日 1 剂，水煎 400 mL，分早晚两次饭后温服

医师	×××	审核		金额	
调配		核对		发药	

【处方三】 请从下面的处方内容中找出重复给药的情况。

普通处方

×××中医院处方笺

姓名	×××	性别	男	门诊号	×××××××
科别	中医科	年龄	52 岁	日期	×××年××月××日

续表

临床诊断：肺痈				费别		

R：
陈皮 15 g　　连翘 12 g　　黄芩 12 g　　甘草 6 g　　柴胡 12 g　　蕺菜 15 g
积雪草 12 g　　柽柳 6 g　　乌扇 12 g　　茯苓 6 g　　西河柳 12 g　　土茯苓 12 g
西柴胡 12 g　　落得打 6 g　　鱼腥草 15 g　　仙遗粮 12 g　　银柴胡 12 g　　射干 6 g

6 剂

用法：每日 1 剂，水煎 400 mL，分早晚两次饭后温服

医师	×××	审核		金额	
调配		核对		发药	

【处方四】请注明下面的处方内容中每味中药的应付和脚注。

普通处方

×××中医院处方笺

姓名	×××	性别	女	门诊号	××××××××
科别	中医科	年龄	46 岁	日期	×××年××月××日

临床诊断：气滞血瘀				费别		

R：
三棱 12 g　　破故纸 8 g　　瓜蒌子 6 g　　鸡苏 12 g
半夏 6 g　　生蒲黄 8 g　　芥子 12 g　　莪术 12 g

3 剂

用法：每日 1 剂，水煎 400 mL，分早晚两次饭后温服

医师	×××	审核		金额	
调配		核对		发药	

【处方五】请根据配伍禁忌的内容，对下面的处方进行审核，找出处方内容中十八反和十九畏的配伍。

普通处方

×××中医院处方笺

姓名	×××	性别	女	门诊号	××××××××
科别	中医科	年龄	54 岁	日期	×××年××月××日

临床诊断：肝郁、气滞、血瘀				费别		

R：
柴胡 15 g　　黄芩 12 g　　川楝子 12 g　　延胡索 12 g　　白芍 12 g
丹参 12 g　　大黄 6 g　　郁金 10 g　　木香 10 g　　元明粉 3 g
鸡舌香 6 g　　三棱 10 g　　甘草 6 g　　建泽泻 12 g　　藜芦 30 g

5 剂

用法：每日 1 剂，水煎 400 mL，分早晚两次饭后温服

医师	×××	审核		金额	
调配		核对		发药	

【处方六】请根据妊娠禁忌的内容，对下面的处方进行审核，找出处方内容中的妊娠禁忌用药。

普通处方

×××中医院处方笺

姓名	×××	性别	女	门诊号	××××××××
科别	中医科	年龄	28 岁	日期	×××年××月××日
临床诊断：妊娠90天，风湿、气滞血瘀				费别	

R：
独活 12 g   寄生 18 g   杜仲 9 g   细辛 3 g   秦艽 12 g   茯苓 12 g
肉桂心 1.5 g 防风 9 g   川芎 6 g   人参 9 g   甘草 6 g   当归 9 g
白芍 9 g   蟾酥 3 g   桃仁 3 g   茅根 9 g

12 剂

用法：每日 1 剂，水煎 400 mL，分早晚两次饭后温服

医师	×××	审核		金额	
调配		核对		发药	

【处方七】请根据毒麻中药相关的管理办法，对下面的处方进行审核，找出处方内容中的毒麻中药，并写出其常用剂量。

麻醉药品处方

×××中医院处方笺

姓名	×××	性别	男	门诊号	××××××××
科别	中医科	年龄	33 岁	日期	×××年××月××日
临床诊断：风热感冒、咳嗽				费别	

R：
双花 12 g   白芍 15 g   羌活 12 g   五灵脂 6 g   藜芦 2 g   苦杏仁 12 g
生石膏 30 g   罂粟壳 8 g   款冬 10 g   鱼腥草 15 g 川芎 15 g   白果仁 10 g

5 剂

用法：每日 1 剂，水煎 400 mL，分早晚两次饭后温服

医师	×××	审核		金额	
调配		核对		发药	

任务须知

一、中药处方概述

（一）处方的概念

处方又称药方。《处方管理办法》指出：处方是指由注册的执业医师和执业助理医师（以下简称医师）在诊疗活动中为患者开具的、由取得药学专业技术职务任职资格的药学专

业技术人员（以下简称药师）审核、调配、核对，并作为患者用药凭证的医疗文书。处方包括医疗机构病区用药医嘱单。

中药处方是医师辨证论治的书面记录和凭证，记载着药品名称、剂量、剂数以及煎服用法等内容，反映了医师的用药要求，既是中药调剂工作的依据，也是计价、统计的凭证。

（二）处方的意义

1. 技术意义

处方写明了医师用药的药品名称、剂量、剂数、剂型及用法等信息，是药师配发药品和指导患者用药的重要依据。

2. 经济意义

处方是计算药品费用的重要凭证，也是统计药品消耗、预算采购药品的依据。

3. 法律意义

在调查和处理医患纠纷时，处方是重要依据。若由处方书写或调配错误而造成的医疗事故，医师或药师应负法律责任。

（三）中药处方的类型

不同时期或条件下形成的中药处方，可以分为经方、时方、秘方、单方、验方及法定处方、协定处方、医师临证处方等。

1. 经方

经方多指《伤寒论》《金匮要略》中所记载的方剂。经方组方严谨，疗效确实，经长期临床实践沿用至今。

2. 时方

时方是指张仲景以后的医家，尤其是清以后的医家所制定的方剂，它在经方基础上有很大发展。

3. 秘方

秘方又称禁方，是医疗上有独特疗效、不轻易外传（多系祖传）的方剂。

4. 单方

单方是指配伍比较简单而有良好药效的方剂，往往只有一二味药，力专效捷，服用简便。

5. 验方

验方系民间流传并对某些疾病有效的经验方。由于患者体质、病情各异，在使用时应该由医师指导，以防发生意外。

6. 法定处方

法定处方主要是指《中华人民共和国药典》（以下简称《中国药典》）、国家药品监督管理部门颁布标准中收载的处方，它具有法律约束力。

7. 协定处方

协定处方是由医师会同本院药师，根据经常性临床需要，相互协商制定的处方。对于配方数量多的处方，可以做到预先配制与贮备，以加快配方速度，缩短患者候药时间。同时，还可减少忙乱造成的差错，提高工作效率，保证配方质量。

8. 医师临证处方

医师临证处方是医师根据辨证论治的原则，为患者诊断、治疗和预防用药过程中所临时开具的处方。

（四）中药处方的格式

《处方管理办法》规定：处方格式由省、自治区、直辖市卫生行政部门统一制定，处方由医疗机构按照规定的标准和格式印制。因此，各省市的处方样式并不相同，但依据国家中医药管理局2010年制定的《中药处方格式及书写规范》要求，中药处方应当包含以下内容。

1. 处方前记

处方前记主要包括一般项目和临床诊断两方面的内容。

（1）一般项目。包括医疗机构名称、费别、患者姓名、性别、年龄、门诊或住院病历号、处方日期、科别或病区和床位号等。可添列特殊要求的项目。

（2）中医诊断。包括病名和证型（病名不明确的可不写病名），应填写清晰、完整，并与病历记载相一致。

2. 处方正文

处方正文是处方的重要部分，以 Rp 或 R 标示（Rp 或 R 是拉丁文 Recipe "请取"的缩写）。中药饮片处方包括药品名称、剂量、剂数、用法、用量等；中成药处方包括药品名称、数量、剂型、规格、用法、用量。

3. 处方后记

处方后记主要包括医师签名和/或加盖专用签章，药品金额，审核、调配、核对、发药药师签名和/或加盖专用签章。

（五）中药饮片处方的书写要求

依据《中药处方格式及书写规范》，中药饮片处方的书写，应当遵循以下要求。

1. 应当体现"君、臣、佐、使"的特点要求。

2. 名称应当按《中国药典》规定准确使用，《中国药典》没有规定的，应当按照本省（区、市）或本单位中药饮片处方用名与调剂给付的规定书写。

3. 剂量使用法定剂量单位，用阿拉伯数字书写，原则上应当以克（g）为单位，"g"（单位名称）紧随数值后。

4. 调剂、煎煮的特殊要求注明在药品右上方，并加括号，如打碎、先煎、后下等。

5. 对饮片的产地、炮制有特殊要求的，应当在药品名称之前写明。

6. 根据整张处方中药味多少选择每行排列的药味数，并原则上要求横排及上下排列整齐。

7. 中药饮片用法用量应当符合《中国药典》规定，无配伍禁忌，有配伍禁忌和超剂量使用时，应当在药名上方再次签名。

8. 中药饮片剂数应当以"剂"为单位。

9. 处方用法用量紧随剂数之后，包括每日剂量、采用剂型（水煎煮、酒泡、打粉、制丸、装胶囊等）、每剂分几次服用、用药方法（内服、外用等）、服用要求（温服、凉服、顿服、慢服、饭前服、饭后服、空腹服等）等内容，例如"每日1剂，水煎400 mL，分早晚两次空腹温服"。

10. 按毒麻药品管理的中药饮片的使用应当严格遵守有关法律、法规和规章的规定。

（六）处方调剂与管理的规定

《处方管理办法》有关处方调剂与管理的内容主要如下。

1. 经注册的执业医师在执业地点取得相应的处方权。经注册的执业助理医师在医疗机构开具的处方，应当经所在执业地点执业医师签名或加盖专用签章后方有效。

2. 处方开具当日有效。特殊情况下需延长有效期的，由开具处方的医师注明有效期限，但有效期最长不得超过3天。

3. 处方一般不得超过7日用量；急诊处方一般不得超过3日用量；对于某些慢性病、老年病或特殊情况，处方用量可适当延长，但医师应当注明理由。医疗用毒性药品、放射性药品的处方用量应当严格按照国家有关规定执行。

4. 医师应当按照卫生部制定的麻醉药品和精神药品临床应用指导原则，开具麻醉药品、第一类精神药品处方。

5. 医师利用计算机开具、传递普通处方时，应当同时打印出纸质处方，其格式与手写处方一致；打印的纸质处方经签名或者加盖签章后有效。药师核发药品时，应当核对打印的纸质处方，无误后发给药品，并将打印的纸质处方与计算机传递处方同时收存备查。

6. 药师在执业的医疗机构取得处方调剂资格。药师签名或者专用签章式样应当在本机构留样备查。

7. 药师应当凭医师处方调剂处方药品，非经医师处方不得调剂。

8. 药师应当按照操作规程调剂处方药品：认真审核处方，准确调配药品，正确书写药袋或粘贴标签，注明患者姓名和药品名称、用法、用量、包装；向患者交付药品时，按照药品说明书或者处方用法，进行用药交代与指导，包括每种药品的用法、用量、注意事项等。

9. 药师应当认真逐项检查处方前记、正文和后记书写是否清晰、完整，并确认处方的合法性。

10. 药师应当对处方用药适宜性进行审核，审核内容包括以下方面。

（1）规定必须做皮试的药品，处方医师是否注明过敏试验及结果的判定。

（2）处方用药与临床诊断的相符性。

（3）剂量、用法的正确性。

（4）选用剂型与给药途径的合理性。

（5）是否有重复给药现象。

（6）是否有潜在临床意义的药物相互作用和配伍禁忌。

（7）其他用药不适宜情况。

11. 药师经处方审核后，认为存在用药不适宜时，应当告知处方医师，请其确认或者重新开具处方。药师发现严重不合理用药或者用药错误，应当拒绝调剂，及时告知处方医师，并应当记录，按照有关规定报告。

12. 药师调剂处方时必须做到"四查十对"：查处方，对科别、姓名、年龄；查药品，对药名、剂型、规格、数量；查配伍禁忌，对药品性状、用法用量；查用药合理性，对临床诊断。

13. 药师在完成处方调剂后，应当在处方上签名或者加盖专用签章。

14. 药师应当对麻醉药品和第一类精神药品处方，按年月日逐日编制顺序号。

15. 药师对于不规范处方或者不能判定其合法性的处方，不得调剂。

16. 医疗机构应当将本机构基本用药供应目录内同类药品相关信息告知患者。

17. 除麻醉药品、精神药品、医疗用毒性药品和儿科处方外，医疗机构不得限制门诊就诊人员持处方到药品零售企业购药。

18. 处方由调剂处方药品的医疗机构妥善保存。普通处方、急诊处方、儿科处方保存期限为 1 年，医疗用毒性药品、第二类精神药品处方保存期限为 2 年，麻醉药品和第一类精神药品处方保存期限为 3 年。

二、处方审核

中药处方审核简称中药审方，是指药师综合运用中医学基础、中药学、方剂与中成药学、药政法规等相关知识对医师处方的有效性和合理性进行审核、判断和干预的过程，是保证患者用药安全、有效的重要措施，是中药调剂工作的关键环节。中药饮片审方主要包括以下内容。

（一）审核处方前记

处方前记的审核是了解处方来源、处方开具日期及患者基本情况的关键。药品的选用、用法、用量与患者的病情、年龄、性别等基本情况有密切关系，不了解处方前记，就无法判别其处方来源是否正确、药品选用是否合理、剂量是否符合要求等。因此，处方前记的审核是处方审核的前提性内容。调剂人员在审核时，应查看处方前记中的一般项目与临床诊断填写是否清晰完整，有无特殊增添项目，以便更好地审查处方正文内容。

（二）审核中药饮片名称及剂量

中药饮片品种繁多，且历代文献记载有所不同，地区用药习惯也存在差异，常出现同名异物、同物异名、名称相似等现象。中药饮片处方中的名称就包括中药正名、别名、并开药名等，因此中药调剂人员必须掌握中药饮片的通用名称，并注意了解药品名称的政策变化，做到正确给付处方，避免调配时出现误解。

1. 正名

中药正名是中药的规范化名称，以《中国药典》一部、部（局）颁药品标准或炮制规范为依据，以历代本草文献为参考。多数中药正名只有一个，即一药一名，如大黄、金银花、甘草、当归等。

2. 别名

中药别名是指除正名以外的其他名称。多数中药除正名外，还有一至多个别名。别名有一定的来历和解释，有的是在中药正名前冠以道地产区、采收季节、质量等方面的要求，如怀牛膝、杭麦冬、霜桑叶、绵茵陈、明雄黄、肥知母、松贝等；有的以其功效、性状的特点命名，如川军（大黄）、枣皮（山茱萸）、坤草（益母草）、虫衣（蝉蜕）、红灯笼（锦灯笼）、羊合叶（淫羊藿）等。调剂人员应掌握常用中药的正名和别名（见表2-2-1），查看处方时应注意有无别名，并根据其正名准确调配处方。

表2-2-1　　　　　　　　　　常用中药正名和别名对照

正名	别名
艾叶	艾蒿、祁艾、蕲艾
八角茴香	大料、大茴、大茴香、八角、舶茴香
巴豆	巴仁、江子、巴果
巴戟天	鸡肠风
白矾	明矾、生矾
白附子	禹白附、鸡心白附子、独角莲
白果	银杏核、公孙树子
白茅根	茅根、茅草根
白前	鹅管白前、软白前
白芍	杭芍、亳芍、川芍、杭白芍、东芍、芍药
白术	于术、冬术、於潜白术、杭白术
白鲜皮	北鲜皮、白膻
白芷	杭白芷、香白芷、川白芷、祁白芷
半夏	旱半夏、三叶半夏
半枝莲	并头草、狭叶韩信草、牙刷草
北豆根	野豆根、蝙蝠藤
北沙参	莱阳参、海沙参、辽沙参、东沙参、北条参
荜澄茄	山鸡椒
萹蓄	扁竹
鳖甲	别甲、上甲、团鱼盖
槟榔	玉片、大腹子、大白、海南子、榔玉、宾门
冰片	梅片、龙脑
薄荷	仁丹草、苏薄荷
补骨脂	破故纸、故子、黑故纸
苍术	赤术
侧柏叶	扁柏、香柏、片柏、柏叶
柴胡	硬柴胡、香柴胡
蝉蜕	蝉衣、虫衣、虫蜕、知了皮

续表

正名	别名
蟾酥	虫酥、片酥、蛤蟆酥、蛤蟆浆
车前草	车轮菜、车轱辘草、驴耳朵菜
沉香	海南沉、进口沉香、伽南香
陈皮	橘皮、新会皮、橘红
赤小豆	红豆、野赤豆
茺蔚子	益母草子、坤草子
川贝母	川贝、尖贝、米贝、珍珠贝、虎皮贝、马牙贝
川楝子	金铃子、楝实
川牛膝	甜牛膝、拐牛膝
川芎	芎䓖、坝川芎
穿心莲	一见喜、斩蛇剑、榄核莲
椿皮	椿根皮、椿白皮
大腹皮	槟榔皮、槟榔衣、大腹毛
大黄	川大黄、将军、川军、西大黄、西军、生军、锦纹、西庄、西吉、雅黄
大蓟	马刺草、虎蓟根
大青叶	菘蓝叶、板蓝叶
大血藤	红藤、红皮藤、大活血、红血藤
丹参	紫丹参、血丹参、川丹参、赤参
淡竹叶	竹麦冬、长竹叶
当归	全当归、归尾、秦归、云归、西当归、岷归
党参	西党、台党、条党、东党、潞党参、汶党参、晶党参
刀豆	大刀豆、挟剑豆、刀鞘豆
地肤子	扫帚子
地骨皮	杞根、枸杞根皮
地黄	生地、怀地黄
地龙	土龙、蚯蚓
丁香	公丁香、丁子香、支解香
冬虫夏草	虫草、冬虫草、夏草冬虫
豆蔻	白豆蔻、圆豆蔻、原豆蔻、扣米、紫豆蔻
独活	川独活、资丘独活、恩施独活、巴东独活、大活
杜仲	思仲、丝棉皮、绵杜仲、厚杜仲
儿茶	孩儿茶、棕儿茶
防风	关防风、东防风
防己	粉防己、汉防己

续表

正名	别名
粉葛	甘葛、家葛根
佛手	川佛手、广佛手、佛手柑
茯苓	云苓、安苓、茯灵
附子	川附片、淡附片、炮附子
干姜	川干姜、均姜、白姜
甘草	粉甘草、皮草、国老、甜草根、蜜草、炙草、西草
甘遂	猫儿眼根、肿手花根
葛根	葛藤、野葛
哈蟆油	蛤士蟆油、田鸡油
钩藤	大钩丁、双钩藤、勾丁
狗脊	金毛狗脊
枸骨叶	功劳叶、苦丁茶
枸杞子	宁夏枸杞、西枸杞、杞果、甘枸杞
谷精草	谷精珠、移星草
骨碎补	申姜、毛姜、猴姜
瓜蒌	全瓜蒌、栝楼、糖瓜蒌
瓜蒌子	瓜蒌仁
广藿香	藿香、枝香、藿香叶
广金钱草	落地金钱、假花生
龟甲	下甲、龟板、玄武板
诃子	诃子肉、诃黎勒
合欢花	夜合花
核桃仁	胡桃仁
鹤虱	北鹤虱、天名精子
黑芝麻	脂麻、芝麻
红参	高丽参、边条参、别直参
红花	草红花、刺红花、杜红花、红花毛、红蓝花
厚朴	川朴、温朴、筒朴、重皮、赤朴、油朴、紫油朴
胡芦巴	芦巴子
槲寄生	北寄生、柳寄生、寄生子
花椒	川椒、红椒、蜀椒、大红袍
化橘红	柚皮橘红、化州橘红、柚子皮、五爪、七爪
黄柏	川黄柏、川柏
黄连	川连、鸡爪连

续表

正名	别名
黄芪	黄耆、箭芪、绵黄芪、北芪、元芪
黄芩	热河黄芩、黄金茶根、枯芩、条芩、子芩
火麻仁	大麻仁、麻仁、麻子
蒺藜	硬蒺藜、刺蒺藜、白蒺藜
积雪草	落得打
僵蚕	僵虫、天虫、白僵蚕
降香	降真香、紫降香
芥子	白芥子
金果榄	苦胆、九牛胆、青牛胆
金钱草	神仙对坐草、四川大金钱草、过路黄
金银花	二花、双花、忍冬花、密银花、东银花
金樱子	糖罐子、糖钵、刺梨、挂金钩
锦灯笼	酸浆果、挂金灯、灯笼果、红灯笼
荆芥	假苏、香荆芥
九香虫	打屁虫、九里香
桔梗	北桔梗、南桔梗、苦桔梗、白桔梗
菊花	滁菊、亳菊、杭菊、怀菊、贡菊、甘菊
瞿麦	野麦、十样景花、竹节草
卷柏	还魂草、还阳草
决明子	草决明、马蹄决明
苦参	野槐根、山槐根
苦杏仁	杏仁
款冬花	冬花、九九花、连三朵
昆布	江白菜、海带
莱菔子	卜子、萝卜子、萝白子
连翘	落翘
莲房	莲蓬
莲花	荷花
灵芝	赤芝、红芝、木灵芝、菌灵芝、万年蕈、灵芝草
凌霄花	紫葳
龙胆	胆草、龙胆草、关龙胆
龙眼肉	桂圆肉、元肉、龙眼
芦荟	老芦荟、油葱、象鼻草、乌七
路路通	六六通、枫树果、狼目

续表

正名	别名
马勃	灰包、马粪包
马钱子	番木鳖、马前子、覆水
麦冬	杭麦冬、川麦冬、寸冬
蔓荆子	荆条子、京子、白布荆
墨旱莲	鳢肠、旱莲草、黑墨草、野葵花、烂脚草
牡丹皮	丹皮、粉丹皮、凤丹皮、木芍药、洛阳花
牡蛎	左牡蛎、左壳、蚝壳
木鳖子	漏苓子、木鳖、木别子
木瓜	酸木瓜、宣木瓜、皱皮木瓜
木蝴蝶	玉蝴蝶、千张纸、云故纸
木槿花	白槿花
木香	云木香、广木香、老木香
南鹤虱	虱子草、野胡萝卜子
南沙参	三叶沙参、山沙参、泡沙参、空沙参
闹羊花	黄杜鹃、三钱三、八厘麻、羊踯躅
牛蒡子	大力子、牛子、恶实、鼠粘子、关大力
牛膝	怀牛膝、淮牛膝
女贞子	冬青子、女贞实
胖大海	大海、通大海、安南子、大洞果
佩兰	香草、醒头草
硼砂	月石、西月石
枇杷叶	杷叶、广杷叶、苏杷叶
蒲公英	公英、黄花地丁、婆婆丁
蒲黄	蒲棒粉
千金子	续随子
千年健	一包针、千年见、千颗针
牵牛子	黑丑、白丑、二丑
芡实	鸡头米、鸡头莲、刺莲
羌活	川羌、蚕羌、黑药
秦艽	西大艽、秦纠、左秦艽、大秦艽
秦皮	白蜡树皮、北秦皮
青黛	靛花、靛沫、蓝靛
青蒿	香蒿、苦蒿、黄花蒿
青皮	个青皮、四化青皮
青葙子	野鸡冠花、狼尾花

续表

正名	别名
全蝎	全虫、蝎子、淡水蝎
人参	园参、生晒参、白参、吉林参
肉苁蓉	大芸、寸芸、苁蓉、淡大芸
肉豆蔻	肉蔻、肉果、玉果
肉桂	玉桂、牡桂、菌桂、筒桂、企边桂
三棱	荆三棱、京三棱
三七	参三七、田七、滇七、盘龙七、金不换、旱三七、冬七、春七
桑白皮	桑皮、桑根皮、亳桑皮、双白皮
桑寄生	广寄生、桑上寄生、寄生
桑叶	霜桑叶、冬桑叶
沙苑子	潼蒺藜、沙苑蒺藜
砂仁	春砂仁、蜜砂仁、缩砂、壳砂
山慈菇	毛慈姑、茅慈姑
山豆根	广豆根、南豆根、豆根、苦豆根
山柰	沙姜、山奈、山赖、香三柰
山药	薯蓣、淮山药、怀山药
山楂	红果、北山楂、东山楂
山茱萸	山萸肉、药枣、枣皮、杭山萸
商陆	花商陆、山萝卜、当陆
蛇床子	野胡萝卜子、蛇床实
蛇蜕	蛇退、长虫皮、龙衣
射干	寸干、扁竹、乌扇
麝香	脐香、元寸、寸香、当门子
升麻	关升麻、绿升麻、龙眼根、窟窿牙根
石膏	白虎、白石膏、石羔
石斛	石斗、黄草、金石斛、枫斗
石决明	石决、九孔石决明
使君子	留求子、索子果、病疳子
首乌藤	何首乌藤、夜交藤
苏木	苏方木、红柴
酸枣仁	山枣、酸枣子、别大枣、刺枣
太子参	孩儿参、童参、米参、儿参
桃仁	家桃仁、扁桃仁、山桃仁
天冬	天门冬、明天冬、肥天冬

续表

正名	别名
天花粉	花粉、栝楼根、瓜蒌根
天麻	明天麻、赤箭、定风草、冬麻
天仙子	莨菪子、牙痛子
甜瓜子	香瓜子
葶苈子	北葶苈子、南葶苈子、甜葶苈
通草	大通草、方通草、通脱木、空心通草
土鳖虫	地鳖虫、土元、苏土元、盖子虫、簸箕虫
土茯苓	冷饭团、硬饭头、仙遗粮
土荆皮	土槿皮、荆树皮、金钱松皮
土木香	藏木香、祁木香
菟丝子	兔丝子、黄藤子、豆寄生
王不留行	王不留、留行子
威灵仙	灵仙、黑薇
乌梅	酸梅、建梅
乌药	台乌药、香桂樟
吴茱萸	吴萸、常吴萸、左力
五倍子	百虫仓、文蛤、花倍、百药煎
五味子	辽五味子、北五味子、五梅子
西河柳	山川柳、柽柳
西红花	番红花、藏红花
西青果	藏青果、小诃子
西洋参	洋参、花旗参、美国人参、粉光参
细辛	北细辛、辽细辛、烟袋锅花
夏枯草	夏枯头
仙鹤草	脱力草、龙芽草
香附	香附子、莎草根、香附米
香加皮	北五加皮、香五加、杠柳皮
香橼	陈香圆、香元
小茴香	谷茴香、西小茴
小蓟	小刺盖、刺菜
薤白	薤白头、小根蒜
辛夷	木笔花、望春花、玉兰花
雄黄	明雄黄、明黄、腰黄
续断	川续断、川断

续表

正名	别名
玄参	元参、浙玄参、黑参、乌元参
玄明粉	元明粉、风化硝
旋覆花	覆花、伏花、金佛花
鸦胆子	苦参子、老鸦胆、鸭蛋子
延胡索	元胡、玄胡索、延胡
银柴胡	西柴胡
芫花	头痛花、老鼠花、闹鱼花、紫芫花
洋金花	凤茄花、曼陀罗花
野菊花	野黄菊花、苦薏、山菊花
益母草	坤草、茺蔚、益母蒿
薏苡仁	苡仁、苡米、薏米
茵陈	绵茵陈、白蒿
淫羊藿	仙灵脾、三枝九叶草、羊藿、羊合叶
罂粟壳	御米壳、米壳
鱼腥草	蕺菜
玉竹	葳蕤、尾参、肥玉竹
郁金	玉金、黄丝郁金、川郁金
预知子	八月炸、八月扎
远志	远志肉、小草根
月季花	月月红、四季花
皂角刺	天丁、皂针、皂荚刺
泽兰	地瓜儿苗、地笋、地石蚕
泽泻	建泽泻、川泽泻、禹孙
浙贝母	象贝、元宝贝
知母	肥知母、西陵知母、知母肉、毛知母
栀子	黄栀子、山枝子、大红栀
枳壳	川枳壳、江枳壳、陈枳壳
枳实	瓣子枳实、鹅眼枳实
朱砂	辰砂、豆瓣砂、镜面砂、朱宝砂、丹砂
猪苓	野猪粪、豕苓
竹茹	齐竹茹、竹二青、散竹茹
紫苏子	苏子、香苏子、黑苏子
紫菀	辫紫菀、亳紫菀

3. 处方全名

处方全名是医师为了表达用药意图和要求，在中药名称前加不同的常用术语而形成的名称。这些术语通常是对饮片的产地、炮制方式、质量等方面做出的特殊要求，如怀山药、焦山楂、明天麻等。一种中药可以有一个或数个处方全名。常用的术语主要有以下几类。

（1）炮制类。采用不同的方法炮制中药，可获得不同的作用和疗效。医师可根据医疗需要，提出不同的炮制要求。如常用的炒白术、炙甘草、酒大黄、煅龙骨等。

（2）修治类。修治的目的是除去非药用部分及杂质，以洁净药物，保证其符合医疗需要。中药处方常常对某些药品有去除皮、毛、壳、核、心、芦、油及头、尾、足、翅、鳞等非药用部位的规定。如山茱萸去核、远志去心、巴豆去油、乌梢蛇去头、鳞片等。

（3）产地类。中药讲究道地药材，医师在药名前常标明产地。如怀山药、杭白芍、田三七等。

（4）品质类。药材质地与中药质量有密切关系，为保证质量，中医处方常指出对中药质地的要求。如落水沉香、明天麻、浮水青黛、子黄芩等。

（5）采时、新陈类。药材的质量与采收季节相关。有的以陈久为佳，有的以新鲜为佳，中药处方对此常有不同要求。如绵茵陈、陈香橼、冬桑叶、嫩桑枝、鲜芦根、鲜茅根等。

（6）颜色、气味类。药材的颜色和气味与药材的质量密切相关。如紫丹参、红茜草、香白芷、苦杏仁等。

4. 并开药名

中药并开是指将两种或两种以上疗效相似或有协同作用的药物名称缩写成一个名称，也称为"合写"，是一种习惯写法。如赤芍、白芍合写成"赤白芍"，生地黄、熟地黄合写成"生熟地"或"二地"。调剂人员应掌握常用中药并开药名（见表2-2-2），在审药名时，注意查看处方中有无并开名，并根据处方内容准确计价与调配处方。如焦三仙30 g，即焦山楂10 g、焦六神曲10 g、焦麦芽10 g；赤白芍各10 g，即白芍10 g、赤芍10 g。

表2-2-2　　　　　　　常用中药并开药名与调配应付

处方并开药名	调配应付
二冬、二门冬	天冬、麦冬
二术、苍白术	苍术、白术
二母、知贝母	知母、浙贝母
二地、生熟地	生地黄、熟地黄
二活、羌独活	羌活、独活
赤杭芍、杭赤芍、白赤芍、赤白芍、二芍	赤芍、白芍
知柏	知母、黄柏
盐知柏、炒知柏	盐知母、盐黄柏
酒知柏	酒知母、酒黄柏
生熟大黄	生大黄、熟大黄

续表

处方并开药名	调配应付
川草乌、二乌	制川乌、制草乌
莪棱、棱术	醋三棱、醋莪术
南北沙参	南沙参、北沙参
芦茅根、茅芦根	芦根、白茅根
二蒺藜、潼白蒺藜	蒺藜、沙苑子
全紫苏	紫苏叶、紫苏梗、紫苏子
冬瓜皮子	冬瓜皮、冬瓜子
谷麦芽	炒谷芽、炒麦芽
生熟麦芽	生麦芽、炒麦芽
生熟谷芽	生谷芽、炒谷芽
生熟稻芽	生稻芽、炒稻芽
生熟薏米、生炒薏米	薏苡仁、炒薏苡仁
青陈皮	青皮、陈皮
腹皮子	大腹皮、槟榔
桃杏仁	桃仁、苦杏仁
砂蔻仁	砂仁、豆蔻仁
荆防	荆芥、防风
全荆芥	荆芥、荆芥穗
藿苏梗	广藿香梗、紫苏梗
生炒蒲黄	生蒲黄、炒蒲黄
二风藤、青海风藤	青风藤、海风藤
桑枝叶	桑枝、桑叶
乳没	乳香、没药
二决明	煅石决明、炒决明子
生龙牡	生龙骨、生牡蛎
龙牡	煅龙骨、煅牡蛎
炒三仙	炒六神曲、炒麦芽、炒山楂
焦三仙	焦六神曲、焦麦芽、焦山楂
焦四仙	焦六神曲、焦麦芽、焦山楂、焦槟榔
猪茯苓	猪苓、茯苓
二地丁	紫花地丁、蒲公英
藿佩	广藿香、佩兰
枳壳实	枳壳、枳实
荷叶梗	荷叶、荷梗

5. 处方应付

中药处方应付是指调剂人员根据医师处方要求和传统习惯调配中药处方。各地区基于历史用药习惯和多年积累的丰富经验,形成了本地区的一套处方给药规律,即处方应付常规,使医师和调剂人员对处方名称和给付的不同炮制品种达成共识,在处方中无须注明炮制规格,调剂人员即可按医师处方用药意图给药。常见的处方应付实例如下。

(1) 直接写药名即付清炒的品种。一般为果实种子类中药,业内有"逢子必炒"之说,见表2-2-3。

表2-2-3　　　　　　　　直接写药名即付清炒的品种

正名	处方名	应付
山楂	山楂、炒山楂、山楂片、北山楂	清炒山楂
酸枣仁	酸枣仁、枣仁、炒酸枣仁、炒枣仁	清炒酸枣仁
苍耳子	苍耳子、苍耳、炒苍耳子、炒苍耳	清炒苍耳子
决明子	决明、炒决明子、决明子、马蹄决明	清炒决明子
牛蒡子	牛蒡子、炒牛蒡子、大力子、鼠黏子、牛子	清炒牛蒡子
王不留行	王不留、炒王不留、留行子、麦蓝子	清炒王不留行
芥子	芥子、白芥子、炒白芥子、炒芥子	清炒芥子
牵牛子	牵牛子、炒牵牛子、二丑、白丑、黑丑、炒二丑	清炒牵牛子
莱菔子	莱菔子、炒莱菔子、萝卜子、炒萝卜子	清炒莱菔子
紫苏子	紫苏子、炒紫苏子、苏子、炒苏子、南苏子	清炒紫苏子
蔓荆子	蔓荆子、炒蔓荆子	清炒蔓荆子
槐花	槐花、炒槐花	清炒槐花
槐米	槐米、炒槐米	清炒槐米
草果	草果、草果仁、炒草果、炒草果子	清炒草果
麦芽	麦芽、炒麦芽、大麦芽	清炒麦芽
谷芽	谷芽、香谷芽、炒谷芽、粟芽、炒粟芽	清炒谷芽
稻芽	稻芽、炒稻芽、香稻芽	清炒稻芽
九香虫	九香虫、炒九香虫	清炒九香虫

(2) 直接写药名即付麸炒的品种。一般为含大量挥发油,对肠胃有刺激的中药,或是有特殊不良气味的中药,见表2-2-4。

表2-2-4　　　　　　　　直接写药名即付麸炒的品种

正名	处方名	应付
半夏曲	半夏曲、夏曲、夏粬、炒半夏曲、炒夏粬	麸炒半夏曲
六神曲	六神曲、神曲、炒神曲、炒六神曲	麸炒六神曲

续表

正名	处方名	应付
枳实	枳实、炒枳实、麸炒枳实	麸炒枳实
枳壳	枳壳、炒枳壳、麸炒枳壳、江枳壳	麸炒枳壳
白术	白术、贡白术、炒白术、麸炒白术	麸炒白术
苍术	苍术、茅苍术、炒苍术、南苍术、北苍术	麸炒苍术
椿皮	椿根皮、椿根白皮、炒椿皮、麸炒椿皮	麸炒椿皮
冬瓜子	冬瓜子、冬瓜仁、炒冬瓜子、麸炒冬瓜子	麸炒冬瓜子
薏苡仁	薏苡仁、薏米、苡仁、薏米、炒薏苡仁、薏苡等	麸炒薏苡仁
僵蚕	僵蚕、白僵蚕、天虫、炒僵蚕、麸炒僵蚕	麸炒僵蚕

(3) 直接写药名即付烫制的品种。一般为带绒毛的根类、果实种子类中药和动物角、甲、皮类中药等，见表 2-2-5。

表 2-2-5　　　　　　　　　直接写药名即付烫制的品种

正名	处方名	应付
狗脊	狗脊、金狗脊、金毛狗脊	砂烫去毛狗脊
骨碎补	骨碎补、碎补、申姜、猴姜、炙申姜	砂烫去毛骨碎补
马钱子	马钱子、番木鳖、制马钱子、炙马钱子	砂烫马钱子
龟甲	龟甲、龟板、玄武板、炙龟甲、炙龟板	砂烫醋淬龟甲
鳖甲	鳖甲、炙鳖甲、烫鳖甲、醋炙鳖甲	砂烫醋淬鳖甲
刺猬皮	烫刺猬皮、猬皮、刺猬皮	滑石粉烫刺猬皮
阿胶	阿胶珠、烫阿胶、炒阿胶	蛤粉烫阿胶
干蟾	制干蟾、炙干蟾、制蟾蜍、蟾蜍	砂烫干蟾

(4) 直接写药名即付相应炮制品的品种。主要为毒性中药，见表 2-2-6。

表 2-2-6　　　　　　　　　直接写药名即付相应炮制品的品种

正名	处方名	应付
川乌	川乌、川乌头、乌头、炙川乌、制川乌	制川乌
草乌	草乌、草乌头、炙草乌、制草乌	制草乌
白附子	白附子、白附子片、炙白附子	制白附子
天南星	天南星、南星、炙南星、炙天南星	制天南星
远志	远志、远志肉、炙远志	制远志
附子	附子、白附片、淡附片、黑顺片	制附片
淫羊藿	淫羊藿、羊藿叶、仙灵脾、炙羊藿、炙淫羊藿	炙淫羊藿

续表

正名	处方名	应付
肉豆蔻	肉豆蔻、肉果、煨肉果、煨肉豆蔻、玉果	煨肉豆蔻
吴茱萸	吴茱萸、吴萸、炙吴萸、炙吴茱萸	制吴茱萸
厚朴	厚朴、川厚朴、川朴、炙厚朴、姜厚朴、紫油厚朴	姜厚朴
硫黄	硫磺、炙硫磺、石硫磺、倭硫磺	制硫黄
藤黄	藤黄、炙藤黄	制藤黄

（5）直接写药名即付蜜炙的品种。一般为有润肺止咳作用的中药，蜜炙可以增强其润肺止咳的功效，见表2-2-7。

表2-2-7　　　　　　　　直接写药名即付蜜炙的品种

正名	处方名	应付
桑白皮	桑白皮、桑皮、桑根白皮、炙桑皮	蜜炙桑白皮
枇杷叶	枇杷叶、杷叶、炙枇杷叶、炙杷叶	蜜炙枇杷叶
瓜蒌子	瓜蒌子、炙瓜蒌子、炙蒌子、栝楼子、瓜蒌仁	蜜炙瓜蒌子
槐角	槐角、炙槐角、蜜槐角	蜜炙槐角
罂粟壳	罂粟壳、米壳、御米壳、炙米壳、炙罂粟壳	蜜炙罂粟壳

（6）直接写药名即付醋炙的品种。主要为有活血化瘀作用的中药或毒性中药，通过醋炙降低毒性，或掩盖某些不良气味，见表2-2-8。

表2-2-8　　　　　　　　直接写药名即付醋炙的品种

正名	处方名	应付
三棱	三棱、炒三棱、荆三棱、京三棱	醋炙三棱
莪术	莪术、炙莪术、醋炙莪术、蓬莪术、温莪术	醋炙莪术
香附	醋香附、香附米、炒香附、莎草根、炙香附	醋炙香附
延胡索	元胡、炙元胡、醋元胡、玄胡索、醋炙元胡	醋炙延胡索
狼毒	狼毒、白狼毒、炙狼毒、醋炙狼毒	醋炙狼毒
商陆	商陆、花商陆、炙商陆、醋炙商陆	醋炙商陆
京大戟	京大戟、大戟、炙大戟、醋炙大戟	醋炙京大戟
红大戟	红大戟、红芽大戟	醋炙红大戟
甘遂	甘遂、炙甘遂、醋炙甘遂	醋炙甘遂
芫花	芫花、炙芫花、醋炙芫花	醋炙芫花
青皮	均青皮、醋青皮、醋炙青皮、四花皮、四花青皮	醋炙青皮
五味子	五味子、炙五味子、北五味子、辽五味子	醋炙五味子

续表

正名	处方名	应付
南五味子	南五味子、南五味	醋炙南五味子
乳香	乳香、滴乳香、乳香珠、炙乳香、醋炙乳香	醋炙乳香
没药	没药、明没药、炙没药、醋炙没药	醋炙没药
鸡内金	鸡内金、内金、炒内金、鸡胗皮	醋炙鸡内金
五灵脂	灵脂米、醋炙五灵脂、炙五灵脂、糖灵脂、灵脂块	醋炙五灵脂
硇砂	硇砂、炙硇砂、紫硇砂、醋炙硇砂	醋炙硇砂

（7）直接写药名即付酒制的品种。多为有活血散瘀、祛风通络作用的中药及动物类中药，酒制可以增强其作用或去除药物的腥味，见表2-2-9。

表2-2-9　　　　　　　　　　直接写药名即付酒制的品种

正名	处方名	应付
熟大黄	熟大黄、熟军、炙大黄、熟锦纹、熟军咀	酒蒸大黄
熟地黄	熟地黄、熟地、大熟地、酒熟地	酒炖地黄
黄精	黄精、炙黄精、酒炙黄精、黄精咀	酒制黄精
肉苁蓉	淡苁蓉、大芸、甜大芸、淡大芸、炙苁蓉、苁蓉	酒制肉苁蓉
山茱萸	山茱萸、山萸、山萸肉、杭萸肉、炙山萸、枣皮	酒制山茱萸
女贞子	女贞子、炙女贞子、酒炙女贞子、冬青子	酒制女贞子
蛇蜕	蛇蜕、蛇皮、龙衣、炙龙衣、炙蛇蜕、酒炙蛇蜕	酒炙蛇蜕
乌梢蛇	乌梢蛇、乌蛇、炙乌蛇、酒炙乌蛇	酒炙乌梢蛇
蕲蛇	蕲蛇、炙蕲蛇、酒炙蕲蛇、其蛇肉	酒炙蕲蛇

（8）直接写药名即付盐炙的品种。一般为具有补肾作用的中药，见表2-2-10。

表2-2-10　　　　　　　　　　直接写药名即付盐炙的品种

正名	处方名	应付
杜仲	杜仲、川杜仲、炒杜仲、盐杜仲、盐炙杜仲	盐炙杜仲
小茴香	小茴香、茴香、炙茴香、盐炙小茴香、茴香子	盐炙小茴香
车前子	车前子、炒车前子、车前、炙车前子、盐炙车前子	盐炙车前子
补骨脂	补骨脂、故纸、破故纸、盐炙补骨脂	盐炙补骨脂
胡芦巴	胡芦巴、芦巴子、炙芦巴子、炙胡芦巴	盐炙胡芦巴
益智	益智仁、益智、炒益智、盐炙益智仁	盐炙益智
橘核	橘核、炒橘核、南橘核、广橘核、盐炙橘核	盐炙橘核
蒺藜	刺蒺藜、白蒺藜、蒺藜、炒蒺藜、盐炙蒺藜	盐炙蒺藜

(9) 直接写药名即付煅制的品种。一般为矿物类或动物贝壳类中药，见表2-2-11。

表2-2-11　　　　　直接写药名即付煅制的品种

正名	处方名	应付
瓦楞子	瓦楞子、煅瓦楞子	煅瓦楞子
牡蛎	牡蛎、煅牡蛎、牡蛎壳	煅牡蛎
蛤壳	蛤壳、煅蛤壳、海蛤壳	煅蛤壳
龙骨	龙骨、煅龙骨、五花龙骨	煅龙骨
龙齿	龙齿、青龙齿、煅龙齿	煅龙齿
白石英	白石英、煅白石英	煅白石英（醋淬）
花蕊石	花蕊石、煅花蕊石	煅花蕊石
自然铜	自然铜、煅自然铜、煅然铜	煅自然铜（醋淬）
阳起石	阳起石、煅阳起石	煅阳起石（醋淬）
赤石脂	赤石脂、石脂、煅石脂、煅赤石脂	煅赤石脂（醋淬）
炉甘石	炉甘石、煅炉甘石	煅炉甘石
金礞石	金礞石、礞石、煅礞石、煅金礞石	煅金礞石
青礞石	青礞石、煅青礞石	煅青礞石
禹余粮	禹余粮、禹粮石、煅禹余粮、煅禹粮石	煅禹余粮
钟乳石	钟乳石、石钟乳、煅钟乳石	煅钟乳石
浮海石	浮海石、海浮石、煅浮海石	煅浮海石
紫石英	紫石英、煅石英、煅紫石英	煅紫石英（醋淬）
硼砂	硼砂、煅硼砂、白硼砂、月石、西月石	煅硼砂
磁石	磁石、煅磁石、灵磁石、活磁石	煅磁石（醋淬）
赭石	赭石、代赭石、煅赭石	煅赭石（醋淬）

(10) 直接写药名即付炭制品的品种。主要为止血药，见表2-2-12。

表2-2-12　　　　　直接写药名即付炭制品的品种

正名	处方名	应付
地榆	地榆、地榆炭	地榆炭
蒲黄	蒲黄、蒲黄炭、黑蒲黄	蒲黄炭
棕榈	棕榈、棕榈炭、棕板炭、陈棕炭	棕榈炭
侧柏叶	侧柏叶、侧柏、侧柏炭	侧柏叶炭
干漆	干漆、干漆炭、煅干漆	干漆炭

中医根据辨证论治原则诊治疾病，立方时要选用各种炮制加工后的中药饮片，以求发挥更好的疗效，所以在中药饮片调剂中严禁生熟不分、以生代制、以制代生等乱代乱用现象。

由于中药调剂给付在全国缺乏统一的规定，2009年3月国家中医药管理局下发了《国家中医药管理局关于中药饮片处方用名和调剂给付有关问题的通知》。通知要求各医疗机构应当执行本省（区、市）的中药饮片处方用名与调剂给付的相关规定；没有统一规定的，各医疗机构应当制定本单位中药饮片处方用名与调剂给付规定；制定中药饮片处方用名与调剂给付规定应符合国家有关标准和中医药理论。所以处方应付的统一，有待于以后逐步规范化。

6. 剂量

处方的用药剂量是否得当直接关系到临床疗效和患者的生命安全。调剂人员在审方时，需要注意以下四种情况。

（1）超剂量用药。调剂人员在审剂量时，需重点查看处方中有无超剂量用药情况。按照《中华人民共和国药品管理法》规定，调配处方应当进行核对，对超剂量的处方，应当拒绝调配；必要时，经处方医师更正或者重新签字，方可调配。尤其对超剂量的毒性中药，医师签字应签在毒性中药用量处，且调配后原处方应当在医疗机构药房或药店留存2年。《中国药典》、部（局）颁药品标准等所标注的中药用量是该味中药干燥品的成人一日水煎剂用量，对于儿童需按成人中药一般用量进行折算。

（2）字迹不清。调剂人员在审剂量时，需注意查看处方中有无书写不清，潦草难认的数字。如"2"写得像"3"，"5"写得像"8"，"30 g"写得像"3 g"或"300 g"。若发现不易辨认的字迹，不能主观猜测，需联系处方医师重写，否则不予调配。

（3）漏写剂量。调剂人员在审剂量时，需注意查看处方中有无未标注剂量的情况，若发现未标注剂量，需联系处方医师标注，否则不予调配。

（4）剂量涂改。调剂人员在审剂量时，需注意查看处方中有无涂改剂量的情况，若有涂改，需处方医师在涂改处签名，否则不予调配。

（三）审核中药的用药禁忌

中药处方的用药禁忌主要包括配伍禁忌与妊娠禁忌，调剂人员在审方时尤其要重视该项内容，一旦发现存在用药禁忌，及时与处方医师联系，更正相关内容，避免事故的发生。

1. 配伍禁忌

中医药古籍有十八反、十九畏的用药禁忌的记载，这些内容是前人遗留下来的经验，历代医药学家对其内涵存在着不同解释，现代医药科研对此也有不同见解，目前尚无确切的科学论证。但是中药调剂应以保障民众用药安全有效为原则，因此十八反、十九畏在中药调剂中仍需要遵循，是中药调配的依据。所以，在调配过程中必须以国家规定为准，凡处方中有《中国药典》（2020年版）规定不宜同用的药物，应请处方医师再次确认。

（1）十八反歌诀

本草明言十八反，
半蒌贝蔹及攻乌，
藻戟遂芫俱战草，
诸参辛芍叛藜芦。

具体内容包含了三组相反的药物，内容如下。

1）川乌、制川乌、草乌、制草乌、附子不宜与半夏、清半夏、法半夏、姜半夏、竹沥半夏、半夏曲、瓜蒌、瓜蒌皮、瓜蒌子、瓜蒌仁霜、天花粉、川贝母、平贝母、浙贝母、伊贝母、湖北贝母、白蔹、白及同用。

2）甘草不宜与海藻、京大戟、红大戟、甘遂和芫花同用。

3）藜芦不宜与人参、人参叶、西洋参、红参、党参、苦参、玄参、丹参、南沙参、北沙参、细辛、赤芍、白芍同用。

（2）十九畏歌诀

硫黄原是火中精，朴硝一见便相争；
水银莫与砒霜见，狼毒最怕密陀僧；
巴豆性烈最为上，偏与牵牛不顺情；
丁香莫与郁金见，牙硝难合荆三棱；
川乌草乌不顺犀，人参最怕五灵脂；
官桂善能调冷气，若逢石脂便相欺。
大凡修合看顺逆，炮熤炙煿莫相依。

具体内容如下。

1）硫黄不宜与芒硝、玄明粉同用。

2）水银不宜与砒霜同用。

3）狼毒不宜与密陀僧同用。

4）巴豆、巴豆霜不宜与牵牛子（黑丑、白丑）同用。

5）丁香、母丁香不宜与郁金同用。

6）三棱不宜与芒硝、玄明粉同用。

7）川乌、草乌不宜与犀角同用。

8）人参、人参叶、红参不宜与五灵脂同用。

9）肉桂不宜与赤石脂同用。

对有配伍禁忌的处方调剂人员应当拒绝调配。必要时，经处方医师更正或重新签字方可调配（医师签字应在配伍禁忌药名处）。调剂后，原处方在医疗机构药房或药店留存2年。

2. 妊娠禁忌

调剂人员在审核处方时，应注意处方前记中的性别、年龄等内容，若患者为育龄妇女，需审查处方正文有无妊娠禁忌药。妊娠禁忌药是指妇女妊娠期（除中断妊娠、引产外）应禁止使用或须谨慎使用的药物，《中国药典》（2020年版）一部的妊娠禁忌药主要有妊娠禁用药与妊娠慎用药两类。

妊娠禁忌歌诀
蚖斑水蛭及虻虫，乌头附子配天雄。
野葛水银并巴豆，牛膝薏苡与蜈蚣。
三棱芫花代赭麝，大戟蝉蜕黄雌雄。
牙硝芒硝牡丹桂，槐花牵牛皂角同。

半夏南星与通草，瞿麦干姜桃仁通。

硇砂干漆蟹爪甲，地胆茅根与䗪虫。

（1）妊娠忌用（禁用）的品种包括丁公藤、千金子、千金子霜、马钱子、马钱子粉、三棱、土鳖虫、天仙子、巴豆霜、水蛭、甘遂、芫花、阿魏、轻粉、京大戟、莪术、牵牛子、猪牙皂、商陆、斑蝥、雄黄、麝香、蜈蚣、砒石、砒霜、水银、马钱子、川乌、草乌、巴豆、闹羊花、红粉、干漆、大皂角、朱砂、全蝎、两头尖、罂粟壳、天山雪莲等。

（2）妊娠慎用的品种包括三七、大黄、天南星、王不留行、片姜黄、制川乌、白附子、西红花、肉桂、桂枝、冰片、红花、苏木、郁李仁、虎杖、卷柏、枳壳、枳实、制草乌、漏芦、禹余粮、急性子、穿山甲、桃仁、凌霄花、常山、牛膝、赭石、玄明粉、芒硝、通草、瞿麦、硫黄、番泻叶、木鳖子、蒲黄、蟾酥、川牛膝、天花粉、芦荟、牡丹皮、苦楝皮、乳香、附子、没药、益母草、薏苡仁、牛黄、人工牛黄、体外培育牛黄等。

调配时，若发现处方中有3味以上妊娠禁忌药配伍使用，就应询问顾客，如果患者是孕妇，需经处方医师重新签字确认，无误后方可调剂，且处方在医疗机构药房或药店留存2年。

（四）审核毒麻中药的使用

1. 毒性中药的使用

毒性中药系指毒性剧烈、治疗剂量与中毒剂量相近、使用不当会致人中毒或死亡的中药。为了加强对医疗用毒性药品的管理，保证用药安全，防止出现中毒和死亡的事故，国务院颁布了《医疗用毒性药品管理办法》，规定了27种毒性中药，见表2-2-13。药品经营企业和医疗单位在经营和使用毒性中药时必须遵守有关法规规定。

《中国药典》（2020年版）一部收载的药材与饮片中，毒性中药分为"大毒""有毒""小毒"三类。中药调剂员应当掌握毒性中药的品种、用法用量及注意事项，见表2-2-14、表2-2-15、表2-2-16。

表2-2-13　《医疗用毒性药品管理办法》规定的27种毒性中药品种

药名	来源	性味归经	功效	用法用量	注意
砒石（红砒、白砒）	为天然的砷华矿石或由毒砂、雄黄加工而成，主含三氧化二砷（As_2O_3）	辛、酸，热；有大毒。归肺、脾、胃、大肠经	蚀疮去腐，平喘化痰，截疟	内服：入丸散，每次0.002~0.004 g；外用适量，研末撒、调敷或入膏药中贴之	有大毒，用时宜慎；不宜与水银同用；体虚者及孕妇忌服
砒霜	为砒石升华精制成的三氧化二砷（As_2O_3）	辛，热；有大毒。归肺、脾、胃、大肠经	蚀疮去腐，平喘化痰，截疟	0.002~0.004 g，多入丸散用；外用适量	不能久服，口服、外用均可引起中毒；毒性比砒石更剧，内服极宜谨慎；不宜与水银同用；体虚者及孕妇忌服

续表

药名	来源	性味归经	功效	用法用量	注意
水银	为液态金属汞,主要由辰砂矿经加工提炼而成	辛,寒;有毒。归心、肝、肾经	杀虫,攻毒	外用适量	不宜与砒石、砒霜同用;不可内服,孕妇忌用
生马钱子	为马钱科植物马钱的干燥成熟种子。马钱子粉为马钱子的炮制加工品	苦,温,有大毒。归肝、脾经	通络止痛,散结消肿	0.3~0.6 g,炮制后入丸散	孕妇禁用;不宜多服久服;不宜生用;运动员慎用;有毒成分能经皮肤吸收,外用不宜大面积涂敷
生川乌	为毛茛科植物乌头的干燥母根	辛、苦,热;有大毒。归心、肝、肾、脾经	祛风除湿,温经止痛	一般炮制后用。制川乌1.5~3 g,宜先煎、久煎	生品内服宜慎,孕妇禁用,不宜与半夏、瓜蒌、瓜蒌子、瓜蒌皮、天花粉、川贝母、浙贝母、平贝母、伊贝母、湖北贝母、白蔹、白及同用
生草乌	为毛茛科植物北乌头的干燥块根	辛、苦,热;有大毒。归心、肝、肾、脾经	祛风除湿,温经止痛	一般炮制后用。制草乌1.5~3 g,宜先煎、久煎	生品内服宜慎,孕妇禁用,不宜与半夏、瓜蒌、瓜蒌子、瓜蒌皮、天花粉、川贝母、浙贝母、平贝母、伊贝母、湖北贝母、白蔹、白及同用
生白附子	为天南星科植物独角莲的干燥块茎	辛,温;有毒。归胃、肝经	祛风痰,定惊搐,解毒散结,止痛	3~6 g,一般炮制后用;外用生品适量捣烂,熬膏或研末以酒调敷患处	孕妇慎用,生品内服宜慎
生附子	为毛茛科植物乌头的子根的加工品	辛、甘,大热;有毒。归心、肾、脾经	回阳救逆,补火助阳,散寒止痛	3~15 g,先煎、久煎	孕妇慎用,不宜与半夏、瓜蒌、瓜蒌子、瓜蒌皮、天花粉、川贝母、浙贝母、平贝母、伊贝母、湖北贝母、白蔹、白及同用
生半夏	为天南星科植物半夏的干燥块茎	辛,温;有毒。归脾、胃、肺经	燥湿化痰,降逆止呕,消痞散结	内服一般炮制后使用,3~9 g。外用适量,磨汁涂或研末以酒调敷患处	不宜与川乌、制川乌、草乌、制草乌、附子同用,生品内服宜慎
生南星	为天南星科植物天南星、异叶天南星或东北天南星的干燥块茎	苦、辛,温;有毒。归肺、肝、脾经	散结消肿。外用治痈肿,蛇虫咬伤	外用生品适量,研末以醋或酒调敷患处	孕妇慎用,生品内服宜慎

续表

药名	来源	性味归经	功效	用法用量	注意
生巴豆	为大戟科植物巴豆的干燥成熟果实。巴豆霜为巴豆的炮制加工品	辛,热;有大毒。归胃、大肠经	外用蚀疮。巴豆霜峻下冷积,逐水退肿,豁痰利咽;外用蚀疮	外用适量,研末涂患处,或捣烂以纱布包擦患处。巴豆霜0.1~0.3 g,多入丸散用。外用适量	孕妇禁用,不宜与牵牛子同用
斑蝥	为芫青科昆虫南方大斑蝥或黄黑小斑蝥的干燥体	辛,热;有大毒。归肝、胃、肾经	破血逐瘀,散结消癥,攻毒蚀疮	0.03~0.06 g,炮制后多入丸散用。外用适量,研末或浸酒醋,或制油膏涂敷患处,不宜大面积用	孕妇禁用,内服慎用
青娘虫	为芫青科昆虫绿芫青的干燥体	辛,温;有毒。归肝、肾经	祛瘀,攻毒,逐水	0.03~0.06 g,多入丸散。外用适量	有剧毒,内服宜慎;体虚者及孕妇忌服
红娘虫	为蝉科昆虫黑翅红娘子或褐翅红娘子的干燥体	苦、辛,平;有毒。归心、肝、胆经	攻毒,通瘀,破积	0.1~0.3 g,多入丸散。外用适量	有剧毒,内服宜慎;体虚者及孕妇忌服
生甘遂	为大戟科植物甘遂的干燥块根	苦,寒;有毒。归肺、肾、大肠经	泻水逐饮,消肿散结	0.5~1.5 g,炮制后多入丸散用。外用适量,生用	孕妇禁用,不宜与甘草同用
生狼毒	为大戟科植物月腺大戟或狼毒大戟的干燥根	辛,平;有毒。归肝、脾经	散结,杀虫	熬膏外敷	不宜与密陀僧同用
生藤黄	为藤黄科植物藤黄的树脂	酸、涩,寒;有毒。归胃、大肠经	攻毒,消肿,去腐敛疮,止血杀虫	0.03~0.06 g,炮制后入丸散用。外用适量,研粉调敷或磨汁涂	本品有毒,一般外用,内服宜慎
生千金子	为大戟科植物续随子的干燥成熟种子。千金子霜为千金子的炮制加工品	辛,温;有毒。归肝、肾、大肠经	泻下逐水,破血消癥;外用疗癣蚀疣	1~2 g,去壳去油用,多入丸散服。外用适量,捣烂敷患处。千金子霜0.5~1 g,多入丸散服。外用适量	孕妇禁用
生天仙子	为茄科植物莨菪的干燥成熟种子	苦、辛,温;有大毒。归心、胃、肝经	解痉止痛,平喘,安神	0.06~0.6 g	心脏病、心动过速、青光眼患者及孕妇禁用
闹羊花	为杜鹃花科植物羊踯躅的干燥花	辛,温;有大毒。归肝经	祛风除湿,散瘀定痛	0.6~1.5 g,浸酒或入丸散。外用适量,煎水洗	孕妇及体虚者禁用,不宜多服、久服

续表

药名	来源	性味归经	功效	用法用量	注意
雪上一枝蒿	为毛茛科植物短柄乌头的干燥块根	苦、辛，温；有大毒。归肝、肾经	祛风除湿，活血止痛	常用量：每次25～50 mg；极量：每次70 mg，入丸散或外用	本品有剧毒，应在医师指导下服用。孕妇、心脏病、溃疡病患者及小儿禁服
白降丹	为人工炼制的二氯化汞（$HgCl_2$）和氯化亚汞（Hg_2Cl_2）的混合结晶物	辛，热；有大毒。归肺经	解毒消肿，化腐生肌	外用适量	本品剧毒，不可内服
蟾酥	为蟾蜍科动物中华大蟾蜍或黑眶蟾蜍的干燥分泌物	辛，温；有毒。归心经	解毒，止痛，开窍醒神	0.015～0.03 g，多入丸散。外用适量	孕妇慎用
洋金花	为茄科植物白花曼陀罗的干燥花	辛，温；有毒。归肺、肝经	平喘止咳，解痉定痛	0.3～0.6 g，宜入丸散；亦可作卷烟分次燃吸（每日不超过1.5 g）。外用适量	孕妇，外感及痰热咳喘、青光眼、心动过速、高血压患者禁用
红粉	为红氧化汞（HgO）	辛，热；有大毒。归肺、脾经	拔毒，除脓，去腐，生肌	外用适量，研极细粉单用，或与其他药味配成散剂，或制成药捻	孕妇禁用；本品有毒，只可外用，不可内服；外用亦不宜久用
轻粉	为氯化亚汞（Hg_2Cl_2）	辛，寒；有毒。归大肠、小肠经	外用杀虫，攻毒，敛疮；内服祛痰消积，逐水通便	外用适量，研末掺敷患处。内服每次0.1～0.2 g，一日1～2次，多入丸剂或装胶囊服，服后漱口	孕妇禁用；本品有毒，不可过量；内服慎用
雄黄	为硫化物类矿物雄黄族雄黄，主含二硫化二砷（As_2S_2）	辛，温；有毒。归肝、大肠经	解毒杀虫，燥湿祛痰，截疟	0.05～0.1 g，入丸散用。外用适量，熏涂患处	孕妇禁用，内服宜慎，不可久用

表2-2-14 《中国药典》（2020年版）10种"大毒"中药品种

序号	名称	用法用量
1	川乌	一般炮制后用
2	马钱子	0.3～0.6 g，炮制后入丸散用
3	马钱子粉	0.3～0.6 g，入丸散用
4	天仙子	0.06～0.6 g
5	巴豆霜	0.1～0.3 g，多入丸散用，外用适量

续表

序号	名称	用法用量
6	巴豆	外用适量，研末涂患处，或捣烂以纱布包擦患处
7	红粉	外用适量，研极细粉单用，或与其他药味配成散剂或制成药捻
8	闹羊花	0.6~1.5 g，浸酒或入丸散。外用适量，煎水洗
9	草乌	一般炮制后用
10	斑蝥	0.03~0.06 g，炮制后多入丸散用。外用适量，研末或浸酒醋，或制油膏涂敷患处，不宜大面积用

表2-2-15 《中国药典》（2020年版）42种"有毒"中药品种

序号	名称	用法用量
1	干漆	2~5 g
2	土荆皮	外用适量，醋浸或酒浸涂擦，或研末调敷患处
3	三颗针	9~15 g
4	千金子	1~2 g，去壳、去油用，多入丸散服；外用适量，捣烂敷患处
5	千金子霜	0.5~1 g，多入丸散服；外用适量
6	制川乌	1.5~3 g，先煎、久煎
7	制草乌	1.5~3 g，宜先煎、久煎
8	天南星	外用生品适量，研末以醋或酒调敷患处
9	制天南星	3~9 g
10	半夏	内服一般炮制后使用，3~9 g；外用适量，磨汁涂或研末以酒调敷患处
11	甘遂	0.5~1.5 g，炮制后多入丸散用；外用适量，生用
12	木鳖子	0.9~1.2 g；外用适量，研末，用油或醋调敷患处
13	仙茅	3~10 g
14	洋金花	0.3~0.6 g，宜入丸散；亦可作卷烟分次燃吸（一日量不超过1.5 g）；外用适量
15	白附子	3~6 g，一般炮制后用；外用生品适量捣烂，熬膏或研末以酒调敷患处
16	轻粉	外用适量，研末掺敷患处；内服每次0.1~0.2 g，一日1~2次，多入丸剂或装胶囊服，服后漱口
17	白果	5~10 g
18	白屈菜	9~18 g
19	山豆根	3~6 g
20	朱砂	0.1~0.5 g，多入丸散服，不宜入煎剂；外用适量
21	华山参	0.1~0.2 g
22	全蝎	3~6 g
23	芫花	1.5~3 g；醋芫花研末吞服，0.6~0.9 g/次，一日1次；外用适量
24	苍耳子	3~10 g

续表

序号	名称	用法用量
25	两头尖	1~3 g,外用适量
26	附子	3~15 g,先煎、久煎
27	苦楝皮	3~6 g;外用适量,研末,用猪脂调敷患处
28	金钱白花蛇	2~5 g,研粉吞服 1~1.5 g
29	牵牛子	3~6 g;入丸散服,每次 1.5~3 g
30	香加皮	3~6 g
31	常山	5~9 g
32	商陆	3~9 g;外用适量,煎汤熏洗
33	硫黄	内服 1.5~3 g,炮制后入丸散;外用适量,研末油调涂敷患处
34	雄黄	0.05~0.1 g,入丸散用;外用适量,熏涂患处
35	罂粟壳	3~6 g
36	蓖麻籽	2~5 g,外用适量
37	蜈蚣	3~5 g
38	蕲蛇	3~9 g;研末吞服,一次 1~1.5 g,一日 2~3 次
39	京大戟	1.5~3 g;入丸散服,每次 1 g;内服醋制用;外用适量,生用
40	狼毒	熬膏外敷
41	臭灵丹草	9~15 g
42	蟾酥	0.015~0.03 g,多入丸散用;外用适量

表 2-2-16　《中国药典》(2020 年版)31 种"小毒"中药品种

序号	名称	用法用量
1	丁公藤	3~6 g,用于配制酒剂,内服或外搽
2	九里香	6~12 g
3	大皂角	1~1.5 g,多入丸散用;外用适量,研末吹鼻取嚏或研末调敷患处
4	土鳖虫	3~10 g
5	川楝子	5~10 g;外用适量,研末调涂
6	小叶莲	3~9 g,多入丸散服
7	水蛭	1~3 g
8	艾叶	3~9 g;外用适量,供灸治或熏洗用
9	北豆根	3~9 g
10	地枫皮	6~9 g
11	红大戟	1.5~3 g,入丸散服,每次 1 g;内服醋制用;外用适量,生用
12	吴茱萸	2~5 g,外用适量
13	苦杏仁	5~10 g,生品入煎剂宜后下
14	南鹤虱	3~9 g
15	鸦胆子	0.5~2 g,用龙眼肉包裹或装入胶囊吞服;外用适量

续表

序号	名称	用法用量
16	重楼	3~9 g；外用适量，研末调敷
17	急性子	3~5 g
18	蛇床子	3~10 g；外用适量，多煎汤熏洗，或研末调敷
19	猪牙皂	1~1.5 g，多入丸散用；外用适量，研末吹鼻取嚏或研末调敷患处
20	绵马贯众	4.5~9 g
21	绵马贯众炭	5~10 g
22	蒺藜	6~10 g
23	鹤虱	3~9 g
24	飞扬草	6~9 g；外用适量，煎水洗
25	苦木	枝 3~4.5 g，叶 1~3 g；外用适量
26	金铁锁	0.1~0.3 g，多入丸散服；外用适量
27	草乌叶	1~1.2 g，多入丸散用
28	紫萁贯众	5~9 g
29	榼藤子	10~15 g
30	翼首草	1~3 g
31	两面针	5~10 g；外用适量，研末调敷或煎水洗患处

2. 麻醉中药的使用

麻醉药品是指对中枢神经有麻醉作用，连续使用后易产生身体依赖性、能形成瘾癖的药品。罂粟壳属于麻醉药品管制品种，也是部分中成药生产和医疗配方使用的原料。1998 年 10 月 30 日国家印发了《罂粟壳管理暂行规定》，药品经营企业和医疗单位在经营和使用罂粟壳时应注意以下几点。

（1）指定的中药饮片经营门市部应凭盖有乡镇卫生院以上医疗单位公章的医师处方零售罂粟壳（处方保存 3 年备查），不准生用，严禁单味零售。

（2）乡镇卫生院以上医疗单位要加强对购进罂粟壳的管理，严格凭医师处方使用。

（3）严禁罂粟壳定点经营单位从非法渠道购进罂粟壳，非指定罂粟壳定点经营单位一律不准从事罂粟壳的批发和零售业务，禁止在中药材市场销售罂粟壳。

《中国药典》（2020 年版）一部规定罂粟壳的用量为 3~6 g。由于本品易成瘾，故不宜常服；孕妇及儿童禁用；运动员慎用。

（五）审核剂数及用法

1. 剂数

中药饮片处方的剂数主要是指服用该处方的天数，也称为付数或帖数。《处方管理办法》指出，处方开具当日有效，特殊情况下需延长有效期的，由开具处方的医师注明有效期限，但有效期最长不得超过 3 天；处方一般不得超过 7 日用量。由此，一般情况下处方剂数不超过 7 剂。

2. 用法

中药饮片处方的用法主要是指服用或使用方法，临床常分内服和外用两种情况。调剂人员审方时应注意医师是否明确注明内服或外用，空腹、饭后、饭前、睡前、温服、凉服、洗浴、熏蒸或含漱等具体内容，若表述不确切，可及时联系处方医师，修改相关内容。

（六）审核处方后记

审核人员在审核处方后记时主要审阅药品价格，以及医师与药师的签字（或盖章）等项目填写是否清晰、完整，有无遗漏情况。审核人员审核后认为处方合格，应签全名。

为了便于学习，本教材将审方的各方面内容分开叙述，而实际工作中，计价员、调配员和复核人均负有审方的责任。首先计价员审方，确认处方各项内容齐全、准确、清楚方可计价；然后调配员审方，确认处方各项内容齐全、无不合理之处方可调配；最后复核人再审方，确认处方与调配无误后方可发药。

【任务分析与指导】

任务引入中 7 张处方的不规范之处或问题主要如下。

【处方一】此处方没有按照《处方管理办法》规定使用儿科处方，没有标明剂数及用法用量。

【处方二】此处方中存在以下并开内容。

焦四仙：焦山楂、焦六神曲、焦麦芽、焦槟榔。

猪茯苓：猪苓、茯苓。

枳壳实：枳壳、枳实。

苍白术：苍术、白术。

【处方三】此处方中一味中药同时出现其别名与正名，即重复给药的情况如下。

蕺菜——鱼腥草；

落得打——积雪草；

柽柳——西河柳；

乌扇——射干；

仙遗粮——土茯苓；

西柴胡——银柴胡。

【处方四】此处方中的药物应付和脚注如下。

三棱——醋炙；

破故纸——补骨脂，盐炙；

瓜蒌子——蜜炙、捣碎；

鸡苏——薄荷，生品、后下；

半夏——法半夏，捣碎；

生蒲黄——生品、包煎；

芥子——清炒、捣碎；

莪术——醋炙。

【处方五】此处方中存在十八反和十九畏的配伍：白芍、丹参和藜芦相反；郁金和鸡舌香（丁香）相反；三棱和元明粉（玄明粉）相反。

【处方六】此处方中存在的妊娠禁忌药物是肉桂心、桃仁、蟾酥。

【处方七】此处方中存在的毒麻中药及其常用剂量是：藜芦，正常剂量是 0.3～0.6 g；苦杏仁，正常剂量是 5～10 g；白果仁，正常剂量是 5～10 g；罂粟壳，正常剂量是 3～6 g。

学习活动2　审方实训考评

 任务实训

采用情景模拟方式，同学之间交替扮演审方人员和复核人员，依照表 2-2-17 所列实训项目和要点实施审方任务实训，将相关知识摘要或过程记录填入表内。

表 2-2-17　　　　　　　　　　审方实训记录

审方人员（学生姓名）		复核人员（学生姓名）	
项目	实训要点		知识摘要/过程记录
实训准备	1. 模拟药房环境，药房应配备中药调剂台、待审处方 2. 准备工服（白大褂）、签字笔		
审核处方前记	审核处方前记应具有的所有内容，如患者信息、处方类别、诊断的病证等		
审核处方正文	1. 中药饮片名称与剂量 （1）正名 （2）别名 （3）处方全名 （4）并开药名 （5）处方应付 （6）剂量 2. 用药禁忌 （1）配伍禁忌 （2）妊娠禁忌 3. 毒麻中药的使用 （1）毒性中药的使用 （2）麻醉中药的使用 4. 剂数及用法		
审核处方后记	药品价格、各种签字等是否齐全		

实训考评

依照表 2-2-18 对审方任务实训完成情况进行考评，考查可否模拟实际情景在规定时间内完成审方工作。

表 2-2-18　　　　　　　　　　审方实训考评

考核内容	考核要求	考核标准	配分	得分
实训准备	准备实训过程中需使用的材料、设备和工具	1. 未检查药房内的中药调剂台配置是否齐全，扣3分 2. 未准备待审处方，扣3分 3. 未准备工服（白大褂）、签字笔，扣3分 4. 未准备审方实训记录表，扣3分	12	
职业形象	仪容、仪表、仪态规范	1. 仪容不整洁，扣2分 2. 未穿工服（白大褂），扣2分	4	
审核处方前记	能正确审核处方前记	未审核处方前记应具有的所有内容，扣10分	10	
审核处方正文	能正确审核处方正文	1. 未审核配伍禁忌（十八反、十九畏），扣10分 2. 未审核妊娠禁忌，扣10分 3. 未审核毒麻中药用量，扣10分 4. 未审核重复给药，扣8分 5. 未审核并开药名，扣8分 6. 未审核处方中的特殊处理，扣5分 7. 未审核处方应付，扣5分	56	
审核处方后记	能正确审核处方后记	未审核药品价格、各种签字等是否齐全，扣10分	10	
填写记录	能正确填写实训记录	1. 未能正确书写审方员的审方操作，扣4分 2. 未能规范填写记录，扣4分	8	
合计			100	

【学习拓展】

处方相关管理

1. 处方的四签制度

根据《中药处方格式及书写规范》第八条，中药处方除应有医师签名和/或加盖专用签章外，还需要有审核、调配、核对、发药药师签名和/或加盖专用签章。也就是说处方调剂环节必须要有四位药师的签字或签章，即所谓的"四签制度"。

2. 处方的"四查十对"内容

根据《处方管理办法》规定，药师在调配处方时必须做到"四查十对"，即：

查处方，对科别、姓名、年龄；

查药品，对药名、剂型、规格、数量；

查配伍禁忌，对药品性状、用法用量；

查用药合理性，对临床诊断。

3. 中药计量古今换算

自明清以来，中药计量普遍采用 16 进制。为方便调剂，现通常以公制计量单位换算取近似值，即 1 斤 = 16 两 = 500 g，1 两 = 10 钱 = 31.25 g ≈ 30 g，1 钱 = 10 分 = 3.125 g ≈ 3 g，1 分 = 10 厘 = 0.3125 g ≈ 0.3 g，1 厘 = 0.03125 g ≈ 0.03 g。

目前，我国民间习用的市制计量单位为 10 进位制，即 1 斤 = 10 两 = 500 g，1 两 = 50 g。

思考与练习

一、选择题

1. 中药饮片处方正文一般不包括（　　）。

A. 药名　　　　　B. 药品规格　　　　C. 剂量　　　　D. 剂数

2. 下列有关处方留存期限错误的表述是（　　）。

A. 医疗用毒性药品、第二类精神药品处方留存 2 年

B. 麻醉药品和第一类精神药品处方留存 3 年

C. 普通处方、急诊处方、儿科处方留存 1 年

D. 普通处方、急诊处方、儿科处方留存半年

3. 处方开具（　　）有效。特殊情况下需延长有效期的，由开具处方的医师注明有效期限。

A. 当日　　　　　B. 3 日内　　　　C. 5 日内　　　　D. 7 日内

4. 中药处方不包括（　　）。

A. 处方前记　　　B. 处方正文　　　C. 处方后记　　　D. 处方脚注

5. 中药处方正文内容不包括（　　）。

A. 药品名称　　　B. 复核签名　　　C. 用法　　　　　D. 剂数

6. 有关协定处方的说法不正确的是（　　）。

A. 医院药房与医师协商制定　　　　B. 用于经常性的医疗需要

C. 使患者服用方便　　　　　　　　D. 可以减少调剂时间和提高效率

7. 下列中药不宜与甘草配伍的是（　　）。

A. 熟地黄　　　　B. 京大戟　　　　C. 黄精　　　　　D. 当归

8. 下列中药不宜与草乌配伍的是（　　）。

A. 半夏　　　　　B. 黄芪　　　　　C. 党参　　　　　D. 地黄

二、简答题

1. 写出十八反、十九畏的歌诀及每一句歌诀所包含的具体内容。
2. 请审核以下处方,将处方中的错误列出并改正。

【处方一】

×××医院处方笺			
门诊/住院病历号:×××××××		科别:中医　费别:自费	
		日期:××××年××月××日	
姓名:×××　　　性别:男　　　年龄:45			
临床诊断:脾胃气虚			
R:			
人参 9 g	云苓 9 g	白术 9 g	枳实 9 g
二乌 12 g	陈皮 6 g	瓜蒌 6 g	炙甘草 10 g
			3 剂
用法:每日 1 剂,水煎 400 mL,分早晚两次饭后温服			
			医师:×××
药品金额:32.3 元		划价:×××	
审核:×××　　调配:　　　复核:　　　发药:			

【处方二】

×××医院处方笺			
门诊/住院病历号:×××××××		科别:中医　费别:自费	
		日期:××××年××月××日	
姓名:×××　　　性别:男　　　年龄:35			
临床诊断:痰热蕴肺			
R:			
天花粉 9 g	二母 24 g	黄芩 9 g	桑白皮 9 g
川贝 9 g	附子 18 g	甘草 3 g	
			7 剂
用法:每日 1 剂,水煎 500 mL,分早晚两次饭后温服			
			医师:×××
药品金额:72.9 元		划价:×××	
审核:×××　　调配:　　　复核:　　　发药:			

任务三

计 价

 任务描述

计价的结果就是处方的价格,而据此开出的发票是患者报销的凭证,故计价应做到准确无误。本学习任务是掌握零售药店的计价方法和零售计价的常规要求,做好药学服务工作。

 任务目标

知识目标

1. 识记零售药店的计价方法。
2. 识记零售计价的常规要求。

技能目标

能根据处方正确计算需付金额。

思政目标

1. 通过培养中药计价的专业技能,注重中医药文化知识提升,成为中药调剂高技能人才,弘扬中医药匠人精神。
2. 通过计价的实训练习,培养细心耐心的工作作风。

学习活动1 计价学习认知

【任务引入】

药价基于国家的物价政策制定,药品必须明码实价,不得随意抬高,并需准确计算。作为药店工作人员,请根据图2-3-1所示的中药饮片处方笺,按照中药饮片零售价格要求,准确计算中药饮片处方的价格。

普通处方

×××中医院处方笺

姓名	×××	性别	男	门诊号	××××××××
科别	中医科	年龄	49 岁	日期	××××年××月××日
临床诊断：皮炎，湿毒蕴结				费别	

R:

炙麻黄 3 g	连翘 12 g	赤小豆 12 g	苦杏仁 9 g	生苡仁 12 g	丹皮 9 g
生甘草 9 g	炙桑皮 12 g	焦山栀子 12 g	泽泻 12 g	地骨皮 12 g	云茯苓 12 g
白茅根 3 g					

7 剂

用法：每日 1 剂，水煎 400 mL，分早晚两次饭后半小时温服

医师	×××	审核		金额	
调配		核对		发药	

注：1. 本处方 2 日内有效
  2. 延长处方有效期原因：慢性病，老年病，外地

图 2-3-1 中药饮片处方笺

任务须知

一、计价的定义及工具

（一）计价的定义

处方计价又称算方，是由收方者按处方中的药味顺序逐一计算所用饮片的单价，再合并计算出每剂药的金额，乘以需要调配的剂数计算出总金额的过程。

（二）计价工具

算盘、计算器、计算机、笔、计价图章、打印机等。

二、计价操作方法

（一）计算处方中单味药的价格

用单味药的单价乘以该单味药的剂量，得出该单味药价格。

（二）计算每剂药的价格

将处方中每味药的价格相加，得出每剂药的价格。

（三）计算每张处方的总价

将每剂药的价格乘以需调配的剂数，得出每张处方的总价。如需代煎汤剂则另加代煎费，代煎费等于单剂代煎费乘以代煎剂数。

（四）复核

检查计价结果有无差错。

三、计价常规要求

1. 按照政府物价主管部门有关物价管理规定的要求进行计价，不得任意估价和改价，

做到计价准确无误。

2. 收方计价时先要审方，仔细审阅处方的前记、正文、后记。对处方不明或书写不清之处，应立即亲自咨询处方医师，不得随意更改处方。

3. 计价时要问清需调配的剂数，需自煎还是代煎。

4. 如果处方中有药味短缺，在审方时应告知患者，请医师更换药味后再配方。如顾客执意配方，需在该味药上盖"缺味"章后计价。处方中需患者自备的药引，要向患者说明，讲清自备方法、用量，加盖"自备"章。

5. 处方中如有自费药品，需向顾客说明，加盖"自费"章，并在收据中注明自费药名和金额。

6. 处方中如有不同规格或贵重药品，应在药名的顶部注明该药单价，俗称"顶码"或"顶头码"，避免在调配时错付规格。

7. 计价时，应在处方药味四角处，用笔圈勾，作为原方标志，便于再次调剂时检查有无增减。原方复配时，应重新核算，不得随原价。

8. 药算子、布袋可按实际进价收费并在结算时予以注明。包装纸、纸袋在销售费用中解决，不得收费。

9. 每剂处方价格总和保留到分，分以下四舍五入。

10. 准确计价后，在处方空白处加盖计价图章，将单价、剂数、总价金额、日期、计价人等信息填入计价图章的各栏内。计价图章样式如图 2-3-2 所示。

×××药店					
单价		剂数		总价金额	
计价人		调剂人		复核人	
发药人		日期		年 月 日	

图 2-3-2 计价图章样式

11. 需代煎的药，计价后办理代煎手续。若需临方制剂加工，在计价后填写定配单，将姓名、加工剂型、规格、数量、取药日期、经手人等信息填写清楚。

12. 收费后，开具收据或发票，发给顾客取药凭证，将处方和发票或收据一同交给调剂员，对处方进行调配。

四、计算机计价操作规程

1. 录入药名

打开处方计价系统，正确输入处方中药品名称。若同一药品名称有不同规格时，需与顾客及调剂员沟通，以便确定要给付的中药饮片价格。

2. 录入剂量

正确输入处方中药品所对应的剂量。中药饮片的剂量通常以"g"为单位，个别饮片如蜈蚣常以"条"为单位，蛤蚧常以"对"为单位，计价时需注意中药饮片的剂量单位，以防出错。

3. 录入剂数

正确输入处方剂数，按照已设置好的运算程序，计算机将自动计算出总金额。处方计价系统界面如图2-3-3所示。

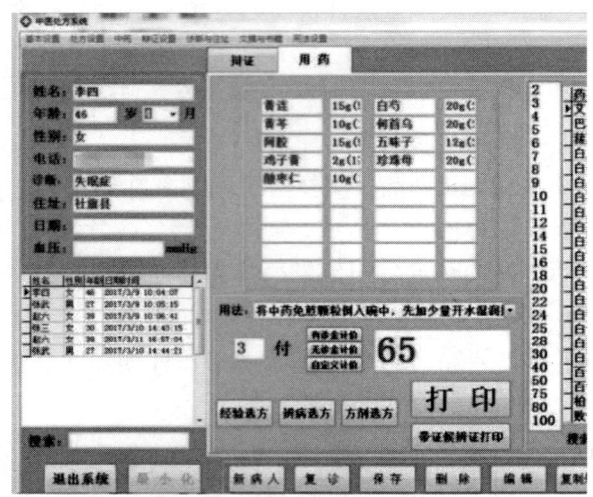

图2-3-3 处方计价系统界面

【任务分析与指导】

1. 录入药名与处方应一致

录入系统的药名与处方药名保持一致，不能少录、多录、错录，若出现同名异物中药，与处方医师确认后方可录入。

2. 录入饮片剂量、剂数与处方应一致

确保录入系统的饮片剂量、剂数与处方保持一致，防止出现系统录入与处方实际不一致的情况。

3. 做好复核工作

复核时要核实处方计价以及系统录入是否有误，确保计价正确。

学习活动2 计价实训考评

 任务实训

采用情景模拟方式，扮演药店工作人员，根据中药饮片零售价格表（见表2-3-1），依照表2－3－2所列实训项目和要点实施计价实训，将相关知识摘要或过程记录填入表内。

表2－3－1　　　　　　　　　　中药饮片零售价格表

药品名称	价格（元/克）	药品名称	价格（元/克）	药品名称	价格（元/克）
白芍	0.06	地骨皮	0.03	苦杏仁	0.15
白术	0.08	川芎	0.05	佛手	0.05
地骨皮	0.04	大黄	0.04	茯苓	0.04
泽泻	0.05	丹参	0.05	甘草	0.05
苍术	0.03	当归	0.06	枸杞子	0.07
柴胡	0.13	党参	0.07	赤小豆	0.04
陈皮	0.02	薏苡仁	0.02	桑白皮	0.05
赤芍	0.05	防风	0.19	白茅根	0.02
黄芩	0.08	北沙参	0.06	黄连	0.19
姜半夏	0.13	麦冬	0.07	栀子	0.1
枳壳	0.04	天冬	0.07	连翘	0.05
黄柏	0.04	牡丹皮	0.05	香附	0.05
金银花	0.12	生地黄	0.04	炙麻黄	0.2

表2－3－2　　　　　　　　　　计价实训记录

药店工作人员（学生姓名）					
项目	实训要点		知识摘要/过程记录		
实训准备	1. 准备计价需用的算盘、计算器、计算机、笔、计价图章、打印机等 2. 准备中药饮片零售价格表 3. 准备工服（白大褂）、签字笔				
完成计价	处方	剂数	单剂价	煎药费	总价
	处方1（自煎） 柴胡12 g　黄芩9 g　党参6 g　姜半夏9 g 枳壳10 g　甘草5 g	5			
	处方2（代煎） 黄芩6 g　黄连9 g　黄柏9 g　大黄6 g 栀子6 g　金银花6 g　连翘6 g	7			
	处方3（代煎） 生地黄30 g　香附10 g　北沙参10 g 天冬10 g　麦冬10 g　牡丹皮10 g　枸杞子10 g	14			

实训考评

依照表2-3-3对计价任务实训完成情况进行考评,考查能否根据中药饮片零售价格表在规定的时间内准确完成计价工作。

表2-3-3　　　　　　　　　　计价实训考评

考核内容	考核要求	考核标准	配分	得分
实训准备	准备实训过程中使用材料、设备和工具	1. 算盘、计算器、计算机、笔、计价图章、打印机等未配备齐全,扣2分 2. 未准备中药饮片零售价格表,扣2分 3. 未准备计价实训记录表,扣2分	6	
职业形象	仪容、仪表、仪态规范	1. 仪容不整洁,扣2分 2. 未穿工服(白大褂),扣2分	4	
完成计价	计价操作流程规范,计算金额准确	1. 计价操作流程不规范,扣30分 2. 处方总价金额不准确,每错一处方扣20分	90	
合计			100	

【学习拓展】

中药饮片零售价格制定

中药饮片零售价格实行政府定价、政府指导价,药品生产、经营企业必须执行政府定价、政府指导价,不得以任何形式擅自提高价格。依法执行市场调节价的药品,药品生产、经营企业应按照公平、合理、诚实守信、质价相符的原则制定价格,为用药者提供价格合理的药品。药品要明码标价,各类中药材、中药饮片要标明产地。药品经营企业应向价格主管部门提供药品实际购销价格、购销数量等资料。

各地区的价格主管部门应制定并公布中药饮片零售价格,分期分批公布中药饮片规格等级标准,实行按质论价、优质优价原则。优质饮片的价格须经价格管理部门审查、批准并予公布。优质饮片可在饮片零售价格的基础上有10%~15%的优质加价。直接从中药饮片生产企业进货,可在实际进价基础上根据国家规定的批零差率制定零售价格。

思考与练习

一、选择题

1. 计价时应在不同规格或贵重药品药名的顶部注明该药单价,俗称(　　)。

A. 单价   B. 药价   C. 明码   D. 顶码

2. 计价时应在（   ）处用笔圈勾作为原方标志。

    A. 处方四角   B. 处方药味左右两侧

    C. 处方药味四角   D. 处方药味上下

3. 处方中单味药价格的计算方式为该药单价乘以（   ）。

    A. 剂量   B. 剂数   C. 代煎费   D. 剂型

4. 下列关于计价的要求表述错误的是（   ）。

    A. 按照政府物价主管部门有关物价管理规定的要求进行计价，不得任意估价和改价

    B. 收方计价时要先审方

    C. 收方计价时要问清需调配的剂数

    D. 自费药品直接计费，无须向顾客说明

5. 下列内容不列入计价图章的是（   ）。

    A. 剂数   B. 单价   C. 患者姓名   D. 计价人

6. 中药饮片处方计价，每剂价格总和保留到（   ）。

    A. 厘   B. 分   C. 角   D. 元

二、简答题

1. 处方计价的概念是什么？
2. 处方计价的常规要求有哪些？

任务四

调 配

 任务描述

中药饮片处方调配又称"配方""抓药",是调剂人员根据医师的处方要求,按照配方程序和原则,将中药饮片称准调配齐全的一项操作技术,是中药饮片调剂工作中的主要环节。本学习任务是使用戥秤等常用工具,按照中药饮片调配操作要求做好中药饮片处方的调配工作。

 任务目标

知识目标

1. 识记中药饮片调配的基本设施及使用方法。
2. 熟记中药饮片调配的工作要求及操作规范。
3. 熟记中药饮片处方的脚注内容及处理方法。

技能目标

1. 能准确规范地使用戥秤、冲筒等调配工具。
2. 能按中药饮片调配操作要求调配中药饮片处方,规范进行持戥、抓药、倒药、捣药、复核等操作。
3. 能解决调配过程中出现的常见问题。

思政目标

1. 通过了解传统称量工具戥秤在中药饮片调配中的应用,培养中医药文化自信。
2. 通过中药饮片调配的实训练习,形成诚信"戒欺"的品质和严谨审慎的工作态度。
3. 通过中药饮片调配的实训考核,培养精益求精的工匠精神。

学习活动1 中药饮片调配学习认知

【任务引入】

小张在中药饮片调剂岗熟悉了调剂设施和调剂工具后,在带教老师指导下开始进行中药饮片调配的学习，老师详细讲解了调配流程及操作规范后，给他一张处方进行练习，他该如何操作呢？

普通处方

×××中医院处方笺

姓名	×××	性别	女	门诊	××××××××
科别	中医科	年龄	40岁	日期	××××年××月××日
临床诊断：气滞血瘀				费别	

R：

| 棱术 24 g | 破故纸 9 g | 杜仲 9 g | 瓜蒌子 6 g | 薄荷 12 g | 半夏 6 g |
| 生蒲黄 9 g | 白芍 12 g | 当归 10 g | 芥子 12 g | 甘草 6 g | |

7剂

用法：每日1剂，水煎400 mL，分早晚两次饭后温服

医师	×××	审核		金额	
调配		核对		发药	

任务须知

一、常用工具及使用方法

中药饮片调配工具主要包括计量用具、碎药用具、洁净用具和包装用具四类。中药计量用具是称量饮片的衡器，有传统和现代之分，在中药调配工作中最常用的是戥秤，其次是托盘天平、盘秤和现代的电子秤等。中药调配粉碎用具主要有冲筒、小型粉碎机等。此外，中药调配还会用到药筛、药刷、药匙、钢铲、钢锉、鉴方和包装纸等用具。

（一）戥秤

戥秤俗称药戥子、戥子，是中药饮片调配最常用的称量工具。戥秤根据称重范围不同分为不同规格，医院中药饮片调剂房和药店常使用250 g戥秤，如称取1 g以下的贵细中药或毒麻中药，需选用毫克戥，其构造及使用方法与戥秤相同。

1. 戥秤的原理

戥秤是利用杠杆原理来称量饮片质量的衡器。戥秤重心在支点外侧，称重时根据被称量物的轻重，在戥杆上移动砣与砣绳以保持戥杆平衡，根据平衡时砣绳在戥杆上所对应的戥星，即可读出被称量物的质量值。

2. 戥秤的构造

戥秤主要由戥盘、戥砣、戥杆、戥星、戥纽五部分组成，如图2-4-1所示。戥砣是阻力点，戥纽是支点，戥盘是用力点。

（1）戥盘。戥盘是放置饮片的器皿，用金属制成。戥盘与戥杆连接的三条线绳（或金属链）长短相同，全部展开时戥盘应呈水平状态，否则影响称量的准确性。

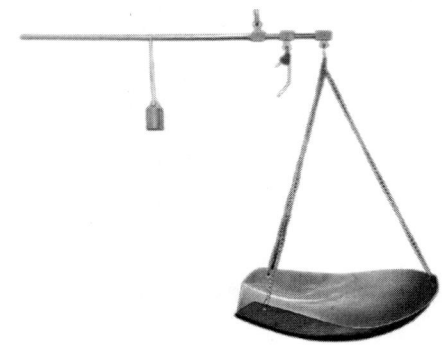

图 2-4-1 戥秤

（2）戥砣。戥砣用金属制成，每个戥秤的盘与砣是配套的，不可随意换用。戥砣的质量是固定的，如果在使用过程中出现碰损，会导致戥秤称量不准确，因此使用戥秤时要尽量避免戥砣摔落。

（3）戥杆和戥星。戥杆是戥秤的关键部件，使用金属铜、塑料、木质或骨质材料制成。戥杆应平直光滑，一端较粗，另一端略细。戥杆的上侧和内侧有两排用铜或铅嵌成的小点，称为"戥星"，用于指示所称饮片的质量。提前毫时最右边的一颗星为"定盘星"。

（4）戥纽。在戥杆粗端固定着两个可供手提的短线绳，称为"戥纽"，又称"戥毫"。左手夹持戥杆，细端指向左方，靠左侧的短绳为"内纽"，也称"前毫"，用以称较轻的饮片，靠右侧的短绳为"外纽"，也称"后毫"，用以称取较重的饮片。

戥杆粗端与戥盘绳（链）连接处的金属挂件为"刀口"。如果戥秤使用日久，刀口出现磨损，可能会导致称量不准确，因此使用戥秤时要尽量减少刀口受力，以延长戥秤使用寿命。

3. 戥秤的种类

根据称量范围不同，戥秤可分为克戥和毫克戥。

（1）克戥。克戥是中药调剂中最常用的计量用具，称量范围为 1~250 g。提前毫时，戥杆上的一排戥星表示 0~50 g，第一粒星为"定盘星"，从定盘星向左，每一粒星表示 1 g，以此类推，到杆梢为 50 g；提后毫时，戥杆上的一排戥星表示 50~250 g，从最右边的第一粒星向左，每一粒星表示 2 g，以此类推，至杆梢为 250 g。

（2）毫克戥。毫克戥也称分厘戥，是称取贵细中药及毒麻中药的计量用具，称量范围为 0.2~50 g。提前毫时，戥杆上的一排戥星表示 0~15 g，第一粒星为"定盘星"，从定盘星向左，每一粒星表示 0.2 g，以此类推，到杆梢为 15 g；提后毫时，戥杆上的一排戥星表示 15~50 g，从最右边的第一粒星向左，每一粒星表示 0.5 g，以此类推，至杆梢为 50 g。

4. 戥秤的使用

（1）持戥。用左手虎口和食指、中指挟持戥杆，无名指、小指从戥杆下方拢住戥绳。

（2）提戥。右手拇指和食指捏住戥纽，其余三指自然弯曲，向上屈右腕使手心朝前，提起戥杆使戥盘悬空，左手放开戥杆移至戥杆下方。

(3) 校戥。左手持戥，右手提戥，戥盘绳（链）与戥砣不缠绕、打转，左手食指和中指配合大拇指移动砣绳至定盘星，将定盘星移至双目中心，右手提戥至与眉毛齐平，左手放开，校验戥杆是否平衡，俗称"齐眉校戥"。每次使用戥秤前均需校戥，即检查戥秤是否准确。如戥杆处于非水平状态，应检查戥盘与戥砣是否配套，戥盘两面是否黏附异物，戥盘绳（链）是否搭缠于戥杆上，并做出相应处理。如果不是上述原因引起戥杆偏高或偏低，说明该戥秤计量不准确，需要修理。

(4) 称量。校戥无误后，方可开始抓药。用左手挟持戥杆，左手拇指、食指将砣绳移至所需称量的饮片质量对应的戥星处，用右手抓药放入戥盘内，提毫齐目使戥盘悬空，左手放开戥杆移至戥杆下方，若戥杆处于非平衡状态，需用右手抓药进行增减直至戥杆平衡。

5. 戥秤的保养

(1) 使用戥秤时要轻拿轻放，避免戥盘、戥砣、戥杆、刀口等部位碰撞损伤。

(2) 使用戥秤后要清洁擦拭，保持其干燥洁净，避免金属部分受潮生锈。将戥砣放入戥盘内，戥盘绳（链）缠绕在戥杆上，戥杆平搭在戥盘上，然后将戥秤放进专用的抽屉内保存。

(3) 按规定周期到计量检定机构对戥秤等衡器进行检定，以保证其准确度。

(二) 托盘天平

托盘天平是一种称量用具，由托盘、横梁、平衡螺母、刻度尺、刻度盘、指针、刀口、底座、标尺、游码、砝码等组成，如图 2-4-2 所示。它依据杠杆原理制成，在杠杆的两端各有一小盘，左端放置要称量的饮片，右端放置砝码，杠杆中央装有指针，两端平衡时，两端的质量相等。托盘天平的精确度一般为 0.1 g 或 0.2 g，荷载有 100 g、200 g、500 g、1 000 g 等。

(三) 盘秤

盘秤（度盘秤）是由度盘指示器指示平衡和称量结果的一种自行指示秤，主要用于称量 500 g 以上的物品，如图 2-4-3 所示。使用前先将盘秤置于平稳的工作台上，调节调变旋钮，使指针指向字盘 "0" 位，然后将需称量的中药饮片放于上面的托盘里，指针指示数即为中药饮片质量。

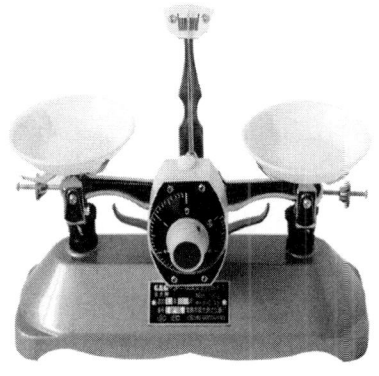

图 2-4-2 托盘天平

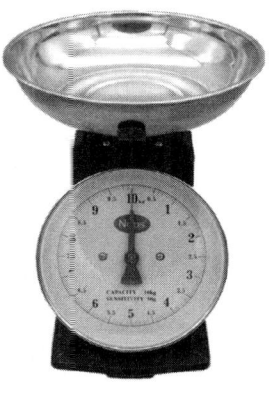

图 2-4-3 盘秤

(四) 电子秤

电子秤是一种比较常见的电子衡器,有多种规格与种类,在饮片调剂时多选用计重电子秤,如图2-4-4所示。使用前先将电子秤置于水平稳固的台面上,打开电源预热15~20分钟,然后按归零键与去皮键,再将需称量的中药饮片放于秤盘上,电子秤的读数即所称中药饮片的质量。

(五) 冲筒

冲筒又称捣药罐、铜缸子,是破碎饮片的工具,如图2-4-5所示。筒体内部要求光滑无毛刺,下面中央微凹,杵棒下端膨大,上端有柄,用于手持上下锤击捣碎饮片。冲筒的使用方法如下。

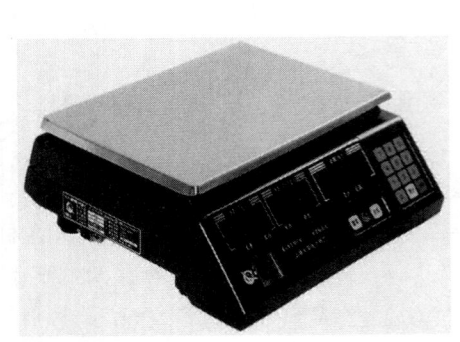

图2-4-4 电子秤

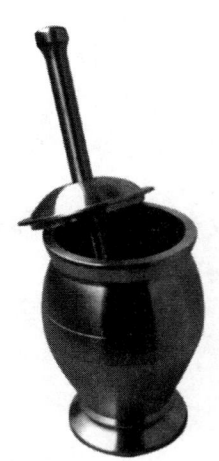

图2-4-5 冲筒

1. 清洁冲筒

用干净软布或鬃刷将冲筒内壁和杵棒擦拭或刷干净。

2. 放入饮片

将需要捣碎的中药饮片放入筒体内,饮片不宜放入太多,以占筒体内容积1/5~1/4为宜。

3. 捣碎饮片

放入杵棒,盖好筒盖。左手扶持筒体,右手四指环握杵柄上端,拇指扣压手柄顶端,以前臂带动,做较为有力的升降动作,捣砸冲筒内的饮片,杵头进入冲筒时应与缸底垂直。用冲筒捣药时,不同饮片需要捣碎程度不同,如石膏、牡蛎需捣碎成粗粉,苍耳子、蒺藜捣碎即可,苦杏仁、桃仁需捣烂成"泥",法半夏需捣成"四六瓣",表面光滑的牛蒡子、车前子需炒至表面发"涩"后捣碎。

4. 倒出饮片

取出杵棒,打开筒盖,左手掌心朝上,虎口张开,反手握住缸体下部近底部,翻转手腕,将冲筒内饮片倒出。左手还原,继续握住冲筒,右手握杵,以与缸底垂直的方向,纵向叩击缸口上沿,通过震动使附着在冲筒内壁的残留饮片脱落。左手以同样的倒出动作,将冲筒内震落的饮片倒出。

5. 清场

用软布擦拭冲筒内壁和杵棒,将杵棒放入筒体,盖好筒盖,冲筒放回原位。

调配中需要临时捣碎的品种有:延胡索、平贝母、黄连、半夏、香附、丁香、母丁香、肉桂、白扁豆、肉豆蔻、红豆蔻、豆蔻、砂仁、五味子、南五味子、甜瓜子、黑芝麻、荔枝核、郁李仁、苦杏仁、蓖麻子、木鳖子、莱菔子、草果、白果、瓜蒌子、橘核、益智仁、刀豆、榧子、牛蒡子、牵牛子、决明子、赤石脂、芥子、莲子、使君子、预知子、酸枣仁、薏仁、桃仁、胡椒、雷丸及各种胶类等。

(六)钢锯和钢锉

钢锯和钢锉也是常用的粉碎用工具,主要用于破碎沉香、苏木、降香、檀香、鹿茸、羚羊角等质硬块大的中药,便于调剂与服用。

(七)清洁用具

调配中药饮片需配备的清洁用具有标准药筛、药刷子、掸子、软布等。

(八)包装用具

中药饮片调配过程中所需的包装用具主要有包装纸(门票)、装药纸袋、捆扎绳、订书机(纸袋封口用)等。

(九)鉴方

鉴方又称审慎,是用来压处方的长方体木块,其四面常写有汤头歌诀或配伍禁忌知识,以供调剂人员参考、学习,如图2-4-6所示。

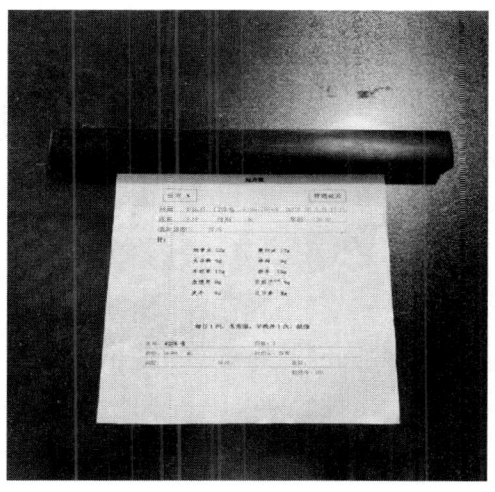

图2-4-6 鉴方

二、调配操作规程

(一)调配前清场

中药调剂人员在调配处方前应当做好各方面的准备工作。

1. 清洁双手

调剂人员需将双手清洗干净，注意清洗手心、手背与指甲缝等部位，不能留长指甲，不能涂指甲油。

2. 清洁调剂台及用具

整理清洁调剂台，不摆放与调剂无关的杂物，对戥秤、冲筒等调剂用具进行清洁，清除残留的灰尘及黏附物，保证本次调配的饮片不受到污染。

（二）再次审方

调剂人员在接到计价后的处方后，应该再次对处方进行一次详细的审核，对存在"十八反""十九畏"中的配伍或妊娠禁忌等可能引起用药安全问题的处方，应当请处方医师签字确认或重新开具处方；同时注意毒麻中药的用法用量、中药别名、并开药名、处方应付以及处方脚注和有无临时炮制加工的饮片等，经审核无误后方可调配。

（三）摆包装纸或盛药盘

根据饮片用量多少、质地轻重等选择适宜的包装纸（包药"门票"），根据处方的剂数取相应数量的包装纸或盛药盘，在调剂台上整齐摆开，包装纸之间需保持一定距离，避免叠压。另外，包装时如需要使用衬纸的，应将衬纸放在"门票"之上，与"门票"一起在调剂台上铺好。如有特殊处理饮片，也需按特殊处理饮片的味数和剂数将相应数量的小纸摆好，如图2-4-7所示。

（四）校戥

每次调配前先检查戥秤的戥杆是否平衡，即校戥。校戥无误后方可开始抓药，如图2-4-8所示。

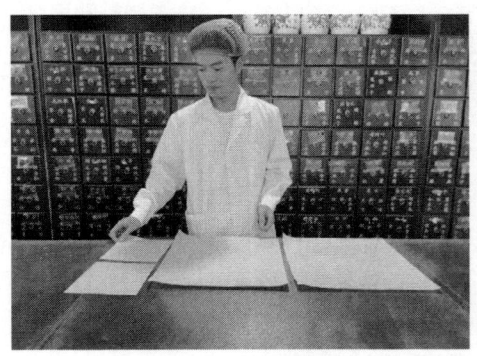

图2-4-7 摆纸

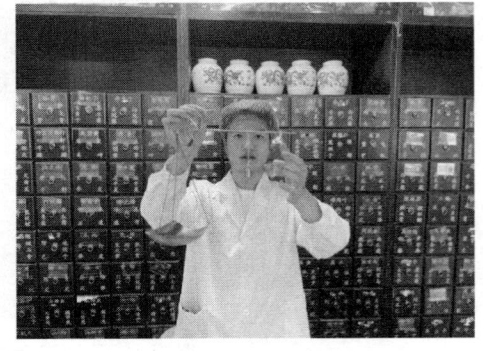

图2-4-8 校戥

（五）调配饮片

1. 按处方药名顺序依次抓配

调配时按照处方药名逐味进行抓配。横写的处方向右逐味、逐行抓配；竖写的处方向下逐味、逐列抓配。如两人同抓一方，则一人从前往后，另一人从后往前，依次抓配。一张处方最多可由两人同时进行调配。

2. 砣绳定位再抓药

先将砣绳移到需要称量的饮片质量对应的戥星处，用拇指压住，右手拉开药斗，将戥盘靠近药斗并抓药，随后翻转手心向上将药取出，至戥盘上方再翻手（手心向下）放药。对于海金沙、蒲黄、松花粉、滑石粉等细小粉末类饮片，调配时可用小勺盛取。注意只可用手抓药，不允许直接用戥盘从药斗内铲取或撮取饮片。

3. 提戥齐眉，随手推斗

抓药后，右手提戥齐目。戥杆呈水平状态时，表明称量准确，若戥杆偏高或偏低，则需对戥盘内饮片进行增减，至戥杆平衡为止。每称完一味药后要顺手将药斗推回，既避免饮片污染，又保持药斗整体美观，也不影响自己和别人操作。

4. 等量递减，逐剂复戥

调配一方多剂药时，应一次称出多剂单味药的总量（即称取克数＝单味药剂量×剂数），再按剂数分开，称为"分剂量"，如图2-4-9所示。采用"等量递减，逐剂复戥"的原则，在分剂量时要每倒一次药，称量一次，不可凭主观臆测以手代戥，随意估量分剂或抓配，如图2-4-10所示。每一剂的质量误差应控制在±5%以内。处方中的并开饮片，如二冬、焦三仙等，应分别称量，不得以一味药抓齐。

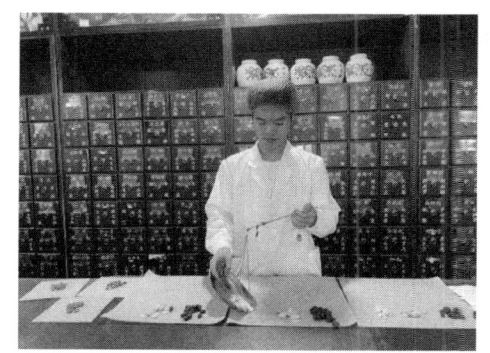

图2-4-9 按剂分药

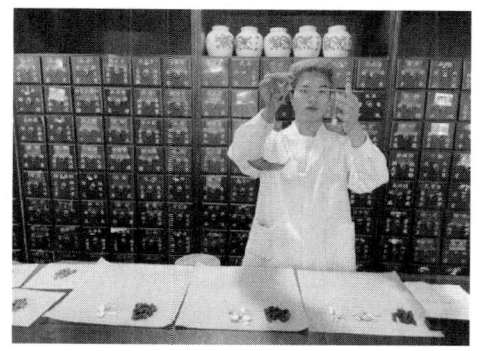

图2-4-10 逐剂复戥

5. 分药时按序摆放

为便于复核，从戥秤里向包装纸或盛药盘倒药时，要按饮片在处方上所列的顺序排列，如图2-4-11所示。分剂时每味药要相对集中，两味药尽量不要相互压盖，更不能混放一堆。处方中体质松泡而用量大的饮片，如竹茹、丝瓜络、灯心草、通草等应先称取，以免因体量大压盖在前药之上；处方中黏性大的饮片，如熟地黄、龙眼肉、瓜蒌等可后称，放在其他药味之上，以免黏附在包装纸或盛药盘上。

6. 及时处理脚注饮片

处方中需特殊处理的饮片，如先煎、后下、包煎、烊化等要单包，如图2-4-12所示，写上药名、用法或盖上脚注章，将小包放在大包里。需特殊处理的饮片同样要按处方的顺序进行调配，不可把脚注药放到整个处方的最后调配处理，以免遗忘。

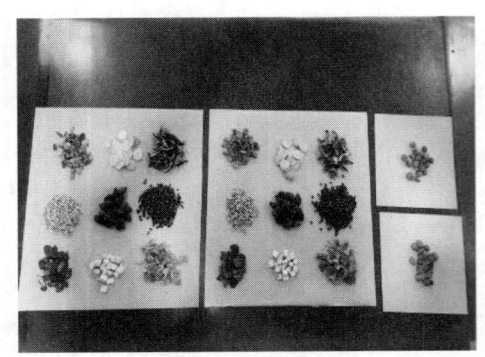
图2-4-11 按序摆放

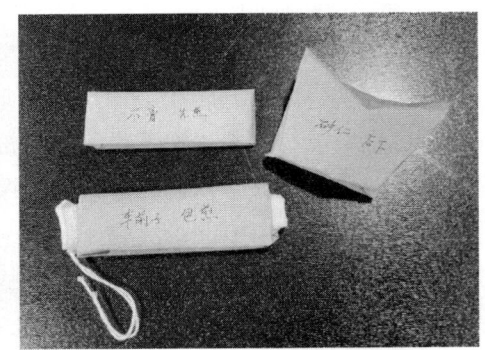
图2-4-12 脚注饮片

7. 及时处理需临时捣碎的饮片

处方中有质地坚硬的矿物类、动物贝壳类和果实种子类饮片，称取后需要用冲筒临时捣碎后再分剂量，以利于煎出有效成分。在使用冲筒前，须先检查筒内是否洁净，有无残渣或粉末。捣碎毒性中药或有特殊气味的中药后，应及时将冲筒洗刷干净，以免串味串性，影响疗效或发生事故。临时捣碎以适度为宜。

（六）自查签字或签章

调配完成后，调剂人员要逐味检查一遍，如发现问题可及时改正；自查无误后在处方上签名或签章，再交由复核药师进行复核。

（七）调配后清场

对本次饮片调配使用的盛放容器、调剂工作台的台面、戥秤、冲筒等进行清洁整理，清除残留的灰尘及黏附物，保证下次调配的饮片不受到污染，结束调配任务。

三、特殊处理方法

《中国药典》（2020年版）对需特殊处理的品种都有明确的规定。中药饮片调剂、煎煮的特殊要求注明在药名的右上方，称为脚注，其作用是提示调剂人员对该饮片采取相应的处理方法，脚注的内容一般包括炮制法、煎煮法、服法等，常见的脚注术语有先煎、后下、包煎、另煎、烊化、捣碎、煎汤代水等。

（一）先煎

先煎也称"先下"，是指将饮片单独煎煮一定时间后再加入处方中其他饮片共同煎煮至规定时间的一种煎煮方法。先煎的目的是增加饮片中有效成分的溶出量或降低饮片的毒性，以使饮片更好发挥疗效。需要先煎的饮片主要包括如下。

1. 质地坚硬，有效成分不易煎出的饮片

包括矿物类、化石类、贝壳类及动物的角甲类饮片。

矿物类：生紫石英、生寒水石、生磁石、生赭石、赤石脂、钟乳石、自然铜等。调配时多需要捣碎先煎。

化石类：生龙齿、生龙骨等。

贝壳类：生蛤壳、生牡蛎、生石决明、生珍珠母、生瓦楞子等。

动物角甲类：水牛角、鳖甲、龟甲等。

2. 毒性中药饮片

有些毒性中药饮片可先煎 0.5~2 小时，降低或消除其毒性。如有毒成分为乌头碱的川乌和草乌，煎煮 0.5~2 小时后，乌头碱水解为乌头次碱，进一步水解为乌头原碱而大大降低了毒性。

（二）后下

后下是指该饮片在其他饮片快要煎好时才下，稍煎即可。后下的目的是减少挥发性成分的损失或避免有效成分被破坏。一般来说，需要后下的饮片主要包括以下两类。

1. 含挥发性成分多，气味芳香的饮片

如薄荷、砂仁、豆蔻、青蒿、鱼腥草、降香、沉香等。

2. 久煎后有效成分易被破坏的饮片

如钩藤、苦杏仁、生大黄、番泻叶等。钩藤降压成分为钩藤碱，煎煮 20 分钟以上易被破坏，降压效果减弱；苦杏仁含苦杏仁苷，久煎则部分水解，产生氢氰酸而减弱止咳作用；生大黄、番泻叶泻下成分久煎亦被破坏。

（三）包煎

包煎是指将饮片装入专用包煎袋或纱布袋中再与其他饮片共同煎煮的方法，需要包煎的饮片有以下三类。

1. 有绒毛的饮片

如旋覆花、辛夷等，以免脱落的绒毛混入药汁后刺激喉咙，引起咳嗽。

2. 粉粒状饮片

如蛤粉、蒲黄、松花粉、青黛、海金沙、滑石粉等，避免其漂浮于液面上，影响有效成分的煎出。

3. 含黏液质、淀粉较多的饮片

如车前子、葶苈子等，可以避免其在煎煮时煳锅底、焦化。

（四）另煎

某些贵重中药饮片如人参、红参、西洋参、鹿茸、冬虫夏草等，为使其有效成分充分煎出及减少有效成分被其他药渣吸附引起的损失，需要在另一容器中单独煎煮 2~3 小时取汁，再将药汁并入群药的药汁中，混匀分服；或单独煎煮 2~3 小时取汁，再将药渣并入群药中同煎，最后将前后不同煎煮的药液混匀分服。

（五）烊化

胶类、蜜膏类饮片，如阿胶、龟甲胶、鹿角胶、饴糖、蜂蜜等，煎煮后易使药液黏稠而影响其他有效成分的煎出及结底煳化，可先用适量的水或黄酒加热溶化，或隔水炖化，再与煎好的药液混合均匀后服用，或置于已煎好的药液中加热溶化后一起服用。

（六）捣碎

注明"捣碎""打碎"或"研粉"的药，应当用冲筒捣碎或用小型粉碎机粉碎。需捣碎的饮片多为含油脂或挥发油成分较多的果实种子类、坚硬的根及根茎类、矿物类、动物贝壳类药物，因此有"逢子必捣""完物必破"的说法。根据饮片自身的性质，需要捣碎饮片可分为以下两类。

1. 可提前捣碎备用的饮片

如瓦楞子、石决明、生石膏、牡蛎、珍珠母、栀子、香附、海螵蛸、蛤壳、磁石、赭石等，可提前捣碎备用。

2. 调配处方时临时捣碎的饮片

如丁香、刀豆、大皂角、牛蒡子、平贝母、酸枣仁、蕤仁、橘核、鳖甲等。需临方破碎的饮片既不能调配时给整药，也不能提前捣碎放置较长时间，其原因一是有利于饮片中有效成分的煎出，二是防止过早捣碎饮片导致有效成分的散失或出现虫蛀、发霉、泛油等。调配这些饮片时，即使处方没有要求，按常规也需要临方捣碎或研细粉。

（七）煎汤代水

体积庞大、吸水量较大的饮片或易使煎液混浊的饮片，如玉米须、灶心土等，为使有效成分充分煎出，发挥药效，需要先煎15~25分钟，过滤去渣，取其汁，再和其他饮片同煎。

（八）冲服

用量少的贵重中药或有效成分易被破坏的中药，如牛黄、三七、蕲蛇、金钱白花蛇、琥珀、雷丸、沉香等，宜研磨成粉末用药液冲服，避免其有效成分被其他药渣吸附，影响药效。

（九）兑水冲服

液体类中药，如竹沥、黄酒、姜汁、梨汁、藕汁、酸石榴汁等，加入其他药中同煎，会影响药效，所以应待其他饮片煎煮去渣取汁后，再兑入服用。

四、调配操作的注意事项

1. 严格按照医师处方要求进行调配，不能生制不分，以生代制。处方中有需要临时炮制加工的饮片，可称取生品后由专人按照相应的炮制方法进行炮制，炮制后的饮片要符合质量要求。

2. 调配时若发现有伪劣饮片、不合格饮片、发霉变质饮片等，应及时更换，再行调配。

3. 调配含有毒性中药饮片的处方，每次处方剂量不得超过2日极量，处方未注明"生用"的，应给付炮制品。处方保存2年备查。

4. 罂粟壳不得单方发药，必须凭有麻醉药处方权的执业医师签名的淡红色处方方可调配，每张处方不得超过3日用量，连续使用不得超过7天，成人的常用量为每日3~6 g。处方保存3年备查。

5. 调配过程中，不小心洒落在地上的中药饮片，不得捡起放回药斗，更不允许捡起放进戥秤内。

【任务分析与指导】

以任务引入为驱动，根据任务须知模拟中药饮片调配实际工作情境，对任务中的处方进行分析并完成练习实操。

1. 要对该处方进行准确调配，需要熟练掌握调配的基本程序，并能对处方进行准确分析，明确处方应付常规，以防用药错误耽误病情。

2. 注意该处方中有并开药（棱术：醋三棱、醋莪术）、有别名（破故纸：补骨脂）、有需要包煎的品种（生蒲黄）、有需要捣碎的品种（半夏、芥子）、有需要后下的品种（薄荷）。

学习活动 2　中药饮片调配实训考评

 任务实训

采用情景模拟方式，扮演调配人员。根据所给处方进行调配（10 味药，一方三剂），依照表 2-4-1 所列实训项目和要点实施中药饮片调配任务实训，将相关知识摘要或过程记录填入表内。

表 2-4-1　　　　　　　　　　中药饮片调配实训记录

调配人员 （学生姓名）		调配用时	
项目	实训要点		知识摘要/过程记录
实训准备	准备斗柜、饮片、相关调查工具、工服（白大褂）、签字笔		
处方调配	1. 做好调配前准备（清场、校戥） 2. 调配前再次审方 3. 持戥姿势正确、逐剂回戥 4. 按序调配、按序摆放 5. 逐味复查并签名		
脚注处理	按要求正确处理脚注饮片（临时捣碎、先煎、后下、包煎等）		
剂量误差	1. 单剂量误差（±5% 以内） 2. 总剂量误差（±5% 以内）		

 实训考评

依照表 2-4-2 对中药饮片调配任务实训完成情况进行考评，考查可否模拟实际情景在规定时间内（15 分钟）完成 10 味药一方三剂的中药饮片调配工作。

表 2-4-2　中药饮片调配实训考评

考核内容	考核要求	考核标准	配分	得分
实训准备	根据任务，准备实训过程中使用的材料、设备和工具	1. 斗柜、饮片、相关调配工具未准备到位，扣 2 分 2. 未准备工服（白大褂）、签字笔，扣 2 分 3. 未准备中药饮片调配实训记录表，扣 1 分	5	
职业形象	仪容、仪表、仪态规范	1. 仪容不整洁，扣 2 分 2. 未穿着工服（白大褂），扣 2 分	4	
调配准备	清场、校戥，做好调配准备	1. 未清洁戥秤、冲筒，审慎、包装纸放置不整齐、扣 2 分 2. 调配前未规范校戥，扣 4 分；校戥但未"齐眉校戥"，扣 2 分	6	
饮片调配	按照中药饮片调配规程，限时 15 分钟以内完成 10 味药一方三剂的调配	1. 调配前未再次审方，扣 5 分 2. 持戥提戥姿势不正确，戥秤使用方法不正确，扣 5 分 3. 调配时未逐剂减戥称量，扣 10 分；若凭经验随便估分，一次扣 1 分；所有药都未减戥称量，扣 10 分 4. 未按处方顺序调配，有混杂、散落、遗漏、错配现象，扣 10 分；称量摆放顺序混乱，扣 2 分；饮片混杂，扣 2 分；饮片撒在台面上未拣回或撒在地上，扣 2 分 5. 抓错一味药，此项不得分	30	
单包处理	按相关规定正确操作特殊处理饮片	1. 需捣碎的饮片，称取后未放入冲筒内捣碎再称量分剂量，扣 5 分 2. 需特殊处理的饮片，未分剂量后单包并注明药名、用法，再放入群药包内，扣 5 分；脚注处理错误或未单包，扣 5 分；单包后未注明或标注错误的扣 2 分	10	
核对	按核对常规要求检查	1. 未按处方要求自查，确认无误，扣 5 分 2. 未在处方相应位置处签名，交复核人员复核，扣 5 分	10	
剂量误差	剂量误差控制在 ±5% 以内	1. 总剂量误差未控制在 ±5% 以内，扣 10 分 2. 单剂量误差未控制在 ±5% 以内，扣 10 分	20	
调配时间	在规定时间内完成调配任务	未在 15 分钟内完成 10 味药一方三剂的调配任务，扣 10 分	10	
填写记录	正确填写实训记录	未正确规范填写实训记录，扣 5 分	5	
合计			100	

【学习拓展】

中药饮片自动调剂系统

中药饮片自动调剂系统模拟工业流水线生产模式，实现逐味称重、多处方并行处理，极大地提高了医院内配药、取药效率与中药房管理的智能化水平。对患者而言，不仅缩短了取药时间，改善就医体验，更提高了用药安全性；对医院而言，既无需承担逐年递增的人工及管理成本，又提升了整体自动化水平，更减少了错方的饮片浪费，医患纠纷大大减少。

自动调剂系统的硬件主体部分采用多层药柜设计，隧道式结构提高空间利用率；单个药柜独立控制，单种药物储存、调剂和称重均独立进行，杜绝发生混药、错药等情况。

软件管理部分具有多种接方模式，处方导入系统后，经过审方环节，自动调剂，数据信息化展现，调剂过程记录照片清晰可查，方便复核管理；利用物联监控系统和信息溯源体系，可全程追溯、预警，实现全过程信息记录和全流程控制。

思考与练习

一、选择题

1. 下列调配操作不恰当的是（　　）。
   A. 体积松泡的饮片先称量　　　　　　B. 按处方顺序称取后，间隔摆放
   C. 并开药物饮片分别称量　　　　　　D. 黏性大的饮片先称量
2. 调配含有毒性中药饮片的处方，每次处方剂量不得超过（　　）。
   A. 1日极量　　　B. 2日极量　　　C. 3日极量　　　D. 7日极量
3. 中药饮片调配每剂质量误差应控制在（　　）以内。
   A. ±1%　　　　B. ±3%　　　　C. ±5%　　　　D. ±10%
4. 处方调配时，下列需要临时捣碎的品种是（　　）。
   A. 苦杏仁　　　B. 人参　　　　C. 天麻　　　　D. 红花
5. 处方调配时，下列需要后下的品种是（　　）。
   A. 西洋参　　　B. 阿胶　　　　C. 冬虫夏草　　D. 薄荷
6. 处方调配时，下列需要另煎的品种是（　　）。
   A. 肉桂　　　　B. 沉香　　　　C. 鹿茸　　　　D. 马勃
7. 对于一方多剂的处方，调配时应（　　）。
   A. 逐剂回戥　　B. 贵重先称　　C. 量小先称　　D. 包煎后称
8. 二决明20 g的调配应付是（　　）。
   A. 煅石决明20 g，炒石决明20 g　　B. 煅石决明10 g，炒决明子10 g
   C. 生石决明20 g，生决明子20 g　　D. 生石决明10 g，炒决明子10 g
9. 处方写二术，应付（　　）。
   A. 三棱、莪术　　　　　　　　　　　B. 苍术、莪术
   C. 莪术、白术　　　　　　　　　　　D. 苍术、白术

10. 调配人员不得擅自更改医师处方中所列的（ ）。
A. 药名　　　　B. 剂量　　　　C. 脚注　　　　D. 以上都是

二、简答题

1. 简述戥秤的构造及使用方法。
2. 简述中药饮片调配的基本程序。

任务五

复 核

 任务描述

复核是确保用药安全的关键，本学习任务是在调剂人员完成自查的基础上，再对已调配好的处方进行一次全面细致的核对，以确保调配处方的质量，避免用药差错。

 任务目标

知识目标

1. 识记中药饮片处方复核的主要内容。
2. 识记中药饮片处方复核的注意事项。

技能目标

能对调配好的中药饮片处方进行全面、准确的复核。

思政目标

1. 通过学习复核常规要求等，培养耐心细致、团结协作的品质。
2. 通过全面准确的复核实训练习，形成一丝不苟的工作作风。
3. 通过复核的实训考核，培养实事求是的职业精神。

学习活动 1　复核学习认知

【任务引入】

小张经过一段时间的调配练习后，独立完成了一个处方的调配，如图 2-5-1 和图 2-5-2 所示，并着手自己复核，复核后认为自己调配没有问题。小张的操作正确吗？

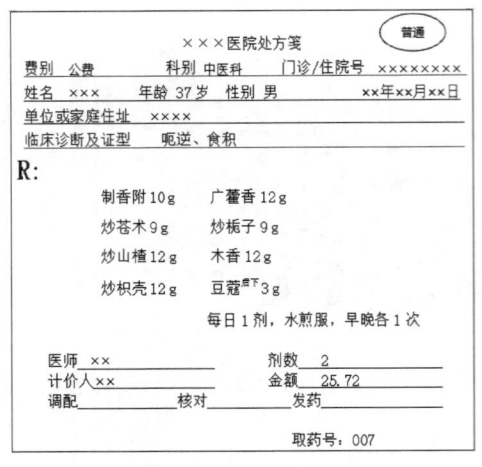

图 2-5-1 调配处方

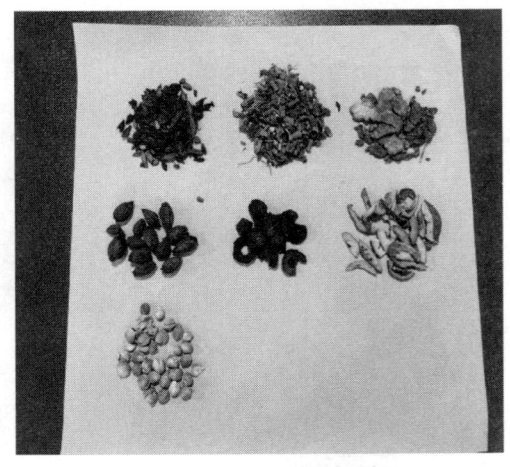

图 2-5-2 调配示样

任务须知

一、复核的内容

1. 核对调配所用的称量工具是否精准。

2. 核对所配中药剂数与处方剂数是否相符，纠正多配、漏配。

3. 核对所调配饮片味数与处方开具味数是否相符，纠正多配、漏配。

4. 核对饮片品种与处方开具品种是否相符，纠正错配或缺药代用。如：因对饮片不熟悉，把性状相似的饮片混淆而错配；因不清楚别名或并开药名而错配；因缺药擅自用功效相似的药代替。

5. 复称调配的实际药量与处方用量差距是否在规定的误差范围内，药量是否分配均匀，通常药量误差不得超过5%，贵重中药及毒麻中药的用量误差不得超过1%。核对调配的药量包括单味药的剂量、单剂药的药量和总剂的药量。毒麻中药的药量应严格复核，防止因称量不准造成事故。

6. 检查所调配饮片是否按照处方应付常规进行，有特殊要求的是否另包。

7. 检查所调配饮片是否有以生代制、生制不分等情况，需要临方炮制的饮片是否按规定进行了加工炮制。

8. 核对处方是否存在配伍禁忌。主要是"十八反""十九畏"及妊娠配伍禁忌。

9. 检查所调配饮片质量是否合格，是否有不符合要求的变质现象。中药饮片常见的变质现象有虫蛀、霉变、变色、气味散失、泛油、潮解、风化、粘连等，鲜药需检查是否有干枯或霉烂现象。

10. 检查需临时捣碎的饮片是否进行了捣碎，代煎药还须复核煎药凭证与处方上的姓名、送药日期、地址、剂数是否相符。

11. 检查毒麻中药的剂量是否超出常用量。
12. 检查是否有重复给药的情况。

复核人核对时，若发现与调剂要求不符的情况，要及时请调剂人员更改。

二、注意事项

1. 中药饮片调配完成后，必须经第二人复核，如图2-5-3所示，未经复核不得发药。
2. 复核工作应当由具有药师以上专业技术职务任职资格的人员负责，复核率应当达到100%。
3. 复核时必须思想集中、高度负责，一张处方必须一次复核完毕，中途不能做与复核无关的事情。
4. 处方调配经全面复核无误后，复核人员在复核处签字或签章确认，调剂人员方可进行包装等后续操作。

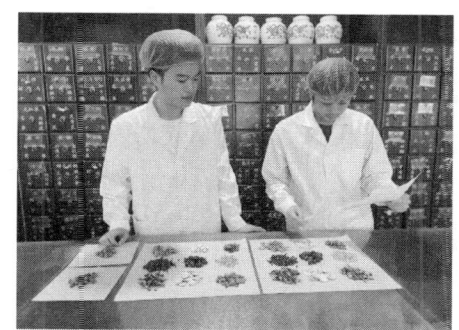

图2-5-3 复核

【任务分析与指导】

任务引入中小张的复核操作存在如下主要问题。

1. 复核是发药前的重要工作，调配完成后，必须由第二人复核来减少调配差错，复核人员需为具有药师以上专业技术职务任职资格的人员，因此小张自己复核是不符合复核要求的。
2. 小张调配处方存在以下调配错误。
（1）少配了木香这味药。
（2）处方中炒栀子需要临时捣碎。
（3）处方中炒山楂错付成焦山楂。

学习活动2　复核实训考评

 任务实训

采用情景模拟方式，扮演复核人员，依照表2-5-1所列实训项目和要点实施中药饮片调配的复核任务实训，将相关知识摘要或过程记录填入表内。

表2-5-1　　　　　　　　　　复核实训记录

复核人员（学生姓名）		
项目	实训要点	知识摘要/过程记录
实训准备	准备斗柜、饮片、相关调剂工具、工服（白大褂）、签字笔	

续表

项目	实训要点	知识摘要/过程记录
复核内容	复核称量工具是否精准	
	复核是否存在配伍禁忌	
	复核中药饮片质量是否合格	
	复核所配中药饮片品种与处方是否相符	
	复核所配饮片味数与处方味数是否相符	
	复核调配剂数与处方剂数是否相符	
	复核剂量误差是否在规定范围内	
	复核特殊处理（另包处理及临方捣碎）是否得当	
	复核饮片炮制规格是否正确	
复核签字	复核人员在复核栏签字	

实训考评

依照表2-5-2对中药饮片调配的复核任务实训完成情况进行考评，考查可否模拟实际情景完成中药饮片调配的复核工作。

表2-5-2　　　　　　　　复核实训考评

考核内容	考核要求	考核标准	配分	得分
实训准备	根据任务，准备实训过程中使用的材料、设备和工具	1. 饮片及相关调配工具未准备到位，扣2分 2. 未准备工服（白大褂）、签字笔，扣2分 3. 未准备复核实训记录表，扣1分	5	
职业形象	仪容、仪表、仪态规范	1. 仪容不整洁，扣3分 2. 未穿工服（白大褂），扣2分	5	
复核内容	全面、准确地进行复核	未复核称量工具是否精准，扣10分	10	
		未复核是否存在配伍禁忌，扣10分	10	
		未复核中药饮片质量是否合格，扣10分	10	
		未复核所配中药饮片品种与处方是否相符，扣10分	10	
		未复核饮片味数与处方味数是否相符，扣5分	5	
		未复核调配剂数与处方剂数是否相符，扣5分	5	
		未复核剂量误差是否在规定范围内，扣10分	10	
		未复核特殊处理（另包处理及临方捣碎）是否得当，扣10分	10	
		未复核饮片炮制规格是否正确，扣10分	10	
复核签字	在复核栏签字或签章	未在复核栏处签字，扣5分	5	
填写记录表	能正确填写实训记录	未能正确规范填写实训记录，扣5分	5	
合计			100	

任务五 复 核

【学习拓展】

单人复核法

单人复核法即调配人员自我复核,完成后发药的方法,此种方法一般在调剂人员比较少的偏远药店使用。为避免单人复核产生差错,可在分剂量至最后一剂时,将每味药拿出一点,按顺序放在一张小纸上,在完成调配后,核对小纸上的中药饮片,从而完成复核。

思考与练习

一、选择题

1. 处方复核时,下列情况应予以纠正的是(　　)。
 A. 苦杏仁未捣碎　　　　　　　　B. 生牡蛎单包先煎
 C. 薄荷单包后下　　　　　　　　D. 三七粉单包冲服

2. 处方复核时,下列情况应予以纠正的是(　　)。
 A. 草决明付决明子　　　　　　　B. 双花付金银花
 C. 二术付苍术、白术　　　　　　D. 大腹子付牛蒡子

3. 处方复核时,通常一剂药剂量误差不得超过(　　)。
 A. ±1%　　　　B. ±3%　　　　C. ±5%　　　　D. ±10%

4. 若为代煎药,在处方复核时需要与煎药凭证核对的内容有(　　)。
 A. 送药日期　　B. 地址　　　　C. 姓名　　　　D. 以上都是

5. 处方复核时,核对配伍禁忌的内容包括(　　)。
 A. 十八反　　　B. 十九畏　　　C. 妊娠禁忌　　D. 以上都是

6. 处方复核时,下列特殊处理错误的是(　　)。
 A. 车前子包煎　B. 石膏先煎　　C. 砂仁包煎　　D. 钩藤后下

7. 处方复核时,下列特殊处理错误的是(　　)。
 A. 朱砂先煎　　B. 豆蔻后下　　C. 牡蛎先煎　　D. 西洋参另煎

8. 下列关于处方复核的表述错误的是(　　)。
 A. 发现与调剂要求不符的情况要及时请调剂人员更改
 B. 复核签名不可以由调剂人员代签
 C. 调配后的中药饮片必须由第二人复核,未经复核不得发药
 D. 复核项目不包括复核称量工具是否精准

9. 处方复核时,下列情况应予以纠正的是(　　)。
 A. 写川乌付制川乌　　　　　　　B. 写黄芪付蜜炙黄芪

C. 写麦芽付炒麦芽　　　　　　　D. 写枇杷叶付蜜炙枇杷叶
10. 处方复核时，下列并开药组合错误的是（　　）。
A. 二冬付天冬、麦冬　　　　　　B. 二地丁付蒲公英、紫花地丁
C. 谷麦芽付谷芽、麦芽　　　　　D. 棱术付醋三棱、醋莪术

二、简答题

1. 复核时需注意的中药饮片变质现象有哪些？
2. 复核时需注意的中药配伍禁忌有哪些？

任务六　包　装

 任务描述

中药饮片的包装捆扎技术是中医药传统文化的体现，本学习任务是掌握中药饮片的包装与捆扎技能，能根据中药饮片的质地和单剂的药量，选用不同规格的包装纸将饮片包装、码放，并用包装绳捆扎，做到所包之药不松不漏、牢固美观。

 任务目标

知识目标

1. 识记包装纸的定义、规格及选用要求。
2. 识记单张包装纸包大包药、特殊处理药的操作要点。
3. 识记捆扎的操作要点。

技能目标

1. 能根据中药饮片的质地和单剂的药量，选用不同规格的包装纸。
2. 能用单张包装纸包大包药、特殊处理药。
3. 能正确捆扎。

思政目标

1. 通过学习中药饮片的包装捆扎技术要点，弘扬博大精深的中医药传统文化，增强文化自信。
2. 通过细致严谨的包装和捆扎实训练习，形成认真负责的职业作风。
3. 通过包装捆扎的实训考核，培养精益求精的大国工匠精神。

学习活动 1　包装捆扎学习认知

【任务引入】

现有调配和复核完成的中药饮片处方一剂，请你按照图 2-6-1、图 2-6-2、图 2-6-3

所示完成包装。思考作为中药调剂员,在中药饮片包装时,应如何选择包装纸?大包药通常包成什么形状?特殊处理药通常包成什么形状?大包药和特殊处理药的包装顺序如何?

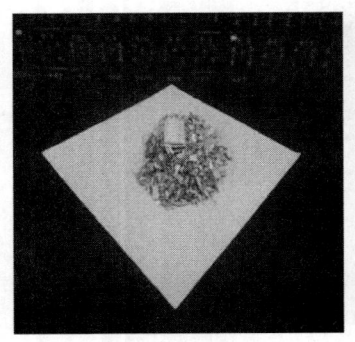
图2-6-1 大包药

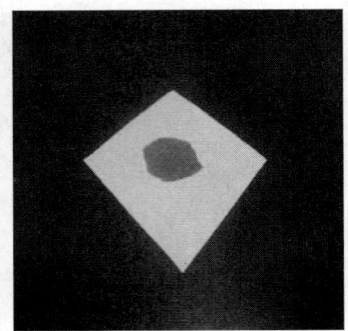
图2-6-2 特殊处理药

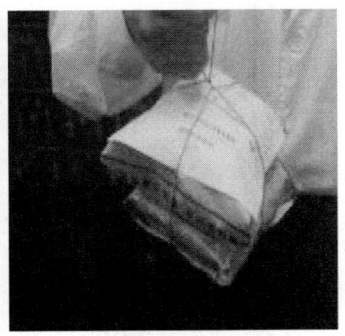
图2-6-3 成品

任务须知

一、包装的定义及要求

（一）包装的定义

包装是指用纸或纸袋包装中药饮片的包扎操作过程。包药、捆扎的操作方法各地不尽相同,但均以熟练快速、整齐美观、包扎牢固为要求。纸包以不散、不漏、不破、不松、不歪为度。

（二）包装的具体要求

1. 根据每剂饮片的重量和质地选用大小适宜的包装纸或纸袋。
2. 先煎、后下等需要特殊处理的饮片另包成小包并注明药名和煎法后,再放入群药中一起包装,并提示用药者按规定煎煮和服用。小包应规矩整齐,以不漏药为宜。
3. 鲜药应单包成小包并注明用法后,再另包成大包,不得与群药同包,以免干湿相混,导致霉烂变质。
4. 外用药要使用专用包装,并有外用标志。
5. 处方需捆扎在药包之上,处方前记部分外露。
6. 药包捆扎时,需松紧适宜,扎十字结,不变包型,捆包顶端留有提系,便于提拎。
7. 若用纸袋装药,要封好袋口,以防撒漏。包装上注明患者姓名、煎法、服法等内容。

二、包装纸的规格

中药饮片包装时的最外层用纸称为"门票",一般都是裁成正方形,存放在调剂台内面上层的大抽屉内。门票正面一般都印有药店的名称及经营范围等。

调剂人员在选择门票时，应根据处方中饮片的用量多少、质地轻重等选择适宜的尺寸，以方便包装使用。另外，包装时如需要使用衬纸的，则将衬纸放在门票之上，与门票一起在调剂台上铺好。

中药饮片包装用纸除了门票外，还有单味分包用纸、衬纸、油纸或蜡纸等，油纸或蜡纸主要用来包裹新鲜或富含油脂、黏性的饮片。

三、包装的流程

（一）特殊处理药包装（包小包）

特殊处理药包装操作步骤如图2-6-4所示。

步骤1：将正方形包装纸平放于调剂台上，使其四个角对准上下左右四个方位，把中药饮片放在纸的中间。

步骤2：将纸的下角向上角方向对折。若饮片量较多，对折线可低一些；饮片量较少时，对折线可高一些。

步骤3：再折一层，防止粉末状或细小种子药撒漏。

步骤4：将右角向左对折约1/3。

步骤5：右手捏住对折处，用左手指轻敲包装纸，使中药饮片向中心处集中。

步骤6：将左角向右对折约1/3。

步骤7：将上角向下对折。

步骤8：将对折后剩余的上角塞入左右角对折形成的夹缝中，使之形成长方形。

步骤9：在小包上注明饮片名称和特殊处理的方法。

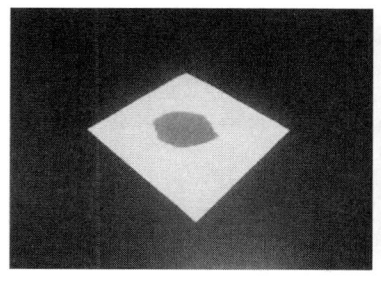

步骤1

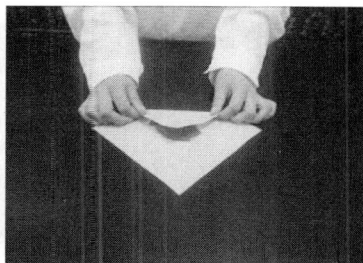

步骤2

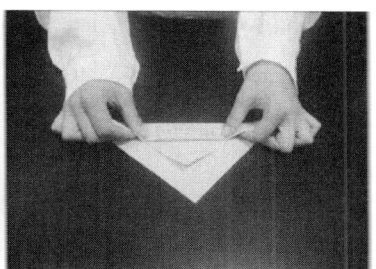

步骤3

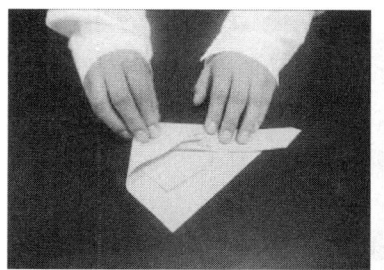

步骤4

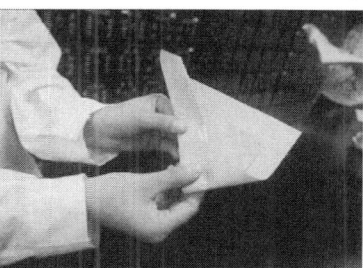

步骤5

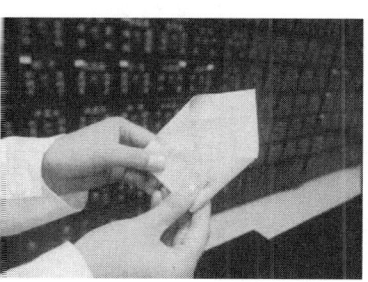

步骤6

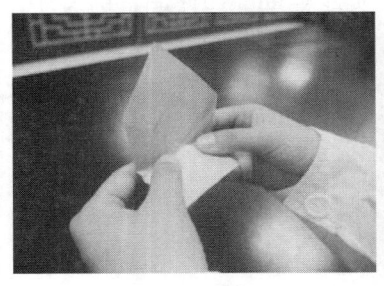
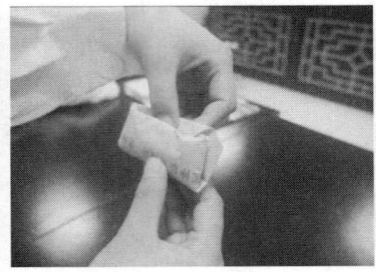
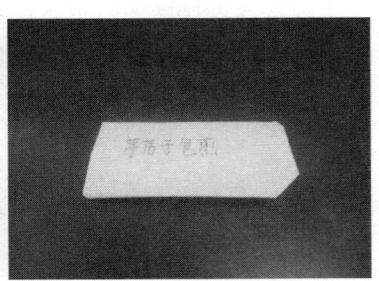

步骤7　　　　　　　　　　　步骤8　　　　　　　　　　　步骤9

图 2-6-4　特殊处理药包装操作步骤

（二）中药饮片整方包装（包大包）

整方包装操作步骤如图 2-6-5 所示。

步骤1：将正方形包装纸平放于调剂台上，使其四个角对准上下左右四个方位，把中药饮片放在纸的中间，有特殊处理的小包时，将其放在群药之上。若所包中药饮片多质地松泡，需用手稍微按紧实些，以减少所占体积，习称"压包"。

步骤2：将纸的下角向上角对折。若饮片量较多，对折线可低一些；饮片量较少时，对折线可高一些。

步骤3~4：将右角向左上方对折。

步骤5~6：一手捏住对折后重叠的部分，另一手整理饮片，使其集中，以防撒药。

步骤7：右手捏住右角的对折部分，左手将左角向右上方对折。

步骤8：再次整理饮片，使其集中压实。

步骤9~10：双手拇指放置药包前侧，其余八指交叉放置药包后侧，两手握住药包，将其竖立，使饮片集中于底部。

步骤11：两手大拇指向下向内压对折部分，使饮片集中，同时包装纸两侧外扩部分自然内收。

步骤12：将两边内收的纸捋直。

步骤13~14：双手食指顺着药向药包前侧推进，将上角回折。

步骤15~16：将上角多出部分塞入夹缝中。

步骤17：整理包装后形成四个角，使其有棱有角，呈梯形。

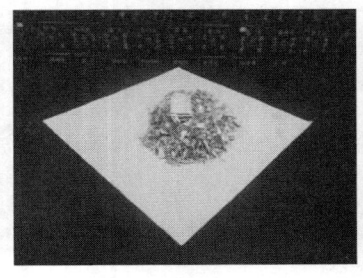
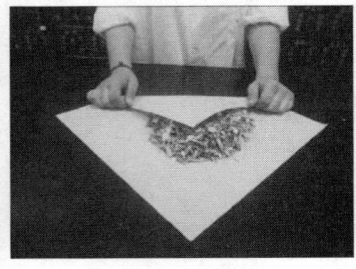
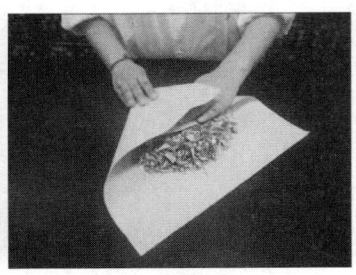

步骤1　　　　　　　　　　　步骤2　　　　　　　　　　　步骤3

任务六 包装

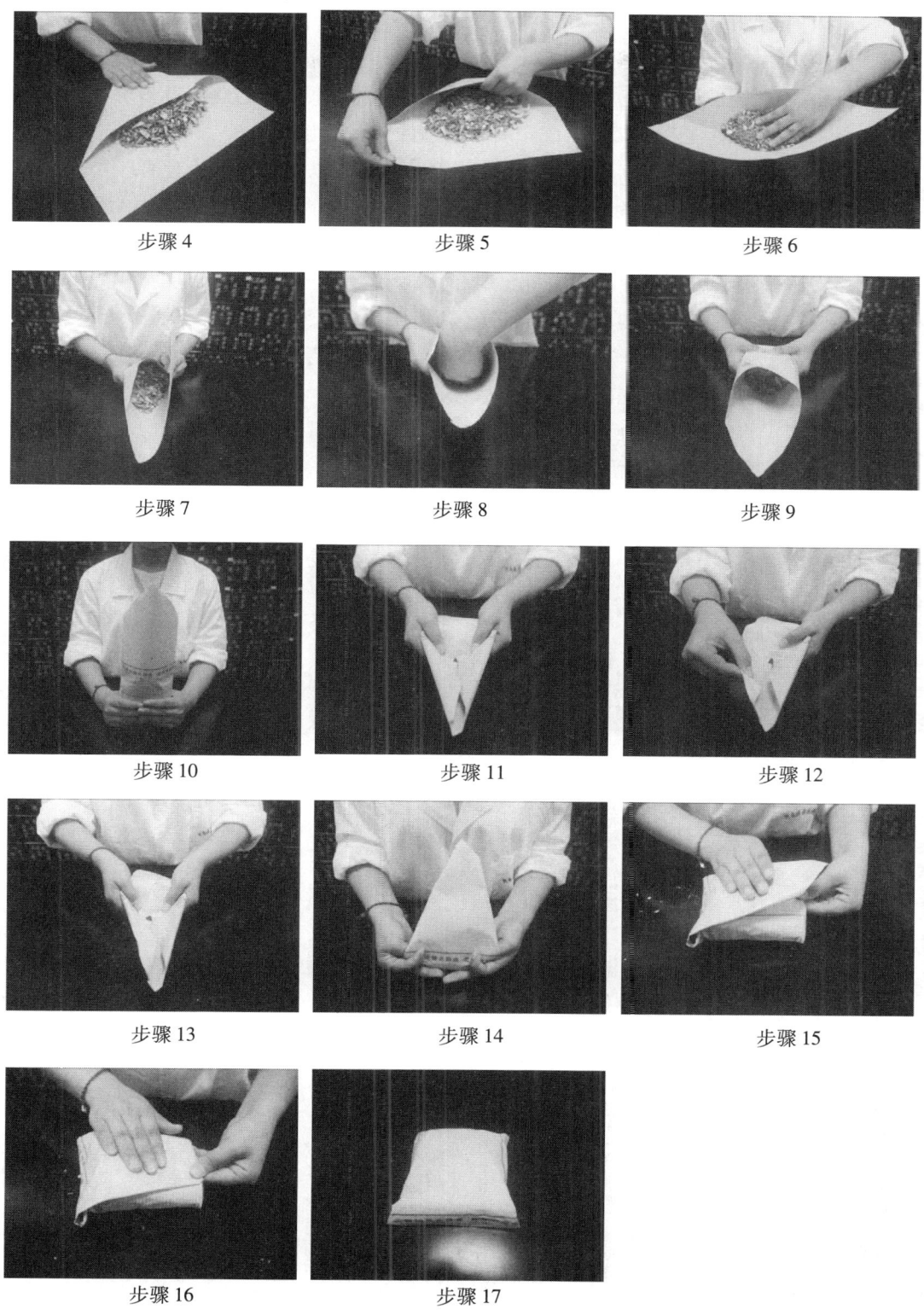

步骤4　　　　　　　步骤5　　　　　　　步骤6
步骤7　　　　　　　步骤8　　　　　　　步骤9
步骤10　　　　　　步骤11　　　　　　步骤12
步骤13　　　　　　步骤14　　　　　　步骤15
步骤16　　　　　　步骤17

图2-6-5　整方包装操作步骤

（三）捆扎

捆扎操作步骤如图2-6-6所示。

步骤1：注意怎样摆放药包。通常第一包药的折扣面朝下，因为此面有多层包药纸，比较厚实，不易磨破，其他药包交叉摆放，最后一包折扣面朝上。

步骤2：将处方置于最上方，并将处方前记部分外露，以便发药时核对信息。

步骤3：左手将绳压于药包中心位置，右手向下拉绳。注意捆扎绳头预留的长度要适宜。

步骤4：右手将绳由药包底部向上绕至顶部。

步骤5：左手依然压绳一端，右手旋转药包使绳成十字交叉。

步骤6：左手拉紧绳一端，右手向下拉绳，将绳由底部绕至顶部。

步骤7：将药包旋转，使绳的两端交叉后拧在一起。

步骤8~12：将绳的两端分别从左右两侧捆扎绳绕出，打结。

步骤13~15：捆扎绳头要留出四个手指的长度，打活结，方便患者拎药包。

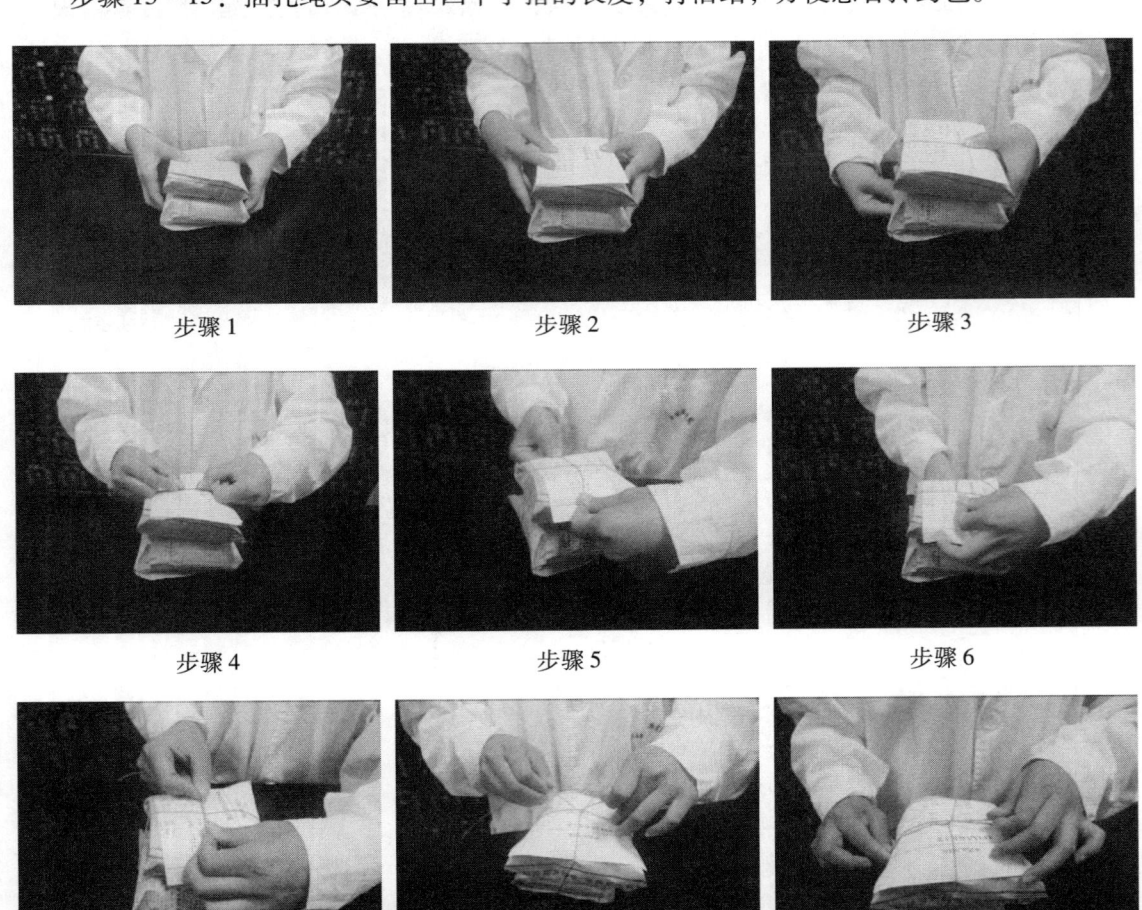

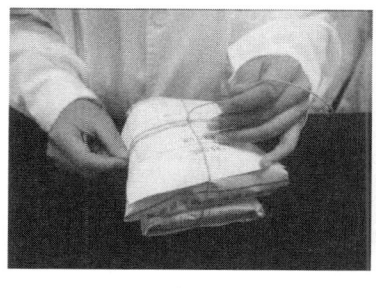 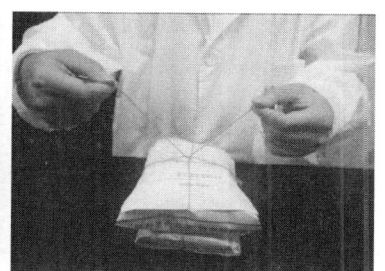

步骤10　　　　　　　　　步骤11　　　　　　　　　步骤12

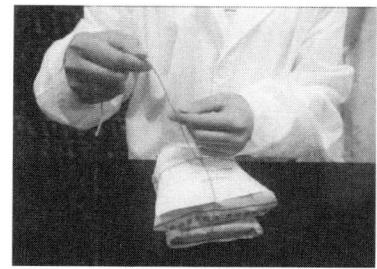 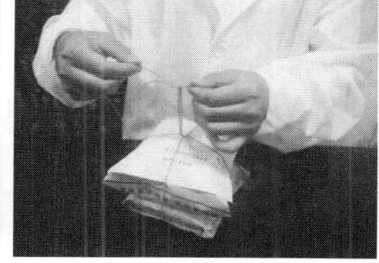 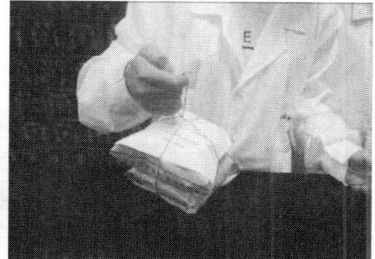

步骤13　　　　　　　　　步骤14　　　　　　　　　步骤15

图2-6-6　捆扎操作步骤

（四）药袋包装

为了加快调剂效率，很多零售药店及医院药房也常选择大小适宜的牛皮纸袋来盛放中药饮片，如图2-6-7所示。牛皮纸袋的特点如下。

1. 牛皮纸袋具有良好的透气性，使饮片中所含的水分能及时彻底的挥发干净，易于饮片的干燥和储存，使饮片不易发霉，延长饮片的保质期。

2. 牛皮纸袋开口大，便于包装，一次性使用安全卫生。

3. 牛皮纸袋使用后可完全降解或回收再利用，经济环保。

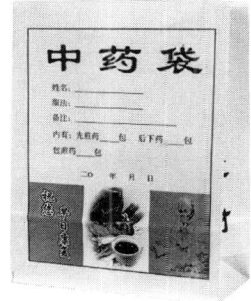 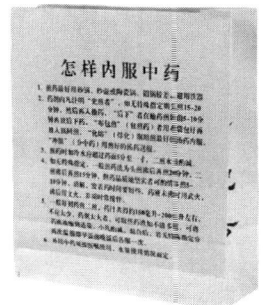

a）正面　　　　　　　　b）背面

图2-6-7　药袋包装

【任务分析与指导】

1. 如何选择包装纸？

根据处方中饮片的用量多少、质地轻重等选择适宜的尺寸，以方便包装使用。

2. 大包药通常包成什么形状?
大包药通常是将包装纸上所调配的饮片混在一起包成类梯形。
3. 特殊处理药通常包成什么形状?
粉末状的特殊处理药通常包成长条形,其余特殊处理药如根茎、花草、果实类饮片等仍可以包成梯形,方法和包大包药一样。
4. 大包药和特殊处理药的包装顺序如何?
应先包特殊处理药,并注明药名及特殊处理方法,然后放到群药里包成一个大包。

学习活动 2　包装捆扎实训考评

 任务实训

采用情景模拟方式,依照表 2-6-1 所列实训项目和要点实施包装捆扎任务实训,将相关知识摘要或过程记录填入表内。

表 2-6-1　　　　　　　　　包装捆扎实训记录

操作员(学生姓名)		
项目	实训要点	知识摘要/过程记录
实训准备	1. 模拟药房环境,药房应配备中药调剂台、包装纸、包装绳 2. 准备实训用中药饮片 3. 准备工服(白大褂)、签字笔	
特殊处理药包装	1. 包装纸选择正确 2. 动作规范、熟练 3. 药包不松、不漏、不散、不破纸兼美观 4. 注明药名及特殊处理方法	
中药饮片整方包装	1. 包装纸选择正确 2. 动作规范、熟练 3. 药包不松、不漏、不散、不破纸兼美观	
捆扎	1. 药包码放正确 2. 附上处方 3. 动作规范、熟练 4. 捆扎结实、牢固,便于提拎	

实训考评

依照表2-6-2对包装捆扎任务实训完成情况进行考评,考查可否按照包装捆扎的流程在规定时间内完成包装捆扎工作。

表2-6-2　　　　　　　　　　　包装捆扎实训考评

考核内容	考核要求	考核标准	配分	得分
实训准备	准备实训过程中使用的材料、设备和工具	1. 未检查药房内的中药调剂台、中药饮片、包装纸、包装绳是否齐全,扣2分 2. 未准备工服(白大褂)、签字笔,扣2分 3. 未准备包装捆扎实训记录表,扣2分	6	
职业形象	仪容、仪表、仪态规范	1. 仪容不整洁,扣2分 2. 未穿工服(白大褂),扣2分	4	
特殊处理药包装	正确完成特殊处理药包装	1. 未能正确选择包装纸,扣5分 2. 不能熟练、规范地进行小包包装,扣10分 3. 未能达到药包不松、不漏、不散、不破纸兼美观的要求,扣5分 4. 未注明药名及处理方法,扣3分	23	
中药饮片整方包装	正确完成中药饮片整方包装	1. 未能正确选择包装纸,扣5分 2. 不能熟练、规范地进行整方包装,扣25分 3. 未能达到药包不松、不漏、不散、不破纸兼美观的要求,扣5分	35	
捆扎	正确完成捆扎	1. 未能正确摆放药包,扣4分 2. 未附上处方,扣3分 3. 不能熟练、规范地进行捆扎,扣10分 4. 未能达到捆扎结实、牢固,便于提领要求,扣5分	22	
填写记录	正确填写实训记录	1. 不能规范书写包装捆扎操作,扣5分 2. 未能完整填写实训记录,记录有亏缺,扣5分	10	
合计			100	

思考与练习

一、选择题

1. 如果所包药含花草等质地松泡的饮片比较多,应用手稍微按紧实些以减少所占体积,习称(　　)。

　　A. 压紧　　　　　B. 压药　　　　　C. 压包　　　　　D. 压袋

2. 包装绳打结应结实牢固，空出（   ）个手指的距离打个活结方便患者提拎。
   A. 1　　　　　　B. 2　　　　　　C. 3　　　　　　D. 4
3. 包装时若饮片量较多，第一步对折线可折（   ）一些，若饮片量较少，对折线可折（   ）一些。
   A. 低、低　　　　B. 低、高　　　　C. 高、低　　　　D. 高、高
4. 特殊煎煮的粉末状中药饮片一般采用的包装方式是（   ）。
   A. 长方形小包　　B. 梯形小包　　　C. 梯形大包　　　D. 燕窝包
5. 另包药上需注明（   ）。
   A. 患者姓名　　　B. 取药日期　　　C. 患者性别　　　D. 饮片名称
6. 包梯形大包重要的一步是将两手大拇指向（   ）向（   ）压对折部分，使饮片集中，同时包装纸两侧外扩部分自然内收。
   A. 下、内　　　　B. 上、内　　　　C. 下、外　　　　D. 上、外
7. 在捆扎前摆放时，通常第一药包的折扣面朝（   ），因为此面有多层包药纸，比较厚实，不易磨破，其他药包交叉摆放，最后一包折扣面朝（   ）。
   A. 上、上　　　　B. 上、下　　　　C. 下、上　　　　D. 下、下
8. 在捆扎时将处方置于（   ），并将处方前记部分外露，以便发药时核对信息。
   A. 最上方　　　　B. 中间　　　　　C. 下方　　　　　D. 最下方

二、简答题

1. 简述特殊处理药包长方形小包的操作步骤。
2. 简述中药饮片整方包装的操作步骤。

任务七　发药交代

任务描述

发药交代是中药调剂工作的最后一个环节。本学习任务是对调配装（包）好的饮片进行发药工作，发药人员应再次核对处方，确认调配无误后立即发给患者；同时，发药人员需熟练掌握汤剂制备及使用的相关知识，根据不同患者的处方做好发药交代。

任务目标

知识目标

1. 识记发药的操作规程。
2. 识记发药的注意事项及煎药的相关知识。
3. 识记饮食禁忌、中药药引等相关知识。

技能目标

1. 能根据处方正确进行发药。
2. 能向顾客正确交代如何煎药及服药注意事项。

思政目标

1. 通过学习发药交代等相关内容，加强对"以患者为中心"的现代药学服务理念的认知和理解。
2. 通过发药交代的实训练习，提升职业使命感和责任感。
3. 通过发药交代的实训考核，培养认真负责的职业素养。

学习活动1　发药交代学习认知

【任务引入】

中药饮片调配、复核、包装好后，小张将其放在发药柜台，并对其再次进行检查，做好发药前准备。进行发药"五核对"时发现患者是一名老奶奶,其处方正文包括的饮片有苍术、陈皮、甘草、厚朴、木香、砂仁,剂数为5剂,小张耐心地告诉老奶奶煎药服药方法及注意事项。请思考,小张需要具体交代些什么呢?

 任务须知

一、发药操作规程

1. 发药前检查

发药前注意检查药包包扎是否牢固、美观,药袋有无破损;检查处方内饮片是否调配齐全;检查内服、外用药是否用专用包装,外用药是否标明用法。

2. 核对

发药时要呼叫患者姓名及处方编号,严格执行"五核对":核对姓名、处方编号、发票编号、配方剂数、处方发票金额。此外还需核对有无另包附件,无误方可发出。

顾客在药店领药时,发药人员应核对已付费盖章的结算清单,一式两份,给顾客一份,药店留存一份。

3. 发药交代

发药时要向患者说明处方的用法用量,尤其是对中药不熟悉的患者,必要时应向其介绍煎药流程。处方中需特殊处理的饮片或需另加的"药引",以及煎法、用法、服法、服药禁忌等须向患者说明。特别是有需自行处理的饮片、贵细中药饮片或毒麻中药饮片时,更要耐心细致地向患者解释清楚,切忌简单生硬或含糊地回答。如整支红参需患者自行蒸软后,切、分入药;有特殊储存要求的饮片,如鲜药,需让患者知晓储存方法。

4. 咨询

发药人员要耐心解答患者的询问,用语礼貌。

5. 上报差错

发药人员如发现差错要立即纠正,不得隐瞒,并向领导汇报。

二、发药交代注意事项

发药时的交代至关重要,是患者准确、安全、有效使用药物的保证。

(一)交代汤剂的煎煮法

中药的煎煮方法直接关系到汤剂的临床疗效。清代名医徐灵胎说:"煎药之法,最宜深讲,药之效不效,全在乎此。夫烹饪禽、鱼、羊、豕,失其调度,尚能损人,况药专以之治病,而可不讲乎?"李时珍在《本草纲目》中记载:"凡服汤药,虽品物专精,修治如法,而煎药者鲁莽造次,水火不良,火候失度,则药亦无功。"可见,我国历代医家都非常重视中药的煎煮方法。

1. 器具

中药汤剂的质量与煎药器具有十分密切的关系。梁代陶弘景云"温汤勿用铁器",明代李时珍云"煎药并忌铜铁器,宜用银器瓦罐"。古人首推用陶器煎药,陶器性质稳定,传热均匀,与中药所含的各种成分不发生化学反应,且价格低廉,煎出的药汁质量最好,因而沿用至今。另外搪瓷锅、不锈钢锅、玻璃容器等亦可选用。禁用铁、铝、锡等易腐蚀材料或有毒塑料制成的容器,此类容器虽然传热迅速,但与药汁接触后,会发生化学反应而出现沉淀、有效成分溶解度降低等现象,影响治疗效果,甚至产生副作用。

随着医药科技的不断发展,中药煎药工具不断改进与更新,出现了很多新型自动煎药机。如陶瓷自动煎药机,在内胆材料上选用特种耐高温防炸裂陶瓷,符合中医传统煎药的要求,并具有以下特点:便于先煎、后下,可精确控制煎煮温度,浸泡、加热、沸腾时间控制程序完全智能化,自动抽出药液,自行监测故障,具有报警显示功能,管路清晰,节能方式加热,适合医院、诊所及药店使用。

2. 煎药用水

李时珍在《本草纲目》中所记载的煎药用水包括雨水、露水、雪水等天然水,含矿物质较少,比较洁净。选用煎药用水以洁净、不含或少含矿物质及其他杂质为原则,现在多用自来水、井水等。

3. 加水量

煎药加水量直接影响药汁质量。饮片质地不同,其吸水量有显著差异。加水浸泡时应根据饮片质地加入适量洁净水。质地松泡的饮片吸水量较多,如花类、叶类和全草类饮片;质地坚实的饮片吸水量较少,如根类、矿物类、贝壳类饮片。最终加水量以浸泡后水面高出饮片 2~3 cm 为宜。

4. 浸泡时间

煎药前要先将饮片放入煎药容器内,加冷水浸透后再煎煮,这样有效成分易于煎出。一般冷水浸泡 30 分钟左右,可根据处方中饮片的性质、体积、厚度等情况适当调整浸泡时间。一般以花、叶、草等类饮片为主的可浸泡 20~30 分钟,以根及根茎、种子、果实等类饮片为主的可浸泡 40~60 分钟。浸泡的目的是使水分充分浸入饮片组织,利于有效成分的溶出。但浸泡时间不宜过长,以免造成酶解或霉变。

5. 煎药方法

一般煎药火候宜先武后文,即开始用大火,煎沸后改用小火,保持微沸状态。煎药时不宜频频打开锅盖,以减少挥发性成分的损失。一剂中药一般煎煮两次,煎煮时间应根据药物和疾病性质、用药情况而定。以沸腾开始计时,一般药物第一煎 25~30 分钟,第二煎 15~20 分钟;解表药第一煎 15~20 分钟,第二煎 10~15 分钟;滋补药第一煎 30~40 分钟,第二煎 20~30 分钟。每次煎取药汁 150~250 mL 为宜。

汤剂煎得后,应趁热立即滤取药汁,不宜久置锅中,以防含胶类过多的药液遇冷出现凝固现象,造成过滤困难,同时亦易酸败。第二煎在滤取药汁时,应挤榨药渣,尽量减少药渣中药汁残留量,以利疗效。将两次煎液合并混匀后分两次服用。

（二）交代另包处理药物的特殊煎煮法

特殊煎煮方法有先煎、后下、包煎、另煎、冲服、兑服等，具体见本教材任务四"调配"部分。

（三）交代汤剂的内服用法

1. 服药次数

一般药物每天服一剂，一剂分头煎、二煎，补益药可煎三次。可将所煎的药汁混合后分次服。慢性病患者服用的药物，隔天服一剂或一剂服二天。急性病患者服用的药物，每天服二剂，间隔六小时。

2. 服药时间

传统的中医理论对口服汤剂时间的要求主要有饭前服、饭后服、空腹服和睡前服等。具体的服药时间应根据病情需要和药物性能而定，以便取得好的治疗效果。无论饭前或饭后服药，均应略有间隔，以免影响疗效。

（1）滋补药宜在饭前服，使之同食物中的营养成分一并吸收，以利身体康复。

（2）慢性病患者服药必须定时，使体内血药浓度保持在一定水平。

（3）辛温解表药煎后应趁热服下，覆盖衣被，使微汗，促汗解，表解即可停药。

（4）健胃药和对胃肠有刺激的药应在饭后服，以减轻对胃肠的刺激。

（5）驱虫药、攻下药最好空腹服，因空腹服药力集中，起效快。

（6）安神药应在临睡前服。

（7）治疟药应在疟疾发作前 1~2 小时服，以达到截疟的目的。

（8）特殊处方应遵医嘱服药。

3. 服药温度

传统的中医理论对口服汤剂的温度是非常讲究的，主要有三种：温服、热服和冷服。

（1）温服。一般汤剂宜在温而不凉时服用，特别是一些对胃肠有刺激的药物。如瓜蒌子、乳香等，温服可和胃益脾，减轻对胃肠的刺激。

（2）热服。解表药、寒证用药均宜热服，以助药力。如辛温解表药用于外感风寒表实证，不仅药宜热服，且服药后还需温覆取汗；真热假寒证宜寒药热服。

（3）冷服。呕吐患者或中毒患者服药时均宜冷服，热证用药亦可冷服，真寒假热证宜热药冷服。此外，易于恶心、呕吐而不能冷服的患者，宜在服药前先嚼一片生姜或橘皮，以防止呕吐。

（四）交代服药时的饮食禁忌

患者在服药或用药期间，不宜同时进服某些食物，称为服药禁忌，即通常所说的"忌口"。

1. 疾病忌口

一般疾病在服药期间应忌生冷、油腻、辛辣等不易消化及有特殊刺激性的食物。有些疾病有特殊的饮食禁忌。如水肿患者忌多食盐，发热患者忌食油腻食物，疮疡患者忌食羊肉、蟹、虾等物，麻疹初期患者忌食油腻、酸涩食物，消化不良、腹泻等胃肠病患者忌食生冷、油腻、煎炸等食物，失眠患者忌饮浓茶。

2. 服药忌口

服药期间应忌食与药性相反及影响药物疗效和吸收的食物。如服温中散寒药时，应忌服生冷、寒性食物；服清热药时，不宜吃辛辣助热类食物；服健胃消导药时，不宜吃黏滞、油腻等不易消化的食物；服镇静安神药时，不宜吃酒、浓茶等刺激和兴奋中枢神经的食物；服含铁的补血药时，应忌饮茶水（因茶水中的鞣质能与铁结合，影响铁的吸收）；丹参忌醋；地黄、何首乌忌葱、蒜、萝卜；人参忌萝卜、大蒜；甘草、黄连、桔梗、乌梅、苍耳子、吴茱萸忌猪肉；薄荷忌鳖肉；商陆忌犬肉；荆芥忌虾、蟹等海鲜；厚朴忌煎炒豆类；苍术、白术忌桃、李；常山忌生葱；土茯苓、使君子忌茶等。

（五）交代汤剂的外用方法

汤剂外用，是使药物与皮肤接触而达到"外治内效"的目的。汤剂外用多取其温通经络、活血止痛、止痒及康复健身等作用。有些汤剂外用的疗效还优于内服，常见外用方法有以下三种。

1. 熏蒸法

熏蒸指以药物加水煎汤产生的"蒸汽"来熏蒸身体局部或全身，使药物通过肌肤渗入筋骨，发挥祛风、散寒、除湿的作用。如桂枝、川乌、苍术等煎汤熏蒸患处。

2. 洗浸法

洗浸是传统的"药浴"方法，用适当药物煎液或浸液来洗浸人体局部或全身。如皮肤病中的疥疮湿癣，可用苦参、地肤子、野菊花、豨莶草等药物煎液浸洗患处，从而达到除湿止痒、杀虫解毒的目的。

3. 含漱法

含漱指用药液作用于口腔一定时间，然后漱出，常用于治疗热毒引起的口腔、咽喉疾病。采用含漱法，药液不经胃肠吸收，直接作用于患病部位，发挥清热解毒的作用。如黄连、硼砂、芒硝制成的含漱剂。

【任务分析与指导】

小张：奶奶您好！请问您是×××吗（做好发药"五核对"）？这是您的5剂药，请拿好。回家您最好用砂锅煎药，也可以用不锈钢锅煎煮。煎药前您记得用冷水先将药浸泡30分钟，浸泡后水面高出饮片2～3 cm就差不多了，先用大火煮沸后，再调小火保持微微沸腾。

奶奶：我要煎多久呢？

小张：1剂药要煎两次，您记得这里面有一个单独包装的药叫"砂仁"先不煎，将其他药煮沸大约20分钟后，再将砂仁放进去一起煎煮5分钟左右就可以了，您将药过滤出来，再加水煎煮第二次，煮沸后15～20分钟就可以了，把两次药液合并，再分成早晚两次温服。

奶奶：请问是饭前服用还是饭后服用呢？

小张：建议您饭后半小时服用，而且您在服药期间要避免服用生冷、辛辣、油腻及不易消化的食物。有任何问题,您随时可以再来问我。

奶奶:谢谢你,小伙子!

小张:不客气,奶奶,祝您早日康复,请慢走!

学习活动2 发药交代实训考评

 任务实训

采用情景模拟方式,同学之间扮演顾客和发药人员,依照表2-7-1所列实训项目和要点实施中药汤剂发药交代的任务实训,将相关知识摘要或过程记录填入表内。

表2-7-1　　　　　　　　　发药交代实训记录

顾客 (学生姓名)		发药人员 (学生姓名)	
项目	实训要点		知识摘要/过程记录
实训准备	准备调配并包装好的中药饮片、处方、工服(白大褂)、签字笔		
核对	严格执行"五核对":核对姓名、处方编号、发票编号、配方剂数、处方发票金额。并核对有无另包药物		
交代煎煮方法	1. 向顾客交代中药汤剂的器具选择、加水量及浸泡时间 2. 向顾客交代中药汤剂的火力控制和煎煮时间 3. 向顾客交代另包药物的煎煮方法 4. 向顾客交代中药汤剂的煎煮次数和煎煮药量		
交代服药方法	向顾客交代服药时间、服药温度、服药次数、服药剂量等		
交代饮食禁忌	向顾客交代疾病忌口及服药忌口		
发药礼仪	正确运用礼貌用语,发药交代时尽可能使用口头语,避免使用专业术语		

 实训考评

依照表2-7-2对中药汤剂的发药交代任务实训完成情况进行考评,考查可否模拟实际情景完成中药汤剂的发药交代工作。

表 2-7-2　　　　　　　　　　　发药交代实训考评

考核内容	考核要求	考核标准	配分	得分
实训准备	根据任务，准备实训过程中使用的材料、设备和工具	1. 未准备中药饮片、处方，扣 2 分 2. 未准备工服（白大褂）、签字笔，扣 2 分 3. 未准备发药交代实训记录表，扣 2 分	6	
药店礼仪	仪容、仪表、仪态规范	1. 仪容不整洁，扣 2 分 2. 未穿工服（白大褂），扣 2 分	4	
核对	按发药操作规程先行进行"五核对"	发药前未按"五核对"要求核对患者姓名、处方编号、发票编号、配方剂数、处方发票金额等，每未核对一项扣 2 分	10	
交代煎煮方法	根据处方正确交代煎煮方法	1. 未向顾客正确交代中药汤剂的器具选择、加水量及浸泡时间，扣 5 分（交代遗漏酌情扣分） 2. 未向顾客正确交代中药汤剂的火力控制和煎煮时间，扣 5 分（交代遗漏酌情扣分） 3. 未向顾客正确交代另包药物的煎煮方法，扣 5 分（交代遗漏酌情扣分） 4. 未向顾客正确交代中药汤剂的煎煮次数和煎煮药量，扣 5 分（交代遗漏酌情扣分）	20	
交代服药方法	根据处方正确交代服药方法	未向顾客正确交代服药时间、服药温度、服药次数、服药剂量，交代遗漏酌情扣分，每未交代一项扣 5 分	20	
交代饮食禁忌	根据处方正确交代饮食禁忌	未向顾客正确交代疾病忌口及服药忌口，扣 10 分（交代遗漏酌情扣分）	10	
与顾客沟通交流	正确回答顾客咨询的问题	未能回答顾客提出的疑问或回答错误，扣 15 分（回答有遗漏酌情扣分）	15	
发药礼仪	文明用语完成发药交代	1. 未使用礼貌用语，扣 2 分 2. 使用专业术语过多，使顾客难以理解，扣 3 分	5	
填写记录	正确填写实训记录	1. 未能合理扮演顾客和发药人员，扣 5 分 2. 未能完整填写实训记录，记录有空缺，扣 5 分	10	
合计			100	

【学习拓展】

中药药引

药引又称引药、药引子，指某些药物能引导其他药物的药力到达病变部位或某一经脉，起"向导"的作用。另外，药引还有增强疗效、解毒、护胃、矫味等作用。药引在治疗上虽只是个"配角"，但作为中药的"向导"，作用不可低估，使用得当，有时能达到"药半功倍"的效果。在一张处方中，是否需要药引，由医师根据病情而定。药引有的可由调剂人员配齐，有的则需要患者自己准备，发药人员要向取药者交代清楚药引的选取和使用方法，如热粥送服、黄酒送服。

下面介绍几种常用的药引。

1. 食盐

食盐咸，寒，入肾、胃、大肠经，有强筋骨、软坚散结、清热凉血、解毒防腐之效。治疗肾阴亏虚的六味地黄丸、杞菊地黄丸，宜用淡盐水送服，取其咸能入肾之功。

2. 葱白

葱白辛，温，入肺、胃经，有散寒通阳、解毒散结之效。治疗风寒感冒、小便寒闭不通时，常用葱白5~7根为引。

3. 灯心草

灯心草甘、淡，微寒，入心、肺、小肠经，能清心火、利小便。治疗心火炽盛、小便短赤时，宜用灯心草一小把为引。

4. 粳米

粳米甘，平，入脾、胃经，有益气健胃之效。治疗火热病证，需用大剂量苦寒药物时，为防苦寒败胃，常取粳米一小撮为引，以顾护胃气。如白虎汤。

5. 大枣

大枣甘，温，入脾、胃、心经，能益气补中、养血安神、调和药性。治疗脾胃虚弱、中气不足时，宜取大枣3~8枚，以水煎汤送服；使用峻烈药物（如甘遂、芫花、京大戟、葶苈子）时，常取大枣10~15枚缓和药性，以防止中毒。

6. 蜂蜜

蜂蜜甘，平，入肺、脾、大肠经，能补中、润燥、止痛、解毒。治疗肺虚燥热、肠燥便秘时，常用蜂蜜1~2汤匙为引。

7. 红糖

红糖甘，温，能补中、祛瘀。治疗产妇恶露不畅、少腹冷痛时，常取红糖20~30 g为引。

8. 芦根

芦根甘，寒，入肺、胃经，具有清热泻火、生津止渴、除烦、止呕、利尿的作用，治疗外感风热及痘疹初起时，常用鲜芦根5~15 g为引。

9. 黄酒或白酒

黄酒或白酒辛，温，具有温通经络、发散风寒的作用。治疗风寒湿痹、腰腿疼痛、血寒经闭及产后诸疾、跌打损伤和疮痛初起时，常以酒送服药物，如小活络丸、大七厘散等。黄酒常用量为25~30 mL，白酒用量酌减。另外，阿胶、龟甲胶、紫河车等药物有腥臭味，用黄酒作药引，有矫味作用。

10. 米汤

米汤具有保护胃气的作用，可减少药物对胃肠的刺激，常用于送服补气、健脾、泻下的药物。如健脾丸、控涎丸等。

11. 食醋

食醋酸，平，有散瘀止痛、收敛固涩之效。治疗妇女带下、血热崩漏、蛔虫腹痛时，常取食醋1汤匙作药引。

思考与练习

一、选择题

1. 应趁热服下的是（　　）。
   A. 辛温解表药　　　　　　　B. 对胃肠有刺激的药
   C. 一般汤剂　　　　　　　　D. 热证用药
2. 如果发现发错药了应该（　　）。
   A. 等待患者找回来　　　　　B. 没关系，反正不是自己认识的患者
   C. 做好登记及时上报　　　　D. 修改发药记录
3. 民间用艾叶煮水给儿童洗澡属于采用（　　）。
   A. 熏蒸法　　B. 洗浸法　　C. 含漱法　　D. 外敷法
4. 服温补药人参时，应少吃（　　）。
   A. 萝卜　　　B. 鱼　　　　C. 酒　　　　D. 热性食物
5. 汤剂煎煮宜选用的煎药器具是（　　）。
   A. 铁锅　　　B. 铝锅　　　C. 铜锅　　　D. 不锈钢锅
6. 一般药，头煎时沸后煎煮（　　）分钟。
   A. 10～15　　B. 15～20　　C. 25～30　　D. 30～40
7. 饮片加水浸泡后液面宜高出饮片（　　）。
   A. 1～2 cm　 B. 2～3 cm　 C. 3～4 cm　 D. 4～5 cm
8. 治疗肺虚燥热、肠燥便秘时，常用（　　）做药引。
   A. 食盐　　　B. 蜂蜜　　　C. 葱白　　　D. 红糖
9. 宜饭前服用的是（　　）。
   A. 健胃药　　B. 驱虫药　　C. 安神药　　D. 治疟药

二、简答题

1. 发药"五核对"的内容是什么？
2. 简述发药时应交代的煎药方法及服药注意事项。

任务八　代客加工

 任务描述

中医临床用药，常根据治疗上的需要，将药物临时加工制成丸、散、膏、酒等剂型。本学习任务是掌握代客加工的常规煎制方法及代加工项目。

 任务目标

知识目标

1. 识记中药饮片的常规煎制方法。
2. 识记中药房常见代加工项目。

技能目标

1. 能使用煎药机完成中药汤剂代客加工。
2. 能根据顾客需求对中药饮片进行代加工。

思政目标

1. 通过熟悉中药饮片加工方法，传承中医药传统技能，增强中华民族的文化自信。
2. 培养树立"以顾客为本""一切为了顾客"的服务理念。

学习活动 1　代客加工学习认知

【任务引入】

店里进来一位顾客，拿着如图 2-8-1 所示处方，要求帮她代煎中药饮片。你作为一名药店工作人员，对于此方应如何操作？

普通处方

姓名	×××	性别	男	门诊号	××××××××
科别	中医科	年龄	31 岁	日期	××××年××月××日
临床诊断：睡眠障碍，气血亏虚				费别	

×××中医院处方笺

R：
  桂枝（净）18 g   生姜（净）18 g   炒甘草（净）12 g   赤芍（净）18 g
  大枣（净）24 g   龙骨（净）先煎18 g 生牡蛎（净）先煎18 g

7 剂

用法：每日 1 剂，分早晚两次饭后温服，一次 120 mL

医师	×××	审核		金额	
调配		核对		发药	

图 2-8-1　中药处方

任务须知

一、代客加工的定义

代客加工是药师根据医师开具的处方为患者制作汤剂、丸剂、散剂、煎膏剂、酒剂等制剂的加工服务，可满足不同患者的个性化需求。

二、常用代客加工的制剂设备

临方制剂室应安静卫生，空气洁净，无尘土飞扬，无污水及垃圾，有良好的照明、取暖及通风设备。室内应备齐常用的粉碎、搅拌、熬制等制剂设备。要符合国家相关规定。

（一）中药煎煮设备

中药煎煮设备包括煎药用具（煎药机或煎药锅）、包装机（与煎药机相匹配）、饮片浸泡用具、冷藏柜、储物柜等。

（二）临方炮制设备

临方炮制设备包括小型切片机、小型炒药机、小型烘干机、小型粉碎机、消毒锅、标准筛等。

三、临方制剂剂型

（一）散剂

散剂系指饮片或提取物经粉碎、均匀混合制成的粉末状制剂，分为内服散剂和外用散剂。散剂应干燥、疏松、混合均匀、色泽一致。

（二）煎膏剂

煎膏剂（膏滋）系指饮片加水煎煮，滤汁去药渣，药汁加热浓缩后，加糖、炼蜜等辅料,煎炼收膏而制成的稠厚半流体制剂,如图2-8-2所示。煎膏剂按加工方法可分为水膏、素膏和荤膏。清膏:药汁加热后浓缩即可,不放任何其他辅料,也称水膏。素膏:将糖、炼蜜等植物性辅料加入清膏中收膏,也称糖膏、蜜膏。荤膏:素膏中加入动物类胶,如阿胶、龟甲胶、鹿角胶等辅料熬炼收成的膏。煎膏剂具有浓度高、体积小、效果显著、剂型稳定、服用方便、口感良好等诸多优点。煎膏剂应呈稠厚的半流体状,无焦臭等异味,无糖的结晶析出。

(三)蜜丸

蜜丸系指饮片细粉以炼蜜为黏合剂制成的丸剂。其中每丸质量在0.5 g及以上的称为大蜜丸,每丸质量在0.5 g以下的称为小蜜丸。蜜丸采用塑制法制备,除另有规定外,蜜丸外观应圆整,大小、色泽应均匀,无粘连现象,所含水分不得超过15.0%。

(四)水丸

水丸系指饮片细粉以水(或根据制法用黄酒、醋、稀药汁、糖液、含5%以下炼蜜的水溶液等)为黏合剂制成的丸剂,如图2-8-3所示。水丸通常采用泛制法制备,除另有规定外,水丸外观应圆整,大小、色泽应均匀,含水分不得超过9.0%。

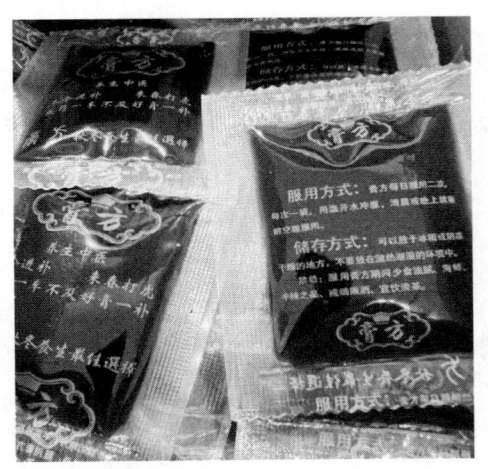

图2-8-2 煎膏剂

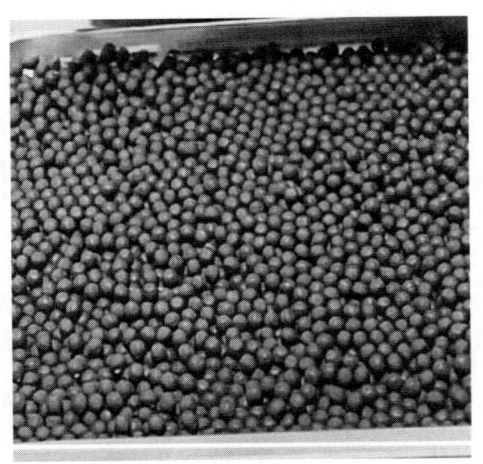

图2-8-3 水丸

四、代客煎药

(一)代客煎药的工作内容

煎药室的主要工作是代客煎药,其任务是领药、煎药、装药、送药。煎药员在完成这些任务时,需要仔细核对处方与"煎药室领(送)药记录本""煎药处置单""煎药袋标签"等煎药凭证,做到六查五对。六查即查姓名、性别、年龄、科别、门诊号或住院号、现金收讫章或住院收讫。如发现疑问及时与调剂人员联系,确认无误后签名收药、发药,并注明签收与签发时间。五对即对剂数、每剂煎药袋数、每袋装药量、特殊煎煮药物、取药约定时间。

（二）煎药机的类型

目前市场上的中药煎药机主要有单体煎药机（见图2-8-4）、煎药包装一体机、单循环煎药机、双循环煎药机、常压煎药机、微压煎药机等多种类型。

煎药包装一体机是代客煎药的常选设备，其机身上半部分为煎药机，下半部分为包装机。有1+1型、2+1型（见图2-8-5）、3+1型等多个煎药机配1个包装机的不同类别，整体体积小，外观美观，操作方便。

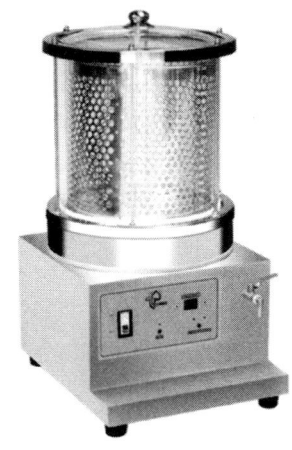

图2-8-4 单体煎药机

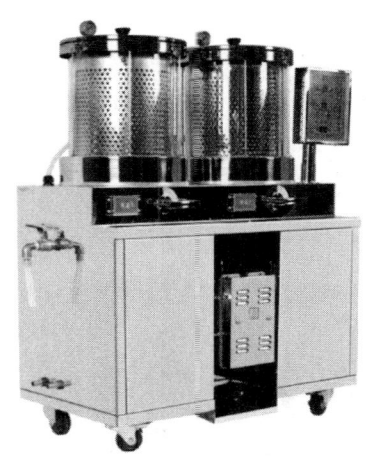

图2-8-5 2+1型煎药包装一体机

（三）煎药机的操作步骤

1. 检查

检查工作场所、设备、器具是否符合要求，水、电供给是否正常，煎药机运行是否正常。检查清洗煎药机内部污物、异物等，排尽清洗水。关闭所有阀门。

2. 装袋

将调配并复核后的中药饮片装入干净的煎药袋，用棉线扎紧袋口。注意每个药袋的装药量最多不超过容积的2/3，饮片中的大枣应破开或去核、生姜应切片后再装入煎药袋，不得整个放入，需要包煎、先煎、后下、另煎的饮片要分别装入不同的煎药袋，不能与群药相混。

3. 泡药

将装入饮片的煎药袋放入专用的泡药桶，加水进行浸泡。浸泡应当使用符合国家卫生标准的饮用水，时间一般不少于30分钟，浸泡过程中应搅动或挤压饮片1~2次，使之充分被水浸泡。浸泡的用水量应为饮片吸水量、煎煮过程中蒸发量及煎煮后所需药液量的总和。花、全草类饮片和解表药等可酌减水量，吸水性强的饮片或煎煮时间较长的滋补药等应适当增加水量。浸泡容器的容积应与饮片量匹配，加水量按经验估量一般以浸没煎药袋2~5 cm为宜，或按所需药液总量的1.2~1.5倍量加水。注意泡药容器要清洁；先煎、后下的煎药袋用另外的容器分开浸泡；若有毒性、烈性中药，应在泡药用具上作出明显标记；将所泡药的处方夹在泡药桶上。

4. 煎药

（1）将泡好的饮片和浸泡液倒入煎药机的煎药锅中，并将药方夹在煎药机上。

（2）盖紧锅盖，接通电源，按模式转换键，分别设定煎煮所用的火力与时间，开始煎药。

（3）到设定时间后，煎药机自动切断加热盘电源，运行指示灯灭，煎药结束。

（4）待药煎好后，先打开排气安全阀门，适当减压，再打开排药液阀门，药液通过排液软管注入包装机药罐内。注意在排药液过程中，同时转动挤压装置，挤出煎药袋中的残余药液。

（5）取出药渣，检查药渣是否煎透。如果药渣已煎透将其放入专用桶内。设定包装机的包装袋数和每袋包装量，转动出液阀门手柄使其完全打开，接着启动包装机的运行开关，开始包装，如图2-8-6所示。煎药剂量根据患者年龄确定，一般儿童每剂100~300 mL，成人每剂300~400 mL，每剂分两份等量分装。不同剂量的包装袋如图2-8-7所示。处方对剂量另有要求的应遵医嘱。

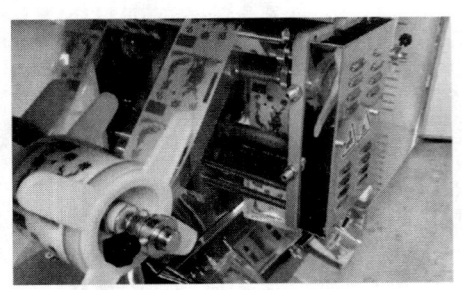

图2-8-6 包装环节

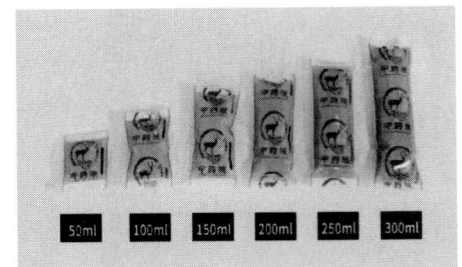

图2-8-7 不同剂量的包装袋

凡有先煎、后下、包煎、另煎、烊化、煎汤代水等特殊要求的，应当按规定或医嘱操作并作好原始操作记录。

5. 晾药

（1）晾药要在通风、凉爽、无污染、无灰尘的地方。

（2）药晾好以后，要核对数量，同处方一起装入塑料袋中。

6. 清场

（1）将适量清水倒入煎药锅内，用干净软布擦洗锅内壁、锅盖和密封圈，开启排废液阀门，排尽污水，关闭阀门。注意不能用掉丝、掉毛的清洗工具清洗，电器控制部分不能用水清洗。

（2）再次加适量清水至煎药锅内以冲洗管道，打开排废液阀门、排药液阀门，排净废液后关闭所有阀门与电源。

（3）清洗煎药袋，检查是否有余留药渣，并检查煎药袋是否破损，有破损及时缝合或更换。

（4）煎煮过毒性、烈性、具特殊气味饮片的煎药袋，应反复冲洗，必要时用清水煎煮。

（5）清扫、清洗的设备与用具定期做消毒处理。

（6）将清扫、清洗、消毒设备与用具放在专用场所，并妥善保管。

7. 填写记录

煎药室应有记录煎药操作环节的相关表格,工作人员应及时填写,并保持其整洁、真实、完整。

(四)使用煎药机的注意事项

1. 为保证人身安全,煎药机必须做好接地保护。
2. 清洗过程中,不能用水清洗电器控制部分。
3. 每次煎药关锅盖前,应仔细检查密封圈,保证密封圈能正确安装在槽内。
4. 拧紧煎药机锅盖把手时,要对角均匀加压,以防锅盖变形。
5. 在煎药过程中严禁打开排废液阀门,防止人员烫伤。
6. 打开锅盖前,必须打开排气安全阀门,降低锅内压力。
7. 每锅药煎好后,要清洁锅盖与密封圈的接触面,防止残留药液粘起密封圈。
8. 煎药机煎药时必须专人专管,切忌干烧,损坏加热元件;玻璃筒体者在中途加水时,需避免冷水碰到玻璃壁,以防破裂。
9. 煎药过程中,若煎药袋破损,一定要把锅内药渣清洗干净后再进行下一步操作。防止残渣造成堵塞。
10. 注意有些型号的煎药机若在上一次工作中未达到设定时间,下次再煎药时应先关闭电源开关,使计时器清零。否则机器自动累计计时,到达时间后自动停机。

【任务分析与指导】

接待代煎药物时需注意以下几个方面。

1. 和顾客确认煎药方法

要与顾客确认煎药方法,尤其是特殊煎法,防止双方信息不一致产生误会。

2. 注意需特殊处理的饮片

此处方中龙骨和生牡蛎应先煎;大枣应破开或去核,生姜应切片后再装入煎药袋,不得整个放入。

3. 处方对剂量有要求的应遵医嘱

每剂分两份等量分装,每包 120 mL。

学习活动2 代客加工实训考评

 任务实训

采用情景模拟方式,扮演药店工作人员,根据中药饮片代客加工流程,依照表2-8-1所列实训项目和要点实施代客加工任务实训,将相关知识摘要或过程记录填入表内。

表2-8-1　　　　　　　　　　　代客加工实训记录

项目	实训要点	药店工作人员（学生姓名）
		知识摘要/过程记录
实训准备	1. 检查煎药机、小型粉碎机、包装机等设备是否配备齐全并能正常使用 2. 准备若干张需代客加工的处方及所用饮片 3. 准备工服（白大褂）、签字笔	
煎药记录	日期	
	科别	
	加水量（mL）	
	浸泡时间	
	煎煮时间	
	药液煎出量（mL）	
	特殊煎煮	
	煎药付数（剂/袋）	
	煎药人	
	取药人	
备注		

实训考评

依照表2-8-2对代客加工任务实训完成情况进行考评，考查能否根据操作流程在规定时间内完成此项工作。

表2-8-2　　　　　　　　　　　代客加工实训考评

考核内容	考核要求	考核标准	配分	得分
实训准备	准备实训过程中使用的材料、设备和工具	1. 未检查煎药机、小型粉碎机、包装机等设备是否配备齐全且能正常使用，扣7分 2. 未检查饮片是否变质，扣7分 3. 未准备签字笔、代客加工实训记录表，扣2分	16	
职业形象	仪容、仪表、仪态规范	1. 仪容不整洁，扣2分 2. 未穿工服（白大褂），扣2分	4	
煎药机的使用	煎药机的规范操作流程	1. 未严格遵守煎药操作规程，扣10分 2. 加水量不当，未得到适量药液，扣10分 3. 未恰当掌握浸泡时间与煎煮时间，扣10分 4. 未正确处理特殊煎煮饮片，扣10分 5. 未做到"六查五对"，扣10分 6. 未按时完成煎药（如急煎药物应在2小时内完成），扣10分 7. 未正确使用内服中药与外用中药包装袋，扣10分	70	
填写记录	规范、准确填写实训记录	未能规范、准确填写煎药记录表中各项内容，每项扣1分，共10分	10	
		合计	100	

【学习拓展】

煎药室的工作制度

1. 煎药室应由具备一定理论水平和实际操作经验的中药师具体负责业务指导、质量监督及组织管理工作。
2. 煎药室应有工作制度和相关设备的标准化操作程序，工作制度和操作程序应当装订成册并张挂在煎药室的适宜位置，严格执行。
3. 煎药人员应当身体健康，每年进行体检并建立健康档案。
4. 煎药人员需穿工作衣、戴工作帽，做好个人卫生与室内卫生。
5. 煎药用水应当为符合国家卫生标准的饮用水，浸泡时间一般不少于30分钟。
6. 内服与外用药分开操作，外用药需用专用煎药机进行煎煮。
7. 煎药室对于急煎中药必须优先煎药，保证急煎中药在2小时内完成煎煮与包装。
8. 煎药人员需按照标准化操作程序进行煎煮。特殊煎法如另煎、烊化需人工操作。
9. 饮片煎煮好后包装打带需认真复核处方信息，检查标签、煎药袋数、每袋容量与处方要求是否相符，外用与内服包装袋是否使用正确，有无漏包、标签脱落等情况。
10. 煎药人员需保存药渣24小时，以备必要时查对。
11. 煎药人员需坚守工作岗位，防止药汁煎干，保证药汁质量。
12. 煎药人员需完整真实地填写煎药相关记录。
13. 煎药人员需学习安全、防火、防盗知识，做好安全保工工作。

思考与练习

一、选择题

1. 中药代客加工的类型不包括（　　）。
 A. 饮片代煎　　　　　　　　B. 中药材切片
 C. 中药材或饮片粉碎　　　　D. 中药深加工
2. 下列不属于代客煎药的操作步骤的是（　　）。
 A. 粉碎　　　B. 检查　　　C. 装袋　　　D. 泡药
3. 下列不属于六查项目的是（　　）。
 A. 民族　　　B. 姓名　　　C. 性别　　　D. 科别
4. 儿童煎药剂量一般每剂为（　　）mL。
 A. 100～300　　B. 200～400　　C. 200～600　　D. 300～400
5. 每个煎药袋的装药量最多不超过容积的（　　）。

A. 1/2　　　　　B. 2/3　　　　　C. 2/5　　　　　D. 1/3

6. 煎煮加水量以浸没煎药袋（　　）为宜。

A. 1~2 cm　　　B. 2~5 cm　　　C. 3~4 cm　　　D. 5~6 cm

7. 打开煎药机锅盖时，应（　　）。

A. 先打开排气安全阀门，降低锅内压力

B. 直接打开锅盖

C. 先打开排废液阀门

D. 用力掰开锅盖

8. 大蜜丸的质量为（　　）。

A. 0.1~0.2 g　　B. 0.2~0.3 g　　C. 0.3~0.4 g　　D. 0.5 g及以上

9. 下列不符合临方制剂室要求的是（　　）。

A. 尘土飞扬　　　B. 安静卫生　　　C. 良好照明　　　D. 空气洁净

10. 下列特殊煎煮的方法错误的是（　　）。

A. 先煎的饮片应在煮沸15~30分钟后，再放入其他饮片同煎

B. 后下饮片无须浸泡

C. 包煎的饮片装入专用包煎袋，扎紧后与其他饮片同煎

D. 煎汤代水类饮片先煎15~25分钟后，过滤、去渣、用药汤代水，再煎其他饮片

二、简答题

1. 煎膏剂按加工方法可分为哪几类？
2. 简述煎药机的操作步骤。

任务九

医药行业中药调剂员国赛综合训练

 任务描述

为激励更多劳动者特别是青年一代走技能成才、技能报国之路，培养更多高技能人才和大国工匠，促进我国就业创业高质量发展，中国医药教育协会、中国就业培训技术指导中心共同主办了全国医药行业特有职业技能竞赛，大赛每两年举办一次。本学习任务按照第七届全国医药行业特有职业技能竞赛中药调剂员赛项的要求，熟悉国赛的比赛流程和操作规范，并完成中药饮片处方调剂工作任务。

 任务目标

知识目标
1. 熟知国赛中关于中药处方审核的具体要求。
2. 熟知国赛中关于中药处方调配的操作规范和具体要求。

技能目标
1. 能按国赛要求指出所给处方的不合理之处。
2. 能按国赛要求完成12味药处方一方三剂的调配任务。

思政目标
1. 通过学习国赛饮片调剂的流程及要求，培养劳模精神、劳动精神和工匠精神。
2. 通过国赛饮片调剂的实训练习，提升职业自豪感和责任感。
3. 通过国赛饮片调剂的实训考核，培养严谨敬业的工作作风。

学习活动1 医药行业中药调剂员国赛学习认知

【任务引入】

经过一段时间的刻苦学习，小张将代表单位参加全国医药行业特有职业技能竞赛中药调剂员赛项的比赛，其中中药饮片调剂是一个重要考核项目，小张认真学习了竞赛方案，制订练习计划，为竞赛做好准备。

1. 中药处方审核

指出下列处方中存在的10处不规范处，并在处方审查答卷上写明理由或改正。

处方一：

全国医药行业特有职业技能竞赛 中药调剂员 处方笺			普通处方
科别 中医内科　门诊号 HYS202201　××××年××月××日			
姓名　张小兰　性别　女　年龄 40 岁			
临床诊断：痰热郁肺，风湿痹阻			
R：浙贝母 9 g 　　制半夏 12 g 　　生黄芪 10 g 　　白附片 15 g 　　丁　香 3 g 　　茯　苓 10 g 　　桔　梗 10 g	防　风 6 g 竹　茹 10 g 独　活 9 g 干　姜 6 g 党　参 12 g 当　归 9 g 炒薏苡仁 15 g	苍　术 6 g 羌　活 9 g 炙甘草 6 g 细　辛 3 g 白　术 10 g 郁　金 10 g	
			一天一剂，早晚两次温服
医　师：李小晖　　　　剂　数：3			
药　价：　　　　　　　计价人：			
调　配：　　　核　对：　　　发　药：			
			取药号：

处方二：

全国医药行业特有职业技能竞赛 中药调剂员 处方笺			普通处方
科别 中医内科　门诊号 HYS202201　××××年××月××日			
姓名　王小兰　性别　男　年龄 33 岁			
临床诊断：胎动不安，气血两虚			
R：人参^{另煎}9 g 　　熟　地 9 g 　　续　断 6 g 　　牛　膝 6 g 　　太子参 6 g	黄　芪 15 g 当　归 9 g 黄　芩 6 g 肉　桂 5 g 党　参 6 g	白　术 9 g 白　芍 6 g 砂　仁^{包煎}5 g 川　芎 6 g 大　枣 6 g	
			一天一剂，早晚两次温服
医　师：李小晖　　　　剂　数：3			
药　价：　　　　　　　计价人：			
调　配：　　　核　对：　　　发　药：			
			取药号：

2. 中药处方调配

请在 15 分钟内，按照中药处方调配操作规程，完成下列处方的调配工作。

全国医药行业特有职业技能竞赛 中药调剂员 处方笺	普通处方
科别　中医内科　门诊号　HYS202201　××××年××月××日	
姓名　李明　性别　男　年龄　37 岁	
临床诊断：外感风寒，郁化而热	
R：柴　胡 12 g　　　葛　根 15 g　　　甘　草 6 g 　　薄荷^{后下} 5 g　　羌　活 12 g　　　连　翘 9 g 　　黄　芩 9 g　　　　知　母 10 g　　　荆　芥 10 g 　　淡竹叶 9 g　　　桔　梗 5 g　　　　香　薷 6 g 　　　　　　　　　　　　　　　　　　一天一剂，早晚两次温服	
医　师：李小晖　　　　剂　数：3	
药　价：　　　　　　　计价人：	
调　配：　　核　对：　　发　药：	
取药号：	

任务须知

一、中药处方审核

（一）中药处方审核理论考试要求

参赛选手在规定时间内，按要求完成一组所给中药处方的审核（饮片处方无脚注），写出审核出的问题。按照《处方管理办法》（卫生部令第 53 号）、《中药处方格式与书写规范》（国中医药医政发〔2010〕57 号）和审方原则进行审核。

（二）中药处方审核答题卡

中药处方审核答题卡见表 2-9-1。

表 2-9-1　　　　　　　　　　中药处方审核答题卡（样表）

姓名：_____　性别：_____　组别：_____　参赛证号：_____

----------------------密----------------------封----------------------线----------------------

成绩：_____

题号	审核项目	审核结果	得分
处方一	处方书写错误		
	并开药物应付		

· 133 ·

续表

题号	审核项目	审核结果	得分
处方一	重味		
	配伍禁忌		
	妊娠禁忌		
	有毒中药超量		
	特殊处理药物		
	不合理用药		
	其他错误		
	本页合计		

裁判员： 日期：

（三）中药处方审核评分要点

1. 审核处方前记、正文、后记书写是否正确，指出错误。

2. 审核处方用药是否有配伍禁忌。

3. 审核处方用药是否有妊娠禁忌，如有妊娠禁忌，要写出禁忌中药名称及禁忌类别（慎用或禁用）。

4. 指出处方中需特殊煎煮、特殊处理的药物及处理方法。

5. 审核处方中有毒中药的用法用量是否正确。有毒中药品种主要包括《医疗用毒性药品管理办法》中规定的品种和制川乌、制草乌、附子、制半夏、制天南星、制马钱子、细辛等。

6. 注明并开药物及处方应付。

7. 审核是否有重复用药，如有重复用药，明确指出哪味药重复。

8. 指出不合理用药。

（1）药证不符。即用药与患者证候不符。

（2）不合理联用。包括中药饮片与中成药不合理联用、中成药不合理联用、中西药不合理联用等。

二、中药处方调配

（一）中药处方调配考试要求

在规定时间内，按照中药处方调配操作规程，调配1张中药处方（3剂，每剂中药不超过12味）。要求需要单包的小包，要放入大包内一起包扎。

（二）中药处方调配评分要点

1. 正确准备

包括着装，验戥，清洁戥秤、冲筒、台面等。

2. 规范操作

包括审方、上台纸、称量、分剂量、饮片摆放、药物特殊处理、核对、签名、包包、捆扎、清场等。

3. 剂量准确

包括单剂和三剂总质量误差,单剂以误差最大者计分。

4. 熟练快捷

在规定时间内完成,按完成时间计分。

5. 发药交代

核对患者姓名,双手递药,礼貌用语,交代清楚煎煮方法,重点介绍需特殊处理中药的煎煮(处理)方法及注意事项等。

操作程序:调剂前准备→收方(开始计时)→审方→调配→包包→捆扎(捆扎完成,报告完毕,计时结束)→发药→清场。开始计时以裁判口令为准。

【任务分析与指导】

以任务引入为驱动,根据任务须知模拟中药饮片调剂国赛情境,对审方和饮片调剂进行分析与指导。

1. 中药处方审核

处方一:

题号	审核项目	审核结果	得分
处方一	处方书写错误		
	并开药物应付		
	重味		
	配伍禁忌	白附片与制半夏,白附片与浙贝母,丁香与郁金	
	妊娠禁忌		
	有毒中药超量	制半夏超量,应为3~9 g	
	特殊处理药物	白附片未注明特殊处理,应先煎并久煎	
	不合理用药		
	其他错误		
	本页合计		

处方二:

题号	审核项目	审核结果	得分
处方二	处方书写错误	前记性别有误	
	并开药物应付		
	重味		
	配伍禁忌		
	妊娠禁忌	牛膝、肉桂为妊娠慎用药	
	有毒中药超量		

续表

题号	审核项目	审核结果	得分
处方二	特殊处理药物	砂仁特殊处理错误，应为后下	
	不合理用药		
	其他错误	熟地用名不规范，应为熟地黄	
本页合计			

2. 调配

参考表2-9-4要求进行训练。

学习活动2　医药行业中药调剂员国赛实训考评

任务实训

采用情景模拟方式，模拟国赛流程，参照国赛要求，依照表2-9-2所列实训项目和要点实施中药处方审核及调配任务实训，将相关知识摘要或过程记录填入表内。

表2-9-2　　　　　　　　　　中药处方审核及调配实训记录

调配人员		调配时间	
项目	实训要点		知识摘要/过程记录
实训准备	检查处方、中药饮片及相关调剂工具、白大褂、签字笔		
中药处方审核	审核处方有无书写错误、重味、配伍禁忌、妊娠禁忌、有毒中药超量，审核并开药物应付、特殊处理药物及其他不合理之处		
中药处方调配	1. 做好调剂前准备（清场、校戥） 2. 调配前再次审方 3. 持戥姿势正确、逐剂回戥 4. 按序调配、按序摆放 5. 逐味复查并签名 6. 包装美观、结实 7. 发药前核对姓名，发药交代清楚，用语礼貌 8. 调配后清场（调剂台、调剂工具等）		
剂量误差	1. 总剂量误差（±5%以内） 2. 单剂量误差（±5%以内）		
调配时间	15分钟之内完成		

实训考评

依照表2-9-3和表2-9-4对中药处方审核及中药饮片调配实训完成情况进行考评，考查可否模拟国赛情景在规定时间内完成中药处方审核及中药饮片调配实训工作。

表2-9-3　　　　　　　　　　中药处方审核国赛实训考评

姓名：_____　性别：_____　组别：_____　参赛证号：_____

成绩：_____

项目	审核要求	扣分项目	得分
处方格式	1. 处方前记中科别、日期、性别、年龄等是否符合《处方管理办法》中相关规定 2. 处方正文书写是否符合《处方管理办法》中相关规定 3. 处方后记中医师签名、剂数等是否符合《处方管理办法》中相关规定		
配伍禁忌	以《中国药典》（2020年版）为依据，找出处方中不规范之处，如妊娠禁忌、十八反、十九畏等配伍禁忌		
有毒中药	有毒中药的限量以《中国药典》（2020年版）为准，有毒中药品种主要包括《医疗用毒性药品管理办法》中规定的品种和制川乌、制草乌、附子、制半夏、制天南星、制马钱子、细辛等。找出处方中有毒中药用量不规范之处		
特殊处理	指出处方中需特殊煎煮、特殊处理的药物及处理方法，或指出处方中特殊处理错误的药物		
并开药物	指出处方中的并开药物及处方应付		
重复用药	处方中如有重复用药，明确指出哪味药重复		
不合理用药	1. 指出处方中用药与患者证候不符的情况 2. 指出处方中中药饮片与中成药不合理联用、中成药不合理联用、中西药不合理联用等情况		
其他错误	指出处方中其他不规范之处		

处方中若存在以上项目不规范之处，全部找出者，得10分，找错不规范之处或少写一处扣1分

表2-9-4　　　　　　　　　　中药处方调配国赛实训考评

姓名：_____　性别：_____　组别：_____　参赛证号：_____

成绩：_____

项目	评分标准	分值	得分
准备	衣帽洁净，双手洁净不留长指甲。检查戥秤、冲筒等工具是否洁净，清洁调剂台（每项1分）	5	

续表

项目	评分标准	分值	得分
调配	收方，计时开始（以裁判口令为准） 校对戥秤（可在准备时完成，3分）	3	
	审方（审方过程明显2分）、审方后上台纸（1分）	3	
	持戥姿势正确（3分），逐剂回戥（5分）	8	
	按序调配、单味分列、无混杂、无散落、无遗漏、无错配（不按序调配扣5分，称量排放顺序混乱扣4分，药物混杂扣2分，药物撒在台面上未拣回扣2分，药物撒在地上扣2分）	15	
	正确处理"需特殊处理的中药"（特殊处理错误或未单包，未注明或标注错误，如果处方中有2个药，每个扣5分；如果处方中有1个药，扣10分）	10	
	逐味复查：逐味看方对药，认真核对	4	
	处方签名：签名正确	3	
包装捆扎	动作熟练，包扎牢固无漏药，包形美观，捆扎结实，患者姓名朝上将处方捆于包上（每项2分） 报告调配完毕，计时结束	10	
发药交代	核对患者姓名（1分），双手递药，礼貌服务（2分） 交代清楚（重点交代需特殊处理中药的煎煮方法，2分）	5	
清场	清洁戥秤复原（戥砣放戥盘内），清洁冲筒，清洁调剂台，工具摆放整齐（每项1分）	4	
三剂总剂量误差率	≤±1.0% 10分　±1.1%~2.0% 8分 ±2.1%~3.0% 6分　±3.1%~4.0% 4分 ±4.1%~5.0% 2分　>±5.0% 0分	10	
单剂最大误差率	≤±1.0% 10分　±1.1%~2.0% 8分 ±2.1%~3.0% 6分　±3.1%~4.0% 4分 ±4.1%~5.0% 2分　>±5.0% 0分	10	
调配时间	≤13分钟 10分　13.1~14分钟 6分 14.1~15分钟 3分　>15分钟 0分	10	
否决项	配错药、缺味或多配药，整个中药处方调配项目0分		

模块三

中成药调剂

任务一

中成药调剂操作流程

 任务描述

中成药具有历史悠久、应用广泛、副作用小、安全有效且服用方便等多种优点。本学习任务是学习中成药调剂工作制度,掌握审方、计价、调配、复核和发药程序,达到能够为患者提供正确的中成药,指导患者正确使用中成药,确保患者用药安全有效的目的。

 任务目标

知识目标
1. 识记中成药处方审方的主要内容。
2. 识记中成药处方调配的操作过程。
3. 识记中成药处方复核的注意事项。
4. 识记中成药处方发药交代的主要内容。

技能目标
1. 能严格执行"四查十对",认真审核处方。
2. 能快速、准确调配药品。
3. 能做好发药交代和用药指导。
4. 能完整地完成中成药处方调配流程。

思政目标
1. 通过细致严谨的审方、复核实训练习,形成严谨认真的工作作风。
2. 通过中成药调剂的实训考核,培养实事求是的职业精神。

学习活动1 中成药处方调剂学习认知

【任务引入】

黄某,女,45岁,某学校食堂工作人员,在省中医院某内科中医师处开具了一张治疗风湿病的中成药处方。黄某拿着该处方来中成药房领取药品,你若作为药房工作人员,应如何做好中成药处方调剂工作?

 任务须知

一、审方

中成药审方是药师综合运用中医学基础、中药学、方剂学、中药制剂技术及药事管理与法规等知识,对中成药处方、医嘱的有效性和合理性进行审核、判断和干预的过程,是保证患者用药安全、有效的重要药学服务措施。

处方审核的主要内容如下。

(一)审核中成药处方的药名、剂型、剂量和用法

1. 审核药名

审核药名是指药师对处方用药与临床诊断相符性的审核(即对证用药),有助于发现潜在的用药错误。审核的方法是药师仔细阅读药名,判断药名书写是否规范、正确,是否与临床诊断相符。

2. 审核剂型

同一中成药一般有多种剂型,其用法用量也有差别。剂型对药物的吸收和疗效有很大影响,审核时要仔细阅读处方,找出是否有漏写剂型的现象,并且判断选用的剂型与给药途径是否相符。只有选用合适的剂型与正确的给药途径,才能保障药物的有效性和安全性。药师审核处方时应特别关注静脉注射与肌内注射的给药途径有无混淆,以及注射剂用于口服、外用等不合理用药行为。

3. 审核剂量和用法

临床用药是千变万化的,根据患者病情轻重、病势缓急、病程长短、体质强弱、发病季节等不同,医师可以酌情增减用量。但剂量的确定要适中,剂量过小,病重药轻达不到治疗目的;剂量过大,则损伤正气或造成不必要的浪费,总之应以安全有效为目的。审核方法是将处方中药品剂量与药品说明书中该药品的用量对比,若一致,说明剂量合理。若发现超出说明书推荐的用量,则有效性或安全性没有保障,应与处方医师联系确认,特殊情况需要超剂量使用时,处方医师应当注明原因并再次签名。审核剂量时,应特别注意儿童患者。一般情况下3岁以下儿童可服1/4成人量,3~5岁的儿童可服1/3成人量,5~10岁的儿童可服1/2成人量,10岁以上儿童用药剂量与成人量相差不大。

正确的用法是保障药品药效、降低不良反应的重要因素。药师审方时应注意饭前服、饭后服等给药方法,药物每日服用次数是否与说明书的用法相符。若不相符,则需要联系处方医师沟通修改,且处方修改处要有医师签名。

(二)审核中成药的合理联用

中成药在临床具体应用中,常需采用联合应用的用药形式,其目的是适应复杂病情、增

强药效、满足某些疾病在治法上的特殊需要或降低毒性。因此，安全、有效、合理地使用中成药，必须掌握中成药的配伍规律。

1. 审核中成药之间的配伍应用是否合理

审核中成药之间配伍是否合理时，应注意以下三点。第一，配伍应用的中成药是否有增强原有药物疗效的作用。第二，中成药之间的配伍应用是否适应复杂病情的需要。第三，中成药之间的配伍应用是否适应治法的特殊需要。对某些特殊疾病，常需要采用内服与外用相结合的治疗方法。

2. 审核中成药与西药之间的配伍应用是否得当

药师进行中西药联用处方审查时，应注意以下三点。第一，中西药配伍后是否起协同增效的作用。第二，中西药配伍后能否降低药物的毒副作用。第三，中西药配伍后是否可以降低用药剂量。

（三）审核中成药的用药禁忌

中成药用药禁忌是中医保证临床安全用药的经验总结，它包括配伍禁忌、妊娠禁忌、证候禁忌及服药饮食禁忌四大部分，处方审核时需要检查是否有前三项用药禁忌。

1. 审核中成药的配伍禁忌

配伍禁忌是指有些药物相互配合使用后能产生毒性或降低疗效。药师若发现处方用药有配伍禁忌，应尽量避免合用，请医师另换其他药物。审核中成药配伍禁忌时，应注意以下三点。

（1）配伍的中成药中是否含有"十八反""十九畏"中的药物。如舒筋活络的大活络丸、天麻丸、人参再造丸等均含有草乌或附子，而止咳化痰的川贝枇杷糖浆、蛇胆川贝胶囊、通宣理肺丸等分别含有川贝母、半夏，依据配伍禁忌原则，若将上述两组药合用，草乌、附子与川贝母、半夏当属相反配伍。

（2）是否增加了中成药中有毒药物剂量。功效相似的中成药往往有一种或几种相同的药物。因此，联用将会增加某一种或几种药物的剂量。如大活络丹与天麻丸两者均含附子，又如朱砂安神丸与天王补心丹两者均含朱砂，合用均会增加有毒药物的服用量，加大患者产生不良反应的风险。

（3）是否存在某些药物的相互作用。如含麻黄的中成药忌与降血压的中成药如复方罗布麻片、珍菊降压片、牛黄降压丸等合用，因麻黄中麻黄碱的化学结构与肾上腺素相似，能直接与肾上腺素受体结合，同时还能促使去甲肾上腺素能神经末梢释放递质，从而使血管收缩、血压升高。

2. 审核中成药的妊娠禁忌

某些中成药具有损害母体及胎元以致引发流产的副作用，所以被列为妊娠禁忌药物。根据药物对母体及胎元损害程度的不同可分为妊娠禁用药与妊娠慎用药两类。妊娠禁用药有紫金锭（含有麝香、朱砂、雄黄）、血府逐瘀胶囊（含有活血行气之品）等。妊娠慎用药有牛黄上清丸（含有大黄）、木香分气丸（含有枳实）等。

在审方时，若患者为孕妇，药师要仔细阅读中成药使用说明书中是否标注该药是妊娠慎用或禁用药。凡禁用药在妊娠期绝对不能使用，慎用药可根据患者体质及病情需要审慎使用，避免发生医疗事故。

3. 审核中成药的证候禁忌

每种中成药都有其特定的功效和适用范围，主治相应的病证，因此临床用药亦有所禁忌，称证候禁忌。凡药不对证，即药物的性能功效与所治疗疾病的病证相悖，有可能导致病情加重、恶化者，原则上都属于禁忌范围。若患者面青身凉，苔白脉迟，属于寒闭神昏，应当禁用清热开窍的安宫牛黄丸。药师审方时应仔细阅读药品说明书，严守病机，审因论治，辨证用药，患者自行购用中成药时，也必须搞清药物功效、主治病证、禁忌病证后，才能购用。由此可见，正确使用中成药必须坚持辨证用药原则，注意证候禁忌。药师审方时要把好关，确保患者用药安全有效。

（四）审核处方前记和后记

完整的处方包括处方前记、正文和处方后记三部分。这三部分的完整性是处方审核的内容之一，同时也影响药师对处方适宜性的审核。处方正文部分（包括药品名称、剂型、规格、数量、用法用量）按前述方法审核。现分述处方前记和后记的审核方法。

1. 处方前记

处方前记包括医疗机构名称、费别、患者姓名、性别、年龄、门诊号或住院病历号、科别或病区和床位号、临床诊断、处方开具日期等。处方前记审核是了解处方来源、处方开具日期及患者基本情况的关键，药品的选用、配伍、用法用量与患者的病情、年龄、性别等基本情况有密切的关系。审核方法是仔细阅读处方前记各项内容，注意各项内容是否填写清晰、完整、正确，有无涂改现象，涂改处是否有医师签名。特别注意患者年龄应当填写实足年龄，新生儿、婴幼儿写日、月龄，必要时要注明体重。如有不符合规定的处方，应及时退回医师并修改。

2. 处方后记

处方后记包括医师签名，药品金额，审核、调配、核对、发药药师签名。审核方法是仔细阅读处方后记各项内容，查看是否有医师的手签名（并要求签名应与院内药学部门留样备查的式样一致）或加盖专用签章。

药师按上述四项内容对处方进行审核，各项规定均符合的，则判为合格处方，应立即对其进行调配。若有不符合规定的情况出现，则判为不合格处方，需要退回处方医师进行修改后方可进行调配。

二、计价

目前，大多数医院和药店都可用计算机联网，医生在计算机上开具的处方，自动传到收费处，自动计价。所以，患者从医师处拿到处方后，可直接到收费处缴费。

有些社区医院和药店没有计算机联网设施或处方管理系统，药品计价（划价）工作由药房负责。人工计价要求计价准确。计价完成后交由患者到收费处缴费，缴费后凭处方及缴费凭证到药房取药。

三、处方调配

（一）处方调配操作

1. 再次核查处方，确认是合格处方方可进行调配。
2. 准确调配药品

（1）按顺序逐一调配药品，注意每次调配好一种药品后再调配下一种药品，避免混淆。

（2）药师调剂处方时必须做到"四查十对"：查处方，对科别、姓名、年龄；查药品，对药名、剂型、规格、数量；查配伍禁忌，对药品性状、用法用量；查用药合理性，对临床诊断。

（3）正确书写、粘贴用药标签，注明患者姓名和药品名称、规格、用法用量、包装数量。

（4）粘贴标签时应注意避免遮挡原药品包装上的重要信息，如药品名称、规格及有效期等。

（5）药师在完成处方调配后，应在处方下方药师签名处签字。

（二）中成药的说明书

药品说明书应当包含药品安全性、有效性的重要科学数据、结论和信息，用以指导安全、合理使用药品。药品说明书的具体格式、内容和书写要求由国家药品监督管理部门制定并发布。药品说明书必须经国家药品监督管理部门核准。

根据《药品说明书和标签管理规定》和《处方药与非处方药分类管理办法》，为做好药品说明书规范工作，国家药品监督管理部门组织制定了《化学药品非处方药说明书规范细则》《中成药非处方药说明书规范细则》及《中药、天然药物处方药说明书格式》《中药、天然药物处方药说明书内容书写要求》《中药、天然药物处方药说明书撰写指导原则》。

（三）中成药的包装标签

药品的标签是指药品包装上印有或者贴有的内容，分为内标签和外标签。药品内标签指直接接触药品包装的标签，外标签指内标签以外的其他包装的标签。药品的内标签应当包含药品通用名称、适应症或者功能主治、规格、用法用量、生产日期、产品批号、有效期、生产企业等内容。包装尺寸小无法全部标明上述内容的，至少应当标注药品通用名称、规格、产品批号、有效期等内容。药品外标签应当注明药品通用名称、成分、性状、适应症或者功能主治、规格、用法用量、不良反应、禁忌、注意事项、贮藏、生产日期、产品批号、有效期、批准文号、生产企业等内容。适应症或者功能主治、用法用量、不良反应、禁忌、注意事项不能全部注明的，应当标出主要内容并注明"详见说明书"字样。用于运输、储藏的包装的标签，至少应当注明药品通用名称、规格、贮藏、生产日期、产品批号、有效期、批准文号、生产企业，也可以根据需要注明包装数量、运输注意事项或者其他标记等必要内容。对贮藏有特殊要求的药品，应当在标签的醒目位置注明。

根据《药品说明书和标签管理规定》第三条，药品标签的内容不得超出说明书的范围，不得印有暗示疗效、误导使用和不适当宣传产品的文字和标识。如"××省专销""原装正品""进口原料""驰名商标""专利药品""××监制""×总经销""××总代理"等字样。

四、复核

复核是指由另一名药师对所调配的处方中药品做一次全面的检查,以防出现调配差错,复核的内容主要有以下几方面。

1. 核对所调配药品包装及标签上注明的药品名称、规格、剂型与处方所开具的药品名称、规格、剂型的一致性,特别要注意名称相似、包装相似、多种规格、多种剂型的易混淆药品的正确辨识和调配。

2. 核对所调配药品包装及标签上注明的用法用量与处方所开具药品的用法用量的一致性。

3. 核对药品性状、包装外观及标签的完好性,确保所调配药品的质量合格。发现药品标签不清或缺损、包装松动变形污染、颜色改变、性状变化或出现异样时,一律严禁调配发药,并将其按质量问题报告和处理。

4. 核对所调配药品数量与处方所开具药品数量的一致性。

5. 核对药品的有效期,确保发出的药品在患者处方治疗周期内是有效的。

五、发药

（一）发药的要点及方法

1. 发药药师在发药前必须询问患者姓名,并核对确认与处方患者姓名一致,以确保药品发放正确。

2. 发药药师按照处方核对药品的同时,需将药品逐盒交付患者并叮嘱患者核对包装数量等。

3. 发药药师需核对处方与药品标签注明的用法用量是否一致,并且在发药时向患者交代用法用量等。

4. 最后询问患者是否已明白所用药品的正确贮藏和使用方法,必要时发放补充的药品提示信息,提示药品使用注意事项。

5. 药师在完成发药后,应在处方下方药师签名处签字,并将处方按规定办法归档储存。

（二）中成药的用法

1. 中成药的内服方法

一般中成药均以温开水送服,但有的中成药用配伍适当的"药引"送服,以增强疗效或起协同作用。有的中成药需要含服,将药物含于口中,使其缓缓溶解,然后再咽下。此法多用于治疗咽喉肿痛的中成药,如西瓜霜润喉片,可迅速发挥消肿止痛之效。根据病情需要,有时也可将中成药入汤剂煎煮以增强疗效,如六一散、益元散等。

2. 中成药的外用方法

中成药的品种繁多,用法各异。一般外用药不可内服,特别是含有毒性药物的外用药,更应注意，以免发生事故。即使有的中成药既可内服，又可外用，在临床使用时，也必须注意其用法用量，确保用药安全有效。

（1）涂患处。洗净患处后直接涂抹药物，如紫草膏、獾泪搽剂、癣湿药水等。外用油、膏、水剂多用此法。

（2）贴患处。将膏药加热烘软后贴敷患处，如狗皮膏；或直接贴于患处，如伤湿止痛膏。

（3）调敷患处。将药物用适当的液体调成糊状，敷布于患处，使药物直接接触患处，达到治疗目的。常用的液体辅料有白酒、醋、香油、茶水等。如治跌打外伤的舒筋活血定痛散、五虎散，用白酒调成糊状，敷于患处，取酒活血通经、疗伤止痛之效。治痈肿疮毒的紫金锭、蟾酥锭，用醋研成糊状敷于患处。用茶水调敷如意金黄散，取茶叶解毒消肿之效。

（4）撒布患处。将药粉直接撒布于患处，如生肌散、复方珍珠散等。外用散剂多采用此法。

（5）吹布患处。用小纸筒装少许药粉（多为散剂），吹之使其散布于患处，如吹耳的红棉散，治耳道流脓；吹牙龈的冰硼散，治口腔糜烂、牙龈肿痛等。

3. 特殊剂型中成药的服用方法

（1）滴丸剂。主要供口服用，多用于急重症，如冠心病、咳嗽、急慢性支气管炎等，达到速效、高效的目的。

（2）栓剂。根据施用腔道的不同，栓剂分为直肠栓、阴道栓和尿道栓。直肠栓为鱼雷形、圆锥形或圆柱形等，如麝香痔疮栓、前列通栓、盆炎清栓等；阴道栓为鸭嘴形、球形或卵形等，可分为普通栓和膨胀栓，如宫颈癌栓、消糜栓等；尿道栓一般为棒状。栓剂可克服口服剂型可能对胃肠道的刺激和可能发生的肝脏首过效应，具有全身或局部治疗作用。

（3）软膏剂或乳膏剂。软膏剂或乳膏剂的使用应注意以下几点：涂敷前将皮肤清洗干净；有破损、溃烂、渗出的皮肤一般不应涂敷；涂敷部位有烧灼感或瘙痒、发红、肿胀、出疹等反应，应立即停药，并将药物洗净；不宜涂敷于口腔、眼结膜。

总之，中成药的特殊剂型较多，在应用时应针对患者体质、病情不同，根据防治疾病的需要，结合不同剂型的作用特点合理选用。急重症患者适宜选用注射剂、气雾剂、舌下含片、滴丸等，以达到起效迅速的目的；皮肤病患者适宜选用软膏剂、涂膜剂、搽剂、洗剂等局部使用制剂并配相应的内服剂型；腔道疾病患者适宜选择栓剂、膜剂、灌肠剂等局部使用制剂，疗效更佳；五官科疾病患者适宜选用滴眼剂、滴鼻剂等。

（三）中成药使用的注意事项

除医师临床使用外，广大患者也可自行购买非处方中成药使用，因此，必须掌握中成药的使用注意事项。中成药使用的注意事项包括证候禁忌、配伍禁忌、妊娠禁忌和饮食禁忌四方面及儿童、老年人、运动员等特殊人群用药。证候禁忌、配伍禁忌、妊娠禁忌的内容详见前述"审核中成药的用药禁忌"，现重点介绍饮食禁忌和儿童、老年人、运动员用药注意事项。

1. 饮食禁忌

在服用中成药治疗疾病期间，不宜同时进服某些食物，称为"饮食禁忌"，又称"忌口"。由于病性、药性和食性的不同，不同的疾病，其饮食禁忌各不相同。具体来说，在服药期间，不宜吃与药性相反或影响治疗的食物。

（1）阳热证患者应忌辛辣油炸及温补性食物和烟、酒等刺激性之品。

（2）阴寒证患者应忌食生冷瓜果、清凉饮料等寒性食物。

（3）肾病、淋病患者，应忌食盐过多和酸辣太过的刺激性食物。

（4）脾胃虚弱、胃脘疼痛、消化不良、泄泻等证患者，应忌食生冷寒滑、油炸坚硬、黏腻壅滞、阻塞气机的食物。

（5）湿热黄疸、肝郁胁痛、肝阳眩晕、癫痫发狂等证患者，应忌食肥甘、动物脂肪、内脏及胡椒、辣椒、大蒜、白酒等辛热助阳、蕴湿积热之品。

（6）痰热咳嗽、肺痈吐脓、痨嗽咳血的患者应忌食鱼肉、辛辣、油腻、甜黏食物及烟酒等刺激性之品，以免助火生痰。

在注意饮食禁忌的同时，也可以根据病性、食性，恰当选择食物，以增强疗效、促进康复。如风寒感冒者，宜食生姜、葱白等，以助散寒解表；风热感冒者，宜服淡豆豉、菊花、茶叶等，以助疏散风热；寒痰湿痰、咳嗽气喘者，宜食柿子、橘子、乌梅、核桃仁、干姜等，以助燥湿化痰、宣肺化饮、止咳平喘。

2. 儿童、老年人和运动员用药注意事项

儿童、老年人生理功能不同于成年人，药物在体内的吸收、分布、代谢和排泄过程与成年人有差异，会影响到用药的安全性和有效性。儿童应根据体重或年龄计算用药剂量，尽量缩短用药疗程，避免滥用滋补类药物和注射液，尽量避免使用含有毒性成分的中成药。老年人因自身器官逐渐衰老，对药物的代谢、排泄减慢，应避免使用对肝、肾有损害的药物。运动员因其职业的特殊性，对含有兴奋剂成分的药物应避免使用。国家食品药品监督管理局2008年公布了"含兴奋剂目录所列物质的中药品种名单"，含有相应品种的中成药说明书中均已标明"运动员慎用"的警示语，运动员应避免使用这些中成药。

总之，药师在审方时要注意判断处方用药是否存在配伍禁忌、妊娠禁忌和证候禁忌，若存在这些禁忌，应禁止调配处方，退回处方医师处进行修改，以确保患者用药安全、有效。发药时，要交代患者服用的药物有哪些饮食禁忌，根据病情的特点最好选择何种食物来提高疗效。若是患者自行购买非处方中成药，使用前应仔细阅读药品说明书，严格按说明书中的功能主治、用法用量及使用注意用药，确保用药的安全性和有效性。

【任务分析与指导】

以任务引入为驱动，根据任务须知模拟药房实际工作情境，对顾客用药进行指导。

药师：您好，请问有什么可以帮到您？

患者：您好！我领取一下药品。

药师：您是黄某，年龄是45岁对吗？

患者：是的。

药师：这是您的药，处方上写的是1盒木瓜丸，服用方法是饭后口服。一次30丸，一日2次。放常温下保存即可。请您领取。

患者：好的，谢谢！

药师：请慢走，祝您早日康复！

学习活动 2　中成药处方调剂实训考评

 任务实训

采用情景模拟方式，同学之间交替扮演药品销售人员和顾客，依照表 3-1-1 所列实训项目和要点实施中成药处方调剂任务实训，将相关知识摘要或过程记录填入表内。

表 3-1-1　　　　　　　　中成药处方调剂实训记录

顾客 （学生姓名）		销售人员 （学生姓名）	
项目	实训要点		知识摘要/过程记录
实训准备	1. 模拟药房环境，药房应配备药品展示柜、货架、收银开票系统 2. 准备实训用中成药，如藿香正气口服液、牛黄解毒片、小活络丸、木瓜丸等 3. 准备工服（白大褂）、签字笔		
审方	1. 审核药名、剂型、剂量和用法 2. 审核中成药联用情况 3. 审核中成药用药禁忌 4. 审核处方前记和后记 5. 填写不合格处方差错记录		
计价	准确计算价格并告知顾客		
调配	1. 再次核查处方 2. 按顺序逐一调配药品 3. 调剂处方时做到"四查十对" 4. 正确书写粘贴标签 5. 完成处方调配后，在处方下方药师签字处签字		
复核	1. 核对所调配药品包装及标签上注明的用法用量与处方所开具药品的用法用量的一致性 2. 核对药品数量的一致性		
发药	1. 核对患者基本信息 2. 交代用药基本注意事项 3. 礼貌用语		
清场	将处方按规定办法归档储存，清洁整理调剂台面		

实训考评

依照表3-1-2对中成药处方调剂任务实训完成情况进行考评,考查可否按照调剂的流程在规定时间内完成中成药处方调剂及药学服务工作。

表3-1-2　　　　　　　　　中成药处方调剂实训考评

考核内容	考核要求	考核标准	配分	得分
实训准备	准备实训中需使用的材料、设备和工具	1. 未检查药房内的药品展示柜、货架、收银开票系统是否齐全,扣2分 2. 未正确准备实训用中成药,扣2分 3. 未准备工服(白大褂)、签字笔,扣2分 4. 未准备中成药处方调剂实训记录表,扣2分	8	
职业形象	仪容、仪表、仪态规范	1. 仪容不整洁,扣4分 2. 未穿工服(白大褂),扣4分	8	
审方	完成所有审核内容	1. 未审核药名、剂型、剂量和用法,扣3分 2. 未审核中成药联用情况,扣3分 3. 未审核中成药用药禁忌,扣3分 4. 未审核处方前记和后记,扣3分 5. 未填写不合格处方差错记录,扣3分	15	
计价	准确计价	未准确计算价格并告知顾客,扣10分	10	
调配	完成处方调配流程	1. 未再次核查处方,扣4分 2. 未按顺序逐一调配药品,扣4分 3. 调剂处方时未做到"四查十对",扣4分 4. 不能正确书写粘贴标签,扣4分 5. 完成处方调配后,未在处方下方药师签字处签字,扣4分	20	
复核	正确复核处方和药品	1. 未核对所调配药品包装及标签上注明的用法用量与处方所开具药品的用法用量的一致性,扣5分 2. 未核对药品数量的一致性,扣5分	10	
发药	完成发药过程	1. 未核对患者基本信息,扣5分 2. 未交代用药基本注意事项,扣5分 3. 用语不当,扣5分	15	
清场	做好清场结束工作	1. 未将处方按规定办法归档储存,扣5分 2. 未清洁整理调剂台面,扣5分	10	
填写记录	正确填写实训记录	1. 不能合理扮演顾客和药房工作人员,扣2分 2. 未能完整填写实训记录,扣2分	4	
合计			100	

思考与练习

一、选择题

1. 下列不是中成药处方审核项目的是（　　）。
   A. 药名　　　　B. 剂型　　　　C. 医师签名　　　　D. 医师职称
2. 下列不属于中成药用药禁忌的是（　　）。
   A. 超敏禁忌　　B. 妊娠禁忌　　C. 证候禁忌　　　　D. 配伍禁忌
3. 下列中成药属于妊娠禁忌的是（　　）。
   A. 香砂养胃丸　B. 安宫牛黄丸　C. 六味地黄丸　　　D. 养阴清肺膏
4. 处方前记不包括（　　）。
   A. 费别　　　　B. 患者性别　　C. 药品金额　　　　D. 处方开具日期
5. 药品标签上不得印有（　　）。
   A. 驰名商标　　B. 用法用量　　C. 生产日期　　　　D. 生产企业
6. 下列中成药属于外用制剂的是（　　）。
   A. 左金丸　　　B. 养阴清肺膏　C. 狗皮膏　　　　　D. 六神丸
7. 下列不是中成药外用时常用液体辅料的是（　　）。
   A. 白酒　　　　B. 醋　　　　　C. 茶叶　　　　　　D. 香油
8. 急重症患者可以选择（　　）。
   A. 片剂　　　　B. 胶囊剂　　　C. 注射剂　　　　　D. 丸剂
9. 阳热证患者忌服（　　）。
   A. 辛辣食物　　B. 瓜果　　　　C. 清凉饮料　　　　D. 寒性食物
10. 朱砂安神丸和天王补心丹不能联用的原因是（　　）。
    A. 二者存在妊娠禁忌　　　　　B. 二者均含有朱砂，会使毒性增加
    C. 二者存在证候禁忌　　　　　D. 二者存在十八反中的配伍

二、简答题

1. 中成药处方调剂包括哪些流程？
2. 如何审核中成药与西药之间配伍是否得当？

任务二 感冒荐药

 任务描述

感冒为常见病之一，本学习任务是感冒的推荐用药，要求能根据患者主诉的症状判断患者感冒的证型，并根据患者所属证型合理推荐用药及进行用药指导，做好药学服务工作。

 任务目标

知识目标

1. 识记感冒的证型和对应的主要症状。
2. 识记常用治感冒中成药的药物组成、功能主治。
3. 识记常用治感冒中成药的用法用量和使用注意。

技能目标

1. 能根据顾客主诉的症状诊断证型。
2. 能根据顾客证型正确推荐常用中成药。
3. 能根据推荐的中成药进行正确的用药指导。

思政目标

1. 通过了解中成药的严谨组方、确切疗效等，弘扬博大精深的中医药传统文化，增强中华民族的文化自信。
2. 通过细致严谨的问病售药实训练习，培养医者仁心，形成科学严谨的工作作风。
3. 通过问病售药的实训考核，培养实事求是、爱岗敬业的职业精神。

学习活动1 感冒荐药学习认知

【任务引入】

某患者，女，25岁，公司职员，自诉平时身体比较虚弱，容易感冒。最近工作太忙，过度疲劳，头痛鼻塞，易出汗，怕风，全身不舒服。你若作为药店工作人员，应如何询问顾客的基本情况，做好用药指导？

 任务须知

一、概述

（一）感冒的定义及症状

感冒俗称伤风，是感受风邪或时行病毒，肺卫功能失调，以鼻塞、流涕、喷嚏、头痛、恶寒、发热、全身不适为主要特征的一种外感病，病程较短，为3~7日。感冒起病较急，症状表现呈多样化，以鼻咽部痒、干燥、不适为早期症状，继而出现喷嚏、鼻塞、流涕等，轻者上犯肺窍，症状不重，易痊愈；重者高热、咳嗽、胸痛，呈现邪犯肺卫证候。

（二）感冒的病因病机

感冒的病因主要分两种。第一是感受风邪，是感冒的主要病因。"风为百病之长""风者百病之始也"。临床上以冬春两季发病率较高。第二是感受时行病毒，主要是指具有传染性的时行疫邪病毒侵袭人体而致病。疠邪或从口鼻而入，或从皮毛而入，导致肺卫功能失常。邪郁肌表则恶寒、发热，肺气不宣则鼻塞、流涕、打喷嚏等。

（三）治感冒中成药的分类

由于感冒的病因不同，治疗感冒的中成药主要分为治风寒感冒中成药、治风热感冒中成药、治暑湿感冒中成药和治气虚外感及其他感冒中成药。

（四）感冒的药学服务

1. 感冒应与肺炎、流行性脑脊髓膜炎、流行性乙型脑炎、痢疾等温热病相区别。

2. 感冒发烧，体温多不太高，服解表药后，汗出热退。如退又复起，并有胸痛、头痛、恶心等，应去医院就医。

3. 感冒恢复期，症状减轻，不可过多服药，宜注意调理。

4. 服用感冒药期间，不要同时服用滋补性中成药。

5. 暑湿感冒可多用绿豆或地骨皮熬汤，或服用金银花露、西瓜汁等。

6. 出现感冒症状，除对症治疗外，还要注意休息，多饮水，进食易消化食物，补充营养，保持口腔、鼻腔清洁，一般几天后即可自愈。

二、常用治感冒中成药

（一）治风寒感冒中成药

风寒感冒症见恶寒重，发热轻，头身疼痛，无汗或有汗，鼻塞，流清涕，咳嗽，苔薄白，脉浮紧等。

午时茶颗粒

【组成】苍术、柴胡、羌活、防风、白芷、川芎、广藿香、前胡、连翘、陈皮、山楂、枳实、炒麦芽、甘草、桔梗、炒六神曲、紫苏叶、厚朴、红茶。

【功能与主治】祛风解表,化湿和中。用于外感风寒、内伤食积证,症见恶寒发热、头痛身楚、胸脘满闷、恶心呕吐、腹痛腹泻。

【用法与用量】开水冲服。一次1袋,一日1~2次。

【规格】每袋装6 g。

【贮藏】密封。

感冒清热颗粒

【组成】荆芥穗、薄荷、防风、柴胡、紫苏叶、葛根、桔梗、苦杏仁、白芷、苦地丁、芦根。

【功能与主治】疏风散寒,解表清热。用于风寒感冒,头痛发热,恶寒身痛,鼻流清涕,咳嗽咽干。

【用法与用量】开水冲服。一次1袋,一日2次。

【规格】(1)每袋装12 g。(2)每袋装6 g(无蔗糖)。(3)每袋装4 g(无蔗糖)。(4)每袋装3 g(含乳糖)。

【贮藏】密封。

川芎茶调丸

【组成】川芎、白芷、羌活、细辛、防风、荆芥、薄荷、甘草。

【功能与主治】疏风止痛。用于外感风邪所致的头痛,或有恶寒、发热、鼻塞。

【用法与用量】饭后清茶送服。一次3~6 g,一日2次。

【注意】孕妇慎服。

【贮藏】密闭,防潮。

四季感冒片

【组成】桔梗、紫苏叶、陈皮、荆芥、大青叶、连翘、炙甘草、炒香附、防风。

【功能与主治】清热解表。用于四季风寒感冒,特别适用于体弱者、妊娠妇女因感冒引起的发热头痛、鼻流清涕、咳嗽口干、咽喉疼痛、恶心厌食等。

【用法与用量】口服。一次3~5片,一日3次,或遵医嘱。

【贮藏】密封。

九味羌活颗粒

【组成】羌活、防风、苍术、细辛、川芎、白芷、黄芩、甘草、地黄。

【功能与主治】疏风解表，散寒陰湿。用于外感风寒挟湿所致的感冒，症见恶寒、发热、无汗、头重而痛、肢体酸痛。

【用法与用量】姜汤或开水冲服。一次1袋，一日2～3次。

【规格】每袋装15 g。

【贮藏】密封。

正柴胡饮颗粒

【组成】柴胡、陈皮、防风、甘草、赤芍、生姜。

【功能与主治】发散风寒，解热止痛。用于外感风寒所致的发热恶寒、无汗、头痛、鼻塞、喷嚏、咽痒咳嗽、四肢酸痛，流感初起、轻度上呼吸道感染见上述证候者。

【用法与用量】开水冲服。一次10 g或3 g（无蔗糖），一日3次，小儿酌减或遵医嘱。

【规格】（1）每袋装10 g。（2）每袋装3 g（无蔗糖）。

【贮藏】密封。

（二）治风热感冒中成药

风热感冒症见恶寒轻，发热重，头痛，咽痛，口渴，咳嗽，痰稠黄，舌红，苔薄黄，脉浮数。

银翘解毒片

【组成】金银花、连翘、薄荷、荆芥、淡豆豉、炒牛蒡子、桔梗、淡竹叶、甘草。

【功能与主治】疏风解表，清热解毒。用于风热感冒，症见发热头痛、咳嗽口干、咽喉疼痛。

【用法与用量】口服。一次4片，一日2～3次。

【规格】素片，每片重0.5 g；薄膜衣片，每片重0.52 g。

【贮藏】密封。

桑菊感冒片

【组成】桑叶、菊花、连翘、薄荷素油、苦杏仁、桔梗、甘草、芦根。

【功能与主治】疏风清热，宣肺止咳。用于风热感冒初起，头痛、咳嗽、口干、咽痛。

【用法与用量】口服。一次4～8片，一日2～3次。

【规格】薄膜衣片，每片重0.62 g。

【贮藏】密封。

连花清瘟胶囊

【组成】连翘、金银花、炙麻黄、炒苦杏仁、石膏、板蓝根、绵马贯众、鱼腥草、广藿香、大黄、红景天、薄荷脑、甘草。

【功能与主治】清瘟解毒，宣肺泄热。用于治疗流行性感冒属热毒袭肺证，症见发热、恶寒、肌肉酸痛、鼻塞流涕、咳嗽、头痛、咽干咽痛、舌偏红、苔黄或黄腻。

【用法与用量】口服。一次4粒，一日3次。

【注意】风寒感冒者慎服。

【规格】每粒装0.35 g。

【贮藏】密封，置阴凉处。

双黄连口服液

【组成】金银花、黄芩、连翘。

【功能与主治】疏风解表，清热解毒。用于外感风热所致的感冒，症见发热、咳嗽、咽痛。

【用法与用量】口服。一次20 mL〔规格（1）、规格（2）〕或10 mL〔规格（3）〕，一日3次；小儿酌减或遵医嘱。

【规格】（1）每支装10 mL（每1 mL相当于饮片1.5 g）。（2）每支装20 mL（每1 mL相当于饮片1.5 g）。（3）每支装10 mL（每1 mL相当于饮片3.0 g）。

【贮藏】密封，避光，置阴凉处。

感冒退热颗粒

【组成】大青叶、板蓝根、连翘、拳参。

【功能与主治】清热解毒，疏风解表。用于上呼吸道感染、急性扁桃体炎、咽喉炎属外感风热、热毒壅盛证，症见发热、咽喉肿痛。

【用法与用量】开水冲服。一次1~2袋，一日3次。

【规格】每袋装18 g或4.5 g（无蔗糖）。

【贮藏】密封。

清开灵颗粒

【组成】胆酸、珍珠母、猪去氧胆酸、栀子、水牛角、板蓝根、黄芩苷、金银花。

【功能与主治】清热解毒，镇静安神。用于外感风热时毒、火毒内盛所致高热不退、烦躁不安、咽喉肿痛、舌质红绛、苔黄、脉数者，上呼吸道感染、病毒性感冒、急性化脓性扁桃体炎、急性咽炎、急性气管炎、高热等症属上述证候者。

【用法与用量】口服。一次1~2袋，一日2~3次。儿童酌减，或遵医嘱。

【注意】久病体虚患者如出现腹泻时慎用。

【规格】（1）每袋装1.5 g（含黄芩苷20 mg，无蔗糖）。（2）每袋装3 g（含黄芩苷20 mg；含黄芩苷20 mg，橙香型）。（3）每袋装10 g（含黄芩苷20 mg）。

【贮藏】密封。

（三）治暑湿感冒中成药

暑湿感冒是因饮食劳倦损伤脾胃，复感暑湿之邪而起，症见身热不扬，微恶风寒，微汗，头身困重，头晕，胸脘痞满，纳呆，苔腻，脉濡数。

藿香正气口服液

【组成】苍术、陈皮、姜厚朴、白芷、茯苓、大腹皮、生半夏、甘草浸膏、广藿香油、紫苏叶油。

【功能与主治】解表化湿，理气和中。用于外感风寒、内伤湿滞或夏伤暑湿所致的感冒，症见头痛昏重、胸膈痞闷、脘腹胀痛、呕吐泄泻；胃肠型感冒见上述证候者。

【用法与用量】口服。一次 5～10 mL，一日 2 次，用时摇匀。

【规格】每支装 10 mL。

【贮藏】密封。

六合定中丸

【组成】广藿香、紫苏叶、香薷、木香、檀香、姜厚朴、炒枳壳、陈皮、桔梗、甘草、茯苓、木瓜、炒白扁豆、炒山楂、炒六神曲、炒麦芽、炒稻芽。

【功能与主治】祛暑除湿，和中消食。用于夏伤暑湿，宿食停滞，寒热头痛，胸闷恶心，吐泻腹痛。

【用法与用量】口服。一次 3～6 g，一日 2～3 次。

【贮藏】密封。

十滴水软胶囊

【组成】樟脑、干姜、大黄、小茴香、肉桂、辣椒、桉油。

【功能与主治】健胃，祛暑。用于中暑引起的头晕、恶心、腹痛、胃肠不适。

【用法与用量】口服。一次 1～2 粒，儿童酌减。

【注意】孕妇忌服。

【规格】每粒装 0.425 g。

【贮藏】密封，置阴凉干燥处。

保济丸

【组成】钩藤、菊花、蒺藜、厚朴、木香、苍术、天花粉、广藿香、葛根、化橘红、白芷、薏苡仁、稻芽、薄荷、茯苓、广东神曲。

【功能与主治】解表，祛湿，和中。用于暑湿感冒，症见发热头痛、腹痛腹泻、恶心呕吐、肠胃不适；亦可用于晕车晕船。

【用法与用量】口服。一次 1.85～3.7 g，一日 3 次。

【注意】外感燥热者不宜服用。

【规格】（1）每瓶装 1.85 g。（2）每瓶装 3.7 g。

【贮藏】密封。

（四）治气虚外感及其他感冒中成药

气虚感冒的病机为素体气虚，卫表不固，感受外邪，以恶寒发热，自汗，头痛鼻塞，语声低怯，气短倦怠，脉浮无力为常见症状。

玉屏风颗粒

【组成】黄芪、炒白术、防风。

【功能与主治】益气，固表，止汗。用于表虚不固，自汗恶风，面色㿠白，或体虚易感风邪者。

【用法与用量】开水冲服。一次1袋，一日3次。

【规格】每袋装5 g。

【贮藏】密封。

小柴胡颗粒

【组成】柴胡、黄芩、姜半夏、党参、生姜、甘草、大枣。

【功能与主治】解表散热，疏肝和胃。用于外感病，邪犯少阳证，症见寒热往来、胸胁苦满、食欲不振、心烦喜呕、口苦咽干。

【用法与用量】开水冲服。一次1～2袋，一日3次。

【注意】风寒表证者不宜使用。

【规格】（1）每袋装10 g。（2）每袋装4 g（无蔗糖）。（3）每袋装2.5 g（无蔗糖）。

【贮藏】密封。

防风通圣丸

【组成】防风、荆芥穗、薄荷、麻黄、大黄、芒硝、栀子、滑石、桔梗、石膏、川芎、当归、白芍、黄芩、连翘、甘草、炒白术。

【功能与主治】解表通里，清热解毒。用于外寒内热，表里俱实，恶寒壮热，头痛咽干，小便短赤，大便秘结，瘰疬初起，风疹湿疮。

【用法与用量】口服。一次6 g，一日2次。

【注意】孕妇慎用。

【规格】每20丸重1 g。

【贮藏】密封。

参苏丸

【组成】党参、紫苏叶、葛根、前胡、茯苓、制半夏、陈皮、炒枳壳、桔梗、甘草、木香。

【功能与主治】益气解表，疏风散寒，祛痰止咳。用于身体虚弱、感受风寒所致感冒，症见恶寒发热、头痛鼻塞、咳嗽痰多、胸闷呕逆、乏力气短。

【用法与用量】口服。一次 6~9 g，一日 2~3 次。
【贮藏】密封。

【任务分析与指导】

以任务引入为驱动，根据任务须知模拟药店实际工作情境，对顾客用药进行分析与指导。

药师：您好，请问有什么可以帮到您？

患者：你好！我最近感冒挺长时间了，刚好没过多久又感冒了，可能是身体比较虚，抵抗力弱吧。最近工作也忙，感觉很疲惫，没什么力气，话也不想多说。请问应该吃什么药比较好？

药师：请问您多大年龄？是否有其他病史（可补充咨询相关信息，如是否怀孕等）？

患者：我今年 25 岁，没有其他病史。

药师：请问是否有头痛鼻塞、流涕、发热等症状？

患者：没有发热和流涕，有点头痛鼻塞，主要是动不动就出汗还怕风。

药师：我观察您说话声音也比较小，脸色苍白，判断您得的是体虚感冒（气虚感冒）。

患者：请推荐治疗的中成药给我。

药师：我向您推荐玉屏风颗粒或参苏丸（从药品陈列架上的药品中推荐，可以推荐多种药品）。

患者：请问玉屏风颗粒有什么作用？

药师：玉屏风颗粒的功能是益气、固表、止汗。用于表虚不固，自汗恶风，面色㿠白，或体虚易感风邪者。

患者：那就要玉屏风颗粒，请问应该如何服用？有什么忌口吗？

药师：服用方法是开水冲服，一次 1 袋，一日 3 次即可。服用期间忌食辛辣油腻的食物。该药品常温下密封保存即可。

药师：这盒药的价格是××元，请问您是会员吗？如何支付？

患者：不是会员，可以刷医保卡吗？

药师：可以，请慢走，祝您早日康复！

学习活动 2　感冒荐药实训考评

任务实训

采用情景模拟方式，同学之间交替扮演药品销售人员和顾客，依照表 3-2-1 所列实训项目和要点实施感冒荐药任务实训，将相关知识摘要或过程记录填入表内。

表3-2-1　　　　　　　　　　　感冒荐药实训记录

顾客 （学生姓名）		销售人员 （学生姓名）	
项目	实训要点	知识摘要/过程记录	
实训准备	1. 模拟药房环境，药房应配备药品展示柜、货架、收银开票系统 2. 准备常用治感冒中成药，如玉屏风颗粒、午时茶颗粒、藿香正气口服液等 3. 准备工服（白大褂）、签字笔		
交流沟通	1. 记录并分析顾客主诉 2. 询问顾客基本信息，如年龄、职业、基础疾病、病史等 3. 询问顾客关键症状，如是否发热、流涕、头痛、咳嗽、腹泻等 4. 在支付时应询问药品的支付方式、是否为会员、是否有医保卡等		
辨证荐药	1. 根据顾客主诉和询问症状，准确辨证 2. 根据辨证结果，向顾客介绍多种中成药的功能主治、药品价格等内容 3. 根据掌握的顾客基本信息并结合顾客的意愿推荐适合药品		
用药指导	1. 对顾客选择的药品进行服用方法、注意事项、有效期、贮藏方法等方面的用药指导 2. 提示顾客在服药期间要注意的事项，关心顾客，做好药学服务工作		

实训考评

依照表3-2-2对感冒荐药任务实训完成情况进行考评，考查可否模拟实际情景在规定时间内完成感冒荐药的药学服务工作。

表3-2-2　　　　　　　　　　　感冒荐药实训考评

考核内容	考核要求	考核标准	配分	得分
实训准备	准备实训中需使用的材料、设备和工具	1. 未检查药房内的药品展示柜、货架、收银开票系统是否齐全，扣2分 2. 未正确准备常用中成药，扣2分 3. 未准备工服（白大褂）、签字笔，扣2分 4. 未准备感冒荐药实训记录表，扣2分	8	
职业形象	仪容、仪表、仪态规范	1. 仪容不整洁，扣2分 2. 未穿工服（白大褂），扣2分	4	
礼貌用语	文明用语完成销售过程	1. 未使用"祝您早日康复"等用语，扣2分 2. 使用了"这个病很麻烦的"等不恰当用语，扣2分	4	
交流沟通	与顾客良好沟通	1. 未能聆听顾客主诉并记录，扣5分 2. 未能询问顾客基本信息，扣5分 3. 未能询问顾客关键症状，扣10分	20	

续表

考核内容	考核要求	考核标准	配分	得分
辨证荐药	根据顾客病证正确推荐中成药	1. 未能准确辨证，扣10分 2. 未能根据病证正确介绍多种常用中成药的功能主治、药品价格等内容，扣10分 3. 未能根据顾客意愿推荐适合药品，扣10分	30	
用药指导	根据推荐的中成药进行正确的用药指导	1. 未介绍药品的服用方法、注意事项、有效期等，扣10分 2. 未提示顾客药品之间的合理联用、贮藏方法，扣5分 3. 未能关心顾客，做好交流沟通，扣5分	20	
填写记录	正确填写实训记录	1. 不能合理扮演顾客和药品销售人员，扣5分 2. 不能规范书写顾客表述的感冒症状，扣5分 3. 不能正确使用导购技巧，扣2分 4. 未记录出售药品，扣2分	14	
合计			100	

【学习拓展】

连花清瘟胶囊现代研究

连花清瘟胶囊由中医治疗传染病的经典名方麻黄杏仁甘草石膏汤和银翘散两方转化而成，为中医广谱抗病毒药，具有抗多种病毒作用，对甲型流感病毒（H1N1、H5N1、H9N2）、乙型流感病毒、腺病毒、疱疹病毒等均有较强抑制或杀灭作用。它具有清瘟解毒、宣肺泄热的功能，可以改善怕冷、发热、头痛、肌肉酸痛、全身乏力等流感症状，同时还能有效缓解咽痛、咳嗽、扁桃体肿大等呼吸道炎症，对免疫功能低下的流感患者，连花清瘟胶囊可以增强其免疫功能，提高人体的抗病毒、康复能力。

思考与练习

一、选择题

1. 下列不是风寒感冒症状的是（　　）。
   A. 恶寒重、发热轻、头身疼痛　　　B. 鼻塞、咳嗽
   C. 流浊涕　　　　　　　　　　　　D. 苔薄白、脉浮紧

2. 风寒感冒可用（　　）进行治疗。
   A. 藿香正气软胶囊　　　　　　　　B. 感冒清热颗粒
   C. 防风通圣丸　　　　　　　　　　D. 双黄连口服液

3. 下列描述与风寒感冒相符的是（　　）。
   A. 饮食劳倦损伤脾胃，复感暑湿之邪引起的以身热不扬、微恶风寒、微汗、头身困重、头晕、胸脘痞满、纳呆、苔腻、脉濡数等为主要症状的外感病
   B. 素体气虚，卫表不固，感受外邪，以恶寒发热、自汗、头痛鼻塞、语声低怯、气短倦怠、脉浮无力为常见症状
   C. 症见恶寒重、发热轻、头身疼痛、无汗或有汗、鼻塞、流清涕、咳嗽、苔薄白、脉浮紧等
   D. 症见发热重、恶寒轻、头痛、咽喉疼痛、咳嗽、流稠涕、吐痰、口渴、苔薄黄、脉浮数等
4. 双黄连口服液的药物组成是（　　）。
   A. 金银花、黄连、黄芩　　　　　B. 金银花、黄连、连翘
   C. 金银花、连翘、黄芩　　　　　D. 连翘、黄芩、黄连
5. 用于治疗流行性感冒属热毒袭肺证的中成药是（　　）。
   A. 感冒灵颗粒　　B. 感冒退热颗粒　　C. 连花清瘟胶囊　　D. 双黄连口服液
6. 小柴胡颗粒的功能不包括（　　）。
   A. 解表　　　　B. 散热　　　　C. 疏肝　　　　D. 养血
7. 连花清瘟胶囊使用注意为（　　）。
   A. 风寒感冒者慎服　　　　　　B. 孕妇慎服
   C. 脾胃虚寒者慎用　　　　　　D. 孕妇禁用
8. 防风通圣丸的功能为（　　）。
   A. 解表化湿，理气和中　　　　B. 解表通里，清热解毒
   C. 解肌透表，清热解毒　　　　D. 祛暑利湿，补气生津
9. 银翘解毒片的功能为（　　）。
   A. 健胃，祛暑　　　　　　　　B. 疏风散寒，解表清热
   C. 疏风解表，清热解毒　　　　D. 解表通里，清热解毒
10. 银翘解毒片的用法用量是（　　）。
    A. 口服。一次3片，一日1次　　　B. 开水送服。一次2片，一日2～3次
    C. 口服。一次4片，一日2～3次　　D. 开水送服。一次3片，一日2～3次

二、简答题

1. 风寒感冒与风热感冒症状有何区别？
2. 气虚外感的主要症状有哪些？

三、案例分析题

1. 张某，男，70岁，近期经常感冒，症见头痛鼻塞，自汗，肢倦体乏，咳痰无力，舌质淡，苔薄白，脉浮。

2. 王某，女，45 岁，症见身热，微恶风，汗少，头昏重胀而痛，胸闷恶心，小便短赤，舌苔薄黄腻，脉濡数。

3. 李某，女，25 岁，忘记带伞淋雨回家，早上出现怕冷，发烧，头痛，鼻塞，流清涕，咳嗽，全身乏力等症状。

4. 赵某，男，32 岁，出现发热，头痛，咽痛，鼻塞，流黄涕，咳嗽有痰等症状，全身不舒服。

请根据患者病情，判断证型并推荐适用的中成药。

任务三 咳嗽荐药

 任务描述

咳嗽为常见病之一，本学习任务是咳嗽的推荐用药，要求能根据患者主诉的症状判断患者咳嗽的证型，并根据患者所属证型合理推荐用药及进行用药指导，做好药学服务工作。

 任务目标

知识目标

1. 识记咳嗽的证型和对应的主要症状。
2. 识记常用止咳中成药的药物组成、功能主治。
3. 识记常用止咳中成药的用法用量和使用注意。

技能目标

1. 能根据顾客主诉的症状诊断证型。
2. 能根据顾客证型正确推荐常用中成药。
3. 能根据推荐的中成药进行正确的用药指导。

思政目标

1. 通过学习中成药的严谨组方、确切疗效等，弘扬博大精深的中医药传统文化，增强中华民族的文化自信。
2. 通过细致严谨的问病售药实训练习，培养医者仁心，形成科学严谨的工作作风。
3. 通过问病售药的实训考核，培养实事求是、爱岗敬业的职业精神。

学习活动1 咳嗽荐药学习认知

【任务引入】

某患者，男，45岁，近期出现咳嗽，怕冷，头痛，鼻塞，流鼻涕等症状，去药店购买药品。你若作为药店工作人员，应如何询问顾客的基本情况，做好用药指导？

任务须知

一、概述

（一）咳嗽的定义及症状

咳嗽是指由于外感或内伤等因素，肺失宣降，肺气上逆，发出咳嗽声，出现咳吐痰液等症状的一种疾病。历代将有声无痰称为咳，有痰无声称为嗽，一般多为痰声并见，难以截然分开，故以咳嗽并称。咳嗽是内科常见的病证之一，以秋冬季节最为常见。

咳嗽既是独立的疾病，又是肺系多种病证的一个症状。西医学的咽炎、急慢性支气管炎、上呼吸道感染等以咳嗽为主要临床表现的疾病，可参考本任务内容进行辨证论治。

（二）咳嗽的病因病机

咳嗽的病因有外感和内伤两大类。咳嗽的病位在肺，与肝、脾有关，久病及肾，主要病机为内外邪气干肺，肺气上逆。《景岳全书·咳嗽》说："咳证虽多，无非肺病。"这是因为肺主气，其位最高，为五脏之华盖，又开窍于鼻，外合皮毛，故最易受外感、内伤之邪。而肺又为娇脏，不耐邪侵，邪侵则肺气不清，失于肃降，迫气上逆而作咳嗽。

外感咳嗽属于邪实，多因肺的卫外功能不强，六淫外邪犯肺，肺气壅遏不畅而致病，临床表现有风寒、风热、燥热等不同证候，其中尤以风寒者居多，《景岳全书·咳嗽》说："外感之嗽，必因风寒。"病变过程中可发生风寒久郁化热、风热灼津化燥或肺热蒸液成痰等病理转化。

内伤咳嗽病因包括饮食不当、情志刺激及肺脏自病。饮食不当，嗜烟好酒，内生火热，熏灼肺胃，灼津生痰；或生冷不节，过食肥甘厚味，损伤脾胃，致痰浊内生，上渍于肺，阻塞气道，致肺气上逆而作咳嗽。情志刺激，肝失调达，气郁化火，气火循经上逆犯肺，致肺失肃降而作咳嗽。肺脏自病，如肺阴不足致阴虚火旺，灼津为痰，肺失濡润，气逆作咳；或肺气亏虚，肃降无权，气不化津，津聚成痰，气逆于上，引起咳嗽。

（三）止咳中成药的分类

由于咳嗽的病因不同，止咳中成药主要分为治风寒袭肺咳嗽中成药、治风热犯肺咳嗽中成药、治燥邪犯肺咳嗽中成药、治痰热壅肺咳嗽中成药、治痰湿蕴肺咳嗽中成药和治肺肾阴虚咳嗽中成药。

（四）咳嗽的药学服务

1. 咳嗽的预防，重点在于提高机体卫外功能，增强皮毛腠理适应气候变化的能力，遇有感冒应及时治疗。

2. 咳嗽时要注意观察痰的变化，咳痰不爽时，可轻拍后背以促痰液咳出。

3. 饮食上慎食肥甘厚腻之品，以免碍脾助湿生痰；若属燥热、阴虚咳嗽者，忌食辛辣动火食物；各类咳嗽都应戒烟，避免接触烟尘刺激。

4. 经常锻炼身体，增强身体的抗病能力。

5. 室内保持空气流通、清新。

二、常用止咳中成药

(一) 治风寒袭肺咳嗽中成药

风寒袭肺咳嗽症见咳声重浊，咳痰稀、色白，常伴有头痛，肢体酸痛，鼻塞，流清涕，恶寒发热，无汗，舌淡，苔薄白，脉浮紧。

通宣理肺丸

【组成】紫苏叶、前胡、桔梗、苦杏仁、麻黄、甘草、陈皮、制半夏、茯苓、炒枳壳、黄芩。

【功能与主治】解表散寒，宣肺止嗽。用于风寒束表、肺气不宣所致的感冒咳嗽，症见发热、恶寒、咳嗽、鼻塞流涕、头痛、无汗、肢体酸痛。

【用法与用量】口服。水蜜丸一次 7 g，大蜜丸一次 2 丸，一日 2~3 次。

【规格】水蜜丸，每 100 丸重 10 g；大蜜丸，每丸重 6 g。

【贮藏】密封。

桂龙咳喘宁胶囊

【组成】桂枝、龙骨、白芍、生姜、大枣、炙甘草、牡蛎、黄连、法半夏、瓜蒌皮、炒苦杏仁。

【功能与主治】止咳化痰，降气平喘。用于外感风寒、痰湿阻肺引起的咳嗽、气喘、痰涎壅盛，急慢性支气管炎见上述证候者。

【用法与用量】口服。一次 3 粒，一日 3 次。

【注意】服药期间忌烟、酒、猪肉及生冷食物。

【规格】每粒装 0.5 g（相当于饮片 1.67 g）。

【贮藏】密封。

小青龙合剂

【组成】麻黄、桂枝、白芍、干姜、细辛、炙甘草、法半夏、五味子。

【功能与主治】解表化饮，止咳平喘。用于风寒水饮，恶寒发热，无汗，喘咳痰稀。

【用法与用量】口服。一次 10~20 mL，一日 3 次。用时摇匀。

【规格】(1) 每支装 10 mL。(2) 每瓶装 100 mL。(3) 每瓶装 120 mL。

【贮藏】密封，遮光。

镇咳宁颗粒

【组成】甘草流浸膏、桔梗、盐酸麻黄碱、桑白皮。

【功能与主治】止咳，平喘，祛痰。用于风寒束肺所致的咳嗽、气喘、咳痰，支气管炎、支气管哮喘见上述证候者。

【用法与用量】口服。一次 2~4 g，一日 3 次。

【注意】本品含盐酸麻黄碱，应在医生指导下用药；冠心病、甲状腺功能亢进患者及运动员慎用。

【规格】每袋装 2 g。

【贮藏】密封，置阴凉干燥处。

苏黄止咳胶囊

【组成】麻黄、紫苏叶、地龙、蜜枇杷叶、炒紫苏子、蝉蜕、前胡、炒牛蒡子、五味子。

【功能与主治】疏风宣肺，止咳利咽。用于风邪犯肺，肺气失宣所致的咳嗽，咽痒，痒时咳嗽，或呛咳阵作，气急，遇冷空气、异味等因素突发或加重，或夜卧晨起咳剧，多呈反复发作，干咳无痰或少痰，舌苔薄白；感冒后咳嗽及咳嗽变异型哮喘见上述证候者。

【用法与用量】口服。一次 3 粒，一日 3 次。疗程 7~14 天。

【注意】运动员慎用。

【规格】每粒装 0.45 g。

【贮藏】密封。

（二）治风热犯肺咳嗽中成药

风热犯肺咳嗽症见咳嗽气粗，痰黏或黄稠，咳痰不爽，常伴有鼻塞流黄涕，口渴咽痛，发热汗出，恶风，头痛，舌红，苔薄黄，脉浮数。

川贝枇杷糖浆

【组成】川贝母流浸膏、桔梗、枇杷叶、薄荷脑。

【功能与主治】清热宣肺，化痰止咳。用于风热犯肺、痰热内阻所致的咳嗽痰黄或咳痰不爽、咽喉肿痛、胸闷胀痛，感冒、支气管炎见上述证候者。

【用法与用量】口服。一次 10 mL，一日 3 次。

【贮藏】密封，置阴凉处。

急支糖浆

【组成】鱼腥草、金荞麦、四季青、麻黄、紫菀、前胡、枳壳、甘草。

【功能与主治】清热化痰，宣肺止咳。用于外感风热所致的咳嗽，症见发热、恶寒、胸膈满闷、咳嗽咽痛；急性支气管炎、慢性支气管炎急性发作见上述证候者。

【用法与用量】口服。一次 20~30 mL，一日 3~4 次；儿童周岁以内一次 5 mL，一至三岁一次 7 mL，三至七岁一次 10 mL，七岁以上一次 15 mL，一日 3~4 次。

【规格】（1）每瓶装 100 mL。（2）每瓶装 200 mL。

【贮藏】密封。

复方鲜竹沥液

【组成】鲜竹沥、鱼腥草、生半夏、生姜、枇杷叶、桔梗、薄荷素油。
【功能与主治】清热化痰，止咳。用于痰热咳嗽，痰黄黏稠。
【用法与用量】口服。一次 20 mL，一日 2~3 次。
【贮藏】密封。

川贝止咳露

【组成】川贝母、枇杷叶、百部、前胡、桔梗、桑白皮、薄荷脑。
【功能与主治】止嗽祛痰。用于风热咳嗽，痰多上气或燥咳。
【用法与用量】口服。一次 15 mL，一日 3 次；小儿减半。
【规格】（1）每瓶装 100 mL。（2）每瓶装 120 mL。（3）每瓶装 150 mL。
【贮藏】密封，置阴凉处。

（三）治燥邪犯肺咳嗽中成药

燥邪犯肺咳嗽症见喉痒干咳，无痰或痰少而粘连成丝，咳痰不爽，或痰中带有血丝，口干咽痛，唇鼻干燥，常伴鼻塞，头痛，微寒身热，舌质红干而少津，苔薄白或薄黄，脉浮数。

二母宁嗽丸

【组成】川贝母、知母、石膏、炒栀子、黄芩、蜜桑白皮、茯苓、炒瓜蒌子、陈皮、麸炒枳实、炙甘草、蒸五味子。
【功能与主治】清肺润燥，化痰止咳。用于燥热蕴肺所致的咳嗽、痰黄而黏不易咳出、胸闷气促、久咳不止、声哑喉痛。
【用法与用量】口服。大蜜丸一次 1 丸，水蜜丸一次 6 g，一日 2 次。
【规格】大蜜丸，每丸重 9 g；水蜜丸，每 100 丸重 10 g。
【贮藏】密封。

蜜炼川贝枇杷膏

【组成】川贝母、枇杷叶、桔梗、陈皮、水半夏、北沙参、五味子、款冬花、杏仁水、薄荷脑。
【功能与主治】清热润肺，止咳平喘，理气化痰。用于肺燥之咳嗽，痰多，胸闷，咽喉痛痒，声音沙哑。
【用法与用量】口服。一次 22 g，一日 3 次。

（四）治痰热壅肺咳嗽中成药

痰热壅肺咳嗽症见咳嗽气息急促，或喉中有痰声，痰多色黄质稠难咳，或痰有热腥味，或咳吐血痰，胸胁胀满，咳引胸痛，面赤，或有身热，口干欲饮，舌质红，苔薄黄腻，脉滑数。

清气化痰丸

【组成】酒黄芩、瓜蒌仁霜、制半夏、胆南星、陈皮、苦杏仁、枳实、茯苓。
【功能与主治】清肺化痰。用于痰热阻肺所致的咳嗽痰多、痰黄稠黏、胸腹满闷。
【用法与用量】口服。一次6~9 g，一日2次；小儿酌减。
【贮藏】密封。

蛇胆川贝胶囊

【组成】蛇胆汁、川贝母。
【功能与主治】清肺，止咳，祛痰。用于肺热咳嗽，痰多。
【用法与用量】口服。一次1~2粒，一日2~3次。
【规格】每粒装0.3 g。
【贮藏】密封。

清肺抑火丸

【组成】黄芩、栀子、知母、浙贝母、黄柏、苦参、桔梗、前胡、天花粉、大黄。
【功能与主治】清肺止咳，化痰通便。用于痰热阻肺所致的咳嗽、痰黄稠黏、口干咽痛、大便干燥。
【用法与用量】口服。水丸一次6 g，大蜜丸一次1丸，一日2~3次。
【注意】孕妇慎用。
【规格】大蜜丸每丸重9 g。
【贮藏】密封。

橘红丸

【组成】化橘红、陈皮、制半夏、茯苓、甘草、桔梗、苦杏仁、炒紫苏子、紫菀、款冬花、瓜蒌皮、浙贝母、地黄、麦冬、石膏。
【功能与主治】清肺，化痰，止咳。用于痰热咳嗽，痰多，色黄黏稠，胸闷口干。
【用法与用量】口服。水蜜丸一次7.2 g，小蜜丸一次12 g，大蜜丸一次2丸（每丸重6 g）或4丸（每丸重3 g），一日2次。
【规格】水蜜丸，每100丸重10 g；大蜜丸，每丸重3 g或6 g。
【贮藏】密封。

（五）治痰湿蕴肺咳嗽中成药

痰湿蕴肺咳嗽症见咳嗽反复发作，咳声重浊，尤以晨起咳甚，痰多，黏腻或稠厚成块，色白或带灰色，胸闷气憋，痰出则咳缓、憋闷减轻。常伴肢体困倦，腹胀，大便时溏，舌苔白腻，脉濡滑。

苏子降气丸

【组成】炒紫苏子、厚朴、前胡、甘草、姜半夏、陈皮、沉香、当归。

【功能与主治】降气化痰,温肾纳气。用于上盛下虚、气逆痰壅所致的咳嗽喘息、胸膈痞塞。

【用法与用量】口服。一次6g,一日1~2次。

【注意】阴虚,舌红无苔者忌服。

【规格】每13粒重1g。

【贮藏】密封。

二陈丸

【组成】陈皮、制半夏、茯苓、甘草。

【功能与主治】燥湿化痰,理气和胃。用于痰湿停滞导致的咳嗽痰多、胸脘胀闷、恶心呕吐。

【用法与用量】口服。一次9~15g,一日2次。

【贮藏】密封。

橘贝半夏颗粒

【组成】橘红、制半夏、川贝母、枇杷叶、桔梗、制远志、紫菀、炒款冬花、前胡、苦杏仁霜、麻黄、炒紫苏子、木香、肉桂、天花粉、甘草。

【功能与主治】化痰止咳,宽中下气。用于治疗痰气阻肺、咳嗽痰多、胸闷气急等症状。

【用法与用量】口服。一次3~6g,一日2次。

【贮藏】密封。

【注意事项】本品含有麻黄,故孕妇及心脏病、高血压患者慎用。服药期间,饮食宜清淡,忌食生冷、辛辣、燥热食物,忌烟酒。

(六)治肺肾阴虚咳嗽中成药

肺肾阴虚咳嗽症见干咳,咳声短促,痰少黏白,或痰中带血丝,或声音逐渐嘶哑,口干咽燥,常伴有午后潮热,五心烦热,夜寐盗汗,形体消瘦,神疲乏力,舌红少苔,脉细数。

百合固金丸

【组成】百合、地黄、熟地黄、麦冬、玄参、川贝母、当归、白芍、桔梗、甘草。

【功能与主治】养阴润肺,化痰止咳。用于肺肾阴虚,燥咳少痰,痰中带血,咽干喉痛。

【用法与用量】口服。水蜜丸一次6g,小蜜丸一次9g,大蜜丸一次1丸,一日2次。

【规格】小蜜丸,每100丸重20g;大蜜丸,每丸重9g。

【贮藏】密封。

养阴清肺膏

【组成】地黄、麦冬、玄参、川贝母、白芍、牡丹皮、薄荷、甘草。
【功能与主治】养阴润燥,清肺利咽。用于阴虚肺燥,咽喉干痛,干咳少痰或痰中带血。
【用法与用量】口服。一次10~20 mL,一日2~3次。
【贮藏】密封。

川贝雪梨膏

【组成】梨清膏、川贝母、麦冬、百合、款冬花。
【功能与主治】润肺止咳,生津利咽。用于阴虚肺热,咳嗽,喘促,口燥咽干。
【用法与用量】口服。一次15 g,一日2次。
【注意】忌辛辣食物。
【贮藏】密封。

【任务分析与指导】

以任务引入为驱动,根据任务须知模拟药店实际工作情境,对顾客用药进行分析与指导。

药师:您好,请问有什么可以帮到您?

患者:你好!我最近咳嗽得厉害,还怕冷,头痛,流鼻涕。请问,我应该吃什么药比较好?

药师:请问您的年龄?是否有高血压,是否有其他病史?是否有过敏史?

患者:我今年45岁,没有高血压,没有其他病史,没有过敏史。

药师:请问咳嗽是急性的还是慢性的?白天咳得多还是晚上咳得多?咳的声音低怯还是重浊?

患者:急性的,白天咳得多,声音重浊。

药师:有痰吗?痰的颜色是黄的还是白的?是稀的还是黏稠的?鼻涕是什么样的?

患者:痰稀,色白,流清涕。

药师:有发热吗?会出汗吗?

患者:发热,没汗。

药师:看下您的舌苔,舌淡苔薄白,再结合您说的怕冷,头痛,判断您得的是风寒袭肺咳嗽。

患者:我应该吃什么药呢?

药师:我向您推荐通宣理肺丸或桂龙咳喘宁胶囊(从药品陈列架上的药品中推荐,可以推荐多种药品)。

患者:请问桂龙咳喘宁胶囊有什么作用?

药师：止咳化痰，降气平喘。用于外感风寒、痰湿阻肺引起的咳嗽、气喘、痰涎壅盛。

患者：请问应该如何服用？有什么忌口和注意的吗？

药师：服用方法是口服。一次3粒，一日3次。服药期间忌烟、酒、猪肉及生冷食物。注意锻炼身体，增强身体的抗病能力，室内保持空气流通、清新。该药品常温下密封保存即可。

药师：这盒药的价格是××元，请问您需要吗，是会员吗？如何支付？

患者：要的，不是会员，可以刷医保卡吗？

药师：可以，请慢走，祝您早日康复！

学习活动2　咳嗽荐药实训考评

任务实训

采用情景模拟方式，同学之间交替扮演药品销售人员和顾客，依照表3-3-1所列实训项目和要点实施咳嗽荐药任务实训，将相关知识摘要或过程记录填入表内。

表3-3-1　　　　　　　　咳嗽荐药实训记录

顾客 （学生姓名）		销售人员 （学生姓名）	
项目	实训要点	知识摘要/过程记录	
实训准备	1. 模拟药房环境，药房应配备药品展示柜、货架、收银开票系统 2. 准备常用止咳中成药，如通宣理肺丸、桂龙咳喘宁胶囊、小青龙合剂、川贝枇杷糖浆、二母宁嗽丸、清气化痰丸、苏子降气丸、百合固金丸等 3. 准备工服（白大褂）、签字笔		
交流沟通	1. 记录并分析顾客主诉 2. 询问顾客基本信息，如年龄、职业、基础疾病、病史等 3. 询问顾客关键症状，如新病或久病，起病的缓急，咳嗽的时间、节律、性质、声音，痰的有无、痰量、痰色、痰稀稠度，是否兼有恶寒、发热、头痛等肺卫表证及舌苔情况等 4. 在支付时应询问药品的支付方式、是否为会员、是否有医保卡等		
辨证荐药	1. 根据顾客主诉和询问症状，准确辨证 2. 根据辨证结果，向顾客介绍多种中成药的功能主治、药品价格等内容 3. 根据掌握的顾客基本信息并结合顾客的意愿推荐适合药品		

续表

项目	实训要点	知识摘要/过程记录
用药指导	1. 对顾客选择的药品进行服用方法、注意事项、有效期、贮藏方法等方面的用药指导 2. 提示顾客在服药期间要注意的事项，关心顾客，做好药学服务工作	

实训考评

依照表3-3-2对咳嗽荐药任务实训完成情况进行考评，考查可否模拟实际情景在规定时间内完成咳嗽荐药的药学服务工作。

表3-3-2　　　　　　　　　　咳嗽荐药实训考评

考核内容	考核要求	考核标准	配分	得分
实训准备	准备实训中需使用的材料、设备和工具	1. 未检查药房内的药品展示柜、货架、收银开票系统是否齐全，扣2分 2. 未正确准备常用中成药，扣2分 3. 未准备工服（白大褂）、签字笔，扣2分 4. 未准备咳嗽荐药实训记录表，扣2分	8	
职业形象	仪容、仪表、仪态规范	1. 仪容不整洁，扣2分 2. 未穿工服（白大褂），扣2分	4	
礼貌用语	文明用语完成销售过程	1. 未使用"祝您早日康复"等用语，扣2分 2. 使用了"这个病很麻烦"等用语，扣2分	4	
交流沟通	与顾客良好沟通	1. 未能聆听顾客主诉并记录，扣5分 2. 未能询问顾客基本信息，扣5分 3. 未能询问顾客关键症状，扣10分	20	
辨证荐药	根据顾客病证正确推荐中成药	1. 未能准确辨证，扣10分 2. 未能根据病证正确介绍多种常用中成药的功能主治、药品价格等内容，扣10分 3. 未能根据顾客意愿推荐适合药品，扣10分	30	
用药指导	根据推荐的中成药进行正确的用药指导	1. 未介绍药品的服用方法、注意事项、有效期等，扣10分 2. 未提示顾客药品之间的合理联用、贮藏方法，扣5分 3. 未能关心顾客，做好交流沟通，扣5分	20	
填写记录	正确填写实训记录	1. 不能合理扮演顾客和药品销售人员，扣5分 2. 不能规范书写顾客表述的咳嗽症状，扣5分 3. 不能正确使用导购技巧，扣2分 4. 未记录出售药品，扣2分	14	
合计			100	

【学习拓展】

什么是百日咳？

"百日咳"虽也以咳嗽为主要症状，但不属于中医药理论中咳嗽的范畴。

百日咳俗称鸡咳、鹭鹚咳，是一种小儿常见的急性呼吸道传染病，由百日咳杆菌引起。其临床特征为阵发性痉挛性咳嗽，咳末有鸡鸣样吸气性吼声，如未得到及时有效的治疗，病程可迁延数月，故称"百日咳"。百日咳传染性很强，常引起流行。患儿的年龄越小，病情越重，可因并发肺炎、脑病而死亡。疫苗接种对控制百日咳的暴发和流行起着重要作用。

思考与练习

一、选择题

1. 下列是风热犯肺咳嗽症状的是（　　）。
   A. 咳嗽声重，痰稀色白，恶寒或兼头痛，肢体酸痛，鼻塞、流清涕，苔薄白，脉浮紧
   B. 咳嗽气粗，痰黏或黄稠，咳痰不爽，口渴咽痛，鼻塞、流黄涕，舌红，苔微黄，脉浮数
   C. 干咳少痰或痰中带血，午后咳甚，或伴五心烦热，颧红，舌红少苔，脉细数
   D. 咳嗽痰多色白，咳声重浊，因痰作嗽，痰滑易咳，晨起为甚，胸闷脘痞，苔白腻，脉弦滑

2. 风寒袭肺咳嗽可用（　　）进行治疗。
   A. 通宣理肺丸　　B. 急支糖浆　　C. 杏苏散　　D. 二陈丸

3. 患者干咳少痰或痰中带血，午后咳甚，五心烦热，颧红，舌红少苔，脉细数属于（　　）。
   A. 风寒袭肺咳嗽　　　　　　B. 风热犯肺咳嗽
   C. 肺肾阴虚咳嗽　　　　　　D. 痰热郁肺咳嗽

4. 小青龙合剂除解表化饮外还能（　　）。
   A. 止咳平喘　　B. 清热解毒　　C. 清肺润燥　　D. 清热通便

5. 用于治疗阴虚肺燥，咽喉干痛，干咳少痰或痰中带血的中成药是（　　）。
   A. 养阴清肺膏　　B. 通宣理肺丸　　C. 双黄连口服液　　D. 藿香正气水

6. 下列符合痰湿蕴肺咳嗽舌象及脉象的是（　　）。
   A. 苔薄白，脉浮紧　　　　　B. 苔白腻，脉弦滑
   C. 舌红少苔，脉细数　　　　D. 苔微黄，脉浮数

7. 燥邪犯肺咳嗽可用（　　）进行治疗。
   A. 小青龙合剂　　　　　　　B. 蜜炼川贝枇杷膏
   C. 川贝止咳露　　　　　　　D. 二陈丸

8. 用于痰热阻肺所致的咳嗽痰多、痰黄稠黏、胸腹满闷的中成药是（　　）。
   A. 急支糖浆　　B. 小青龙合剂　　C. 通宣理肺丸　　D. 清气化痰丸

9. 下列与燥邪犯肺咳嗽的临床表现不符的是（　　）。
   A. 口干咽痛　　　B. 咳嗽气粗　　　C. 痰少而黏　　　D. 舌红而干，苔薄黄
10. 二陈丸的功能是（　　）。
    A. 化痰止咳，宽中下气　　　　　B. 清热燥湿，泻火解毒
    C. 清热化痰，止咳平喘　　　　　D. 燥湿化痰，理气和胃

二、简答题

1. 风寒袭肺咳嗽与风热犯肺咳嗽的症状有何不同？
2. 内伤咳嗽分为哪几类？各类常用的中成药有哪些？

三、案例分析题

1. 黄某，男，48岁，症见烦躁不安，喉痒干咳，痰少而粘连成丝，咳嗽喉痛，而痰难吐出，用力咳出痰，色黄且稠，大便燥结，小便黄浊而短，唇鼻干燥，口干咽痛，头痛发热，舌尖红，舌苔干黄，脉浮数。

2. 李某，男，39岁，在田间干活，由于天气炎热，没有得到适当休息，以致头痛身热，口干咽痛，咳痰不爽，连续阵咳好多声才能吐出少量稠痰，微带黄色，舌苔薄黄，脉浮大而数。

3. 王某，女，55岁，早晨起床洗澡后受风，感觉头痛，随即恶寒发热，怕风，鼻流清涕，咽喉发痒，咳嗽声重有力，痰稀色白，周身酸痛，舌苔薄白，脉浮紧。

4. 张某，男，50岁，咳嗽已有数月，早晨咳嗽咳痰尤甚，表现为咳嗽痰多，咳声重浊，痰白黏腻，胸闷气憋，痰出则咳缓、憋闷减轻，腹胀不欲饮食，舌苔白腻，脉滑。

5. 余某，女，40岁，症见咳嗽气息急促，晨起更甚，痰多色黄质稠难咳，胸胁胀满，面赤，伴有身热，口渴欲饮，舌质红，苔薄黄腻，脉滑数。

6. 王某，男，65岁，症见咳声短促，低怯，夜间加剧，痰少黏白，口干咽燥，伴有五心烦热，盗汗，身体消瘦，全身无力，舌红少苔，脉细数。

请根据患者病情，判断证型并推荐适用的中成药。

任务四

胃脘痛荐药

 任务描述

胃脘痛为常见病之一,本学习任务是胃脘痛的推荐用药,要求能根据患者主诉的症状判断患者胃脘痛的证型,并根据患者所属证型合理推荐用药及进行用药指导,做好药学服务工作。

 任务目标

知识目标

1. 识记胃脘痛的证型和对应的主要症状。
2. 识记常用治胃脘痛中成药的药物组成、功能主治。
3. 识记常用治胃脘痛中成药的用法用量和使用注意。

技能目标

1. 能根据顾客主诉的症状诊断证型。
2. 能根据顾客证型正确推荐常用中成药。
3. 能根据推荐的中成药进行正确的用药指导。

思政目标

1. 通过学习中成药的严谨组方、确切疗效等,弘扬博大精深的中医药传统文化,增强中华民族的文化自信。
2. 通过细致严谨的问病售药实训练习,培养医者仁心,形成科学严谨的工作作风。
3. 通过问病售药的实训考核,培养实事求是、爱岗敬业的职业精神。

学习活动1 胃脘痛荐药学习认知

【任务引入】

王老师,40岁,性情一向比较急躁,昨日因一些小事与邻居发生争执后,感觉上腹部开始疼痛，厉害时会牵及两肋疼痛，胸口发闷，但叹口气后就会觉得舒服很多，不想吃饭。据王老师说，自己患有慢性胃炎，但疼痛只是偶尔发作。你若作为药店工作人员，应如何询问顾客的基本情况，做好用药指导？

 任务须知

一、概述

（一）胃脘痛的定义及症状

胃脘痛，又称胃痛，是以上腹胃脘部近心窝处发生疼痛为主症的疾病。其疼痛的性质包括胀痛、隐痛、刺痛、灼痛、闷痛、绞痛等，常因病因病机的不同而异，其中尤以胀痛、隐痛、刺痛常见。可有压痛，按之其痛或增或减，但无反跳痛。其痛有呈持续性者，也有时作时止者。其痛常因寒暖失宜、饮食失节、情志不舒、劳累等诱因而发作或加重。常伴有食欲不振、恶心呕吐、吞酸嘈杂等症状。

本病在脾胃病证中最为多见，人群中发病率较高，中药治疗效果颇佳。西医学中的急性胃炎、慢性胃炎、消化性溃疡、胃下垂、胃黏膜脱垂症等疾病，当其以上腹部胃脘疼痛为主要症状时，均可参考本任务内容进行辨证论治。

（二）胃脘痛的病因病机

胃脘痛的病因主要为外感寒邪、饮食所伤、情志不遂、脾胃虚弱等。基本病机为胃气阻滞，胃络瘀阻，胃失所养，不通则痛而导致胃痛。

外感寒邪，脘腹受凉，内客于胃，或服药苦寒太过，或寒食伤中，致使寒凝气滞，胃气失和，胃气阻滞，不通则痛。饮食不节，暴饮暴食，损伤脾胃，饮食停滞，致使胃气失和，胃中气机阻滞，不通则痛。忧郁恼怒，情志不遂，肝失疏泄，肝郁气滞，横逆犯胃，以致胃气失和，胃气阻滞，即可发生胃脘痛。肝郁日久，又可化火生热，邪热犯胃，导致肝胃郁热而痛。若肝失疏泄，气机不畅，血行瘀滞，又可形成血瘀，兼见瘀血胃痛。脾与胃相表里，脾气主升，胃气主降，胃之受纳腐熟，赖脾之运化升清，所以胃病与脾病常相互累及。若素体不足，或劳倦过度，或饮食所伤，或过服寒凉药物，或久病脾胃受损，均可引起脾胃虚弱，中焦虚寒，致使胃失温养，发生胃脘痛。若是热病伤阴，或胃热火郁灼伤胃阴，或久服温燥之品，耗伤胃阴，胃失濡养，也可引起胃脘痛。

（三）治胃脘痛中成药的分类

由于胃脘痛的病因不同，治胃脘痛中成药主要分为治寒邪客胃中成药、治饮食停滞中成药、治肝气犯胃中成药、治肝胃郁热中成药、治气滞血瘀中成药、治脾胃虚寒中成药、治胃阴亏虚中成药。

（四）胃脘痛的药学服务

1. 注意饮食调护，以清淡易消化的食物为宜，进食不宜过饱，忌酒及生冷、油腻、不易消化和辛辣刺激性食物。

2. 久痛防变。中老年患者若胃脘痛经久不愈，痛无定处，伴消瘦无力，贫血，应及时检查，积极治疗，以防恶性病变。

3. 忌情绪激动和生闷气。

4. 小儿、孕妇及年老体弱者应在医师指导下用药。

二、常用治胃脘痛中成药

（一）治寒邪客胃中成药

寒邪客胃症见胃痛暴作，甚则拘急作痛，恶寒喜暖，得温痛减，遇寒痛增，口淡不渴，或喜热饮，舌淡苔薄白，脉弦紧。

良附丸

【组成】高良姜、醋香附。

【功能与主治】温胃理气。用于寒凝气滞，脘痛吐酸，胸腹胀满。

【用法与用量】口服。一次 3~6 g，一日 2 次。

【贮藏】密闭，防潮。

（二）治饮食停滞中成药

饮食停滞症见暴饮暴食后，胃痛胀满，疼痛拒按，得食更甚，嗳腐吞酸，或呕吐不消化食物，其味腐臭，吐后痛减，不思饮食或厌食，大便不爽，得矢气及便后稍舒，舌苔厚腻，脉滑有力。

越鞠丸

【组成】醋香附、川芎、炒栀子、炒苍术、炒六神曲。

【功能与主治】理气解郁，宽中除满。用于胸脘痞闷，腹中胀满，饮食停滞，嗳气吞酸。

【用法与用量】口服。一次 6~9 g，一日 2 次。

【贮藏】密封。

保和颗粒

【组成】焦山楂、炒六神曲、姜半夏、茯苓、陈皮、连翘、炒麦芽、炒莱菔子。

【功能与主治】消食，导滞，和胃。用于食积停滞，脘腹胀满，嗳腐吞酸，不欲饮食。

【用法与用量】开水冲服。一次 1 袋，一日 2 次；小儿酌减。

【规格】每袋装 4.5 g。

【贮藏】密封。

健胃消食片

【组成】太子参、陈皮、山药、炒麦芽、山楂。

【功能与主治】健胃消食。用于脾胃虚弱所致的食积,症见不思饮食、嗳腐酸臭、脘腹胀满;消化不良见上述证候者。

【用法与用量】口服或咀嚼。一次3片,小儿酌减〔规格(1)〕;或成人一次4~6片,儿童二至四岁一次2片,五至八岁一次3片,九至十四岁一次4片〔规格(2)〕。一日3次。

【规格】(1)每片重0.8 g。(2)每片重0.5 g。

【贮藏】密封。

木香顺气丸

【组成】木香、砂仁、醋香附、槟榔、甘草、陈皮、厚朴、炒枳壳、炒苍术、炒青皮、生姜。

【功能与主治】行气化湿,健脾和胃。用于湿浊中阻、脾胃不和所致的胸膈痞闷、脘腹胀痛、呕吐恶心、嗳气纳呆。

【用法与用量】口服。一次6~9 g,一日2~3次。

【注意】孕妇慎用。

【规格】每100丸重6 g。

【贮藏】密封。

六味安消胶囊

【组成】藏木香、大黄、山柰、煅北寒水石、诃子、碱花。

【功能与主治】和胃健脾,消积导滞,活血止痛。用于胃痛胀满、消化不良、便秘、痛经。

【用法与用量】口服。一次3~6粒,一日2~3次。

【注意】孕妇忌服。

【规格】每粒装0.5 g。

【贮藏】密封。

(三)治肝气犯胃中成药

肝气犯胃症见胃脘胀满,攻撑作痛,痛连两胁,遇烦恼郁怒则痛作或痛甚,胸闷嗳气,喜长叹息,大便不畅,得嗳气、矢气则痛舒,舌苔多薄白,脉弦。

气滞胃痛颗粒

【组成】柴胡、醋延胡索、枳壳、醋香附、白芍、炙甘草。

【功能与主治】疏肝理气,和胃止痛。用于肝郁气滞,胸痞胀满,胃脘疼痛。

【用法与用量】开水冲服。一次1袋,一日3次。

【注意】孕妇慎用。

【规格】每袋装5 g。

【贮藏】密封。

胃苏颗粒

【组成】紫苏梗、香附、陈皮、香橼、佛手、枳壳、槟榔、炒鸡内金。

【功能与主治】理气消胀，和胃止痛。主治气滞型胃脘痛，症见胃脘胀痛，窜及两胁，得嗳气或矢气则舒，情绪郁怒则加重，胸闷食少，排便不畅，舌苔薄白，脉弦；慢性胃炎及消化性溃疡见上述证候者。

【用法与用量】开水冲服。一次1袋，一日3次。15天为一个疗程，可服1~3个疗程或遵医嘱。

【规格】（1）每袋装15 g。（2）每袋装5 g（无蔗糖）。

【贮藏】密封。

沉香化气丸

【组成】沉香、木香、广藿香、醋香附、砂仁、陈皮、醋莪术、炒六神曲、炒麦芽、甘草。

【功能与主治】理气疏肝，消积和胃。用于肝胃气滞，脘腹胀痛，胸膈痞满，不思饮食，嗳气泛酸。

【用法与用量】口服。一次3~6 g，一日2次。

【注意】孕妇慎用。

【贮藏】密封。

舒肝和胃丸

【组成】醋香附、白芍、佛手、木香、郁金、炒白术、陈皮、柴胡、广藿香、炙甘草、莱菔子、焦槟榔、乌药。

【功能与主治】疏肝解郁，和胃止痛。用于肝胃不和，两胁胀满，胃脘疼痛，食欲不振，呃逆呕吐，大便失调。

【用法与用量】口服。水丸一次6 g，水蜜丸一次9 g，小蜜丸一次12 g（60丸），大蜜丸一次2丸；一日2次。

【规格】水丸，每袋装6 g；水蜜丸，每100丸重20 g；小蜜丸，每100丸重20 g；大蜜丸，每丸重6 g。

【贮藏】密封。

香砂养胃丸

【组成】木香、砂仁、白术、陈皮、茯苓、制半夏、醋香附、炒枳实、豆蔻（去壳）、姜厚朴、广藿香、甘草、生姜、大枣。

【功能与主治】温中和胃。用于胃阳不足、湿阻气滞所致的胃痛、痞满,症见胃痛隐隐、脘闷不舒、呕吐酸水、嘈杂不适、不思饮食、四肢倦怠。

【用法与用量】口服。一次9 g,一日2次。

【贮藏】密封。

(四)治肝胃郁热中成药

肝胃郁热症见胃脘灼痛,痛势急迫,喜冷恶热,得凉则舒,心烦不安,烦躁易怒,胁胀不舒,泛酸嘈杂,口干口苦,舌红苔黄,脉弦数。

左金丸

【组成】黄连、吴茱萸。

【功能与主治】泻火,疏肝,和胃,止痛。用于肝火犯胃,脘胁疼痛,口苦嘈杂,呕吐酸水,不喜热饮。

【用法与用量】口服。一次3~6 g,一日2次。

【贮藏】密封。

三九胃泰胶囊

【组成】三叉苦、九里香、两面针、木香、黄芩、茯苓、地黄、白芍。

【功能与主治】清热燥湿,行气活血,柔肝止痛。用于湿热内蕴、气滞血瘀所致的胃痛,症见脘腹隐痛、饱胀反酸、恶心呕吐、嘈杂纳减;浅表性胃炎、糜烂性胃炎、萎缩性胃炎见上述证候者。

【用法与用量】口服。一次2~4粒,一日2次。

【注意】胃寒患者慎用;忌油腻、生冷、难消化食物。

【规格】每粒装0.5 g。

【贮藏】密封。

戊己丸

【组成】黄连、制吴茱萸、炒白芍。

【功能与主治】泻肝和胃,降逆止呕。用于肝火犯胃、肝胃不和所致的胃脘灼热疼痛、呕吐吞酸、口苦嘈杂、腹痛泄泻。

【用法与用量】口服。一次3~6 g,一日2次。

【贮藏】密封。

(五)治气滞血瘀中成药

气滞血瘀症见胃脘疼痛,痛如针刺刀割,痛有定处拒按,食后加剧,入夜痛甚,或见吐血、黑便,舌质紫暗或有瘀斑,脉涩。

胃康灵胶囊

【组成】白芍、白及、三七、甘草、茯苓、延胡索、海螵蛸、颠茄浸膏。

【功能与主治】柔肝和胃,散瘀止血,缓急止痛,去腐生新。用于肝胃不和、瘀血阻络所致的胃脘疼痛、连及两胁、嗳气、泛酸,急慢性胃炎、胃及十二指肠溃疡、胃出血见上述证候者。

【用法与用量】口服。一次4粒,一日3次。饭后服用。

【注意】青光眼患者忌服。

【规格】每粒装0.4 g。

【贮藏】密封。

荜铃胃痛颗粒

【组成】荜澄茄、川楝子、醋延胡索、酒大黄、黄连、吴茱萸、醋香附、香橼、佛手、海螵蛸、煅瓦楞子。

【功能与主治】行气活血,和胃止痛。用于气滞血瘀所致的胃脘痛以及慢性胃炎见上述证候者。

【用法与用量】开水冲服。一次1袋,一日3次。

【注意】孕妇慎用。

【规格】每袋装5 g。

【贮藏】密封。

元胡止痛片

【组成】醋延胡索、白芷。

【功能与主治】理气,活血,止痛。用于气滞血瘀的胃痛,胁痛,头痛及痛经。

【用法与用量】口服。一次4~6片,一日3次,或遵医嘱。

【规格】(1)薄膜衣片,每片重0.26 g。(2)薄膜衣片,每片重0.31 g。(3)糖衣片,片心重0.25 g。(4)糖衣片,片心重0.3 g。

【贮藏】密封。

(六)治脾胃虚寒中成药

脾胃虚寒症见胃痛隐隐,绵绵不休,冷痛不适,喜温喜按,空腹痛甚,得食则缓,劳累或食冷或受凉后疼痛发作或加重,泛吐清水,食少,神疲乏力,手足不温,大便溏薄,舌淡苔白,脉虚弱。

小建中合剂

【组成】桂枝、白芍、炙甘草、生姜、大枣。

【功能与主治】温中补虚,缓急止痛。用于脾胃虚寒,脘腹疼痛,喜温喜按,嘈杂吞酸,食少;胃及十二指肠溃疡见上述证候者。

【用法与用量】口服。一次 20~30 mL,一日 3 次。用时摇匀。

【贮藏】密封,遮光。

温胃舒颗粒

【组成】附片(黑顺片)、肉桂、酒苁蓉、补骨脂、炒南山楂、乌梅、陈皮、砂仁、党参、炙黄芪、山药、炒白术。

【功能与主治】温中养胃,行气止痛。用于中焦虚寒所致的胃痛,症见胃脘冷痛、腹胀嗳气、纳差食少、畏寒无力;慢性萎缩性胃炎、浅表性胃炎见上述证候者。

【用法与用量】开水冲服。一次 1~2 袋,一日 2 次。

【注意】胃大出血时禁用;忌食生冷、油腻及不易消化的食物。

【规格】每袋装 10 g。

【贮藏】密封。

安中片

【组成】桂枝、醋延胡索、煅牡蛎、小茴香、砂仁、高良姜、甘草。

【功能与主治】温中散寒,理气止痛,和胃止呕。用于阳虚胃寒所致的胃痛,症见胃痛绵绵、畏寒喜暖、泛吐清水、神疲肢冷;慢性胃炎、胃及十二指肠溃疡见上述证候者。

【用法与用量】口服。一次 4~6 片,儿童一次 2~3 片〔规格(1)〕;或一次 2~3 片,儿童一次 1~1.5 片〔规格(2)〕。一日 3 次,或遵医嘱。

【注意】急性胃炎、出血性溃疡禁用。

【规格】(1)每片重 0.2 g。(2)薄膜衣片,每片重 0.52 g。

【贮藏】密封。

(七)治胃阴亏虚中成药

胃阴亏虚症见胃脘隐隐灼痛,饥不欲食,口燥咽干,口渴思饮,消瘦乏力,大便干结,舌红少津或舌光干燥,脉细数。

阴虚胃痛颗粒

【组成】北沙参、麦冬、石斛、川楝子、玉竹、白芍、炙甘草。

【功能与主治】养阴益胃,缓急止痛。用于胃阴不足所致的胃脘隐隐灼痛、口干舌燥、纳呆干呕,以及慢性胃炎、消化性溃疡见上述证候者。

【用法与用量】开水冲服。一次 1 袋,一日 3 次。

【规格】每袋装 10 g。

【贮藏】密封。

养胃舒胶囊

【组成】蒸黄精、党参、炒白术、山药、菟丝子、北沙参、玄参、乌梅、陈皮、山楂、干姜。

【功能与主治】益气养阴，健脾和胃，行气导滞。用于脾胃气阴两虚所致的胃痛，症见胃脘灼热疼痛，痞胀不适，口干口苦，纳少消瘦，手足心热。

【用法与用量】口服。一次3粒，一日2次。

【注意】肝胃火盛吞酸嗳腐者慎用；孕妇慎用；服药期间饮食宜清淡，忌食辛辣刺激性食物，戒烟酒；痰多便秘实证者禁用。

【规格】每粒装0.4 g。

【贮藏】密封。

胃安胶囊

【组成】石斛、黄柏、南沙参、山楂、炒枳壳、黄精、甘草、白芍。

【功能与主治】养阴益胃，柔肝止痛。用于肝胃阴虚、胃气不和所致的胃痛、痞满，症见胃脘隐痛、纳少嘈杂、咽干口燥、舌红少津、脉细数；萎缩性胃炎见上述证候者。

【用法与用量】饭后2小时服用。一次8粒〔规格（1）〕，或一次4粒〔规格（2）〕。一日3次。

【规格】（1）每粒装0.25 g。（2）每粒装0.5 g。

【贮藏】密封。

【任务分析与指导】

以任务引入为驱动，根据任务须知模拟药店实际工作情境，对顾客用药进行分析与指导。

药师：您好，请问有什么可以帮到您？

患者：你好！我上腹部疼痛，请问我应该吃什么药比较好？

药师：请问您的年龄？是否有高血压或有过敏史？

患者：我今年40岁，没有高血压，无过敏史。

药师：请问是胃脘部近心窝处痛吗？怎么引起的？

患者：是的，我是与邻居发生争执，被气得引起疼痛。

药师：是胀痛还是隐隐作痛？痛的时候会牵连两胁吗？胸闷吗？叹气后是不是就会舒服些？

患者：胀痛，会牵得两胁也痛，胸闷，叹气后会觉得舒服些。

药师：胃口怎么样？排便怎么样？

患者：没有食欲，大便不通畅。

药师：您有胃病史吗？看下您的舌苔？

患者：我有慢性胃炎。

药师：舌苔薄白，您说有慢性胃炎，被邻居气得发生疼痛，判断您是肝气犯胃。

患者：我应该吃什么药呢？

药师：我向您推荐气滞胃痛颗粒或胃苏颗粒（从药品陈列架上的药品中推荐，可以推荐多种药品）。

患者：请问胃苏颗粒有什么作用？

药师：理气消胀，和胃止痛。主治气滞型胃脘痛，症见胃脘胀痛，窜及两胁，得嗳气或矢气则舒，情绪郁怒则加重，胸闷食少，排便不畅，舌苔薄白，脉弦。慢性胃炎患者也可以服用。

患者：请问应该如何服用？需要注意什么吗？

药师：开水冲服。一次1袋，一日3次。15天为一个疗程，可服1~3个疗程。饮食以清淡易消化的食物为宜，进食不宜过饱，忌酒及生冷、油腻、不易消化和辛辣刺激性食物。保持愉快心情，不要生气有助于身体的康复。该药品常温下密闭保存即可。

药师：这盒药的价格是××元，请问您需要吗？是会员吗？如何支付？

患者：要，是会员，微信支付。

药师：好的，请慢走，祝您早日康复！

学习活动2　胃脘痛荐药实训考评

 任务实训

采用情景模拟方式，同学之间交替扮演药品销售人员和顾客，依照表3-4-1所列实训项目和要点实施胃脘痛荐药任务实训，将相关知识摘要或过程记录填入表内。

表3-4-1　　　　　　　　　　胃脘痛荐药实训记录

顾客 （学生姓名）		销售人员 （学生姓名）	
项目	实训要点		知识摘要/过程记录
实训准备	1. 模拟药房环境，药房应配备药品展示柜、货架、收银开票系统 2. 准备常用治胃脘痛中成药如良附丸、气滞胃痛颗粒、胃苏颗粒、舒肝和胃丸、左金丸、小建中合剂、阴虚胃痛颗粒、越鞠丸、胃康灵胶囊等 3. 准备工服（白大褂）、签字笔		
交流沟通	1. 记录并分析顾客主诉 2. 询问顾客基本信息，如年龄、职业、基础疾病、病史等 3. 询问顾客关键症状，如患者疼痛的部位、程度与特征，伴随症状及诱发的原因，痛属胀痛、隐痛还是刺痛，是否痛有定处，喜按或拒按，喜寒或喜热，饮食情况，是否有恶心呕吐、嘈杂泛酸，舌苔情况等 4. 在支付时应询问药品的支付方式、是否为会员、是否有医保卡等		

续表

项目	实训要点	知识摘要/过程记录
辨证荐药	1. 根据顾客主诉和询问症状，准确辨证 2. 根据辨证结果，向顾客介绍多种中成药的功能主治、药品价格等内容 3. 根据掌握的顾客基本信息并结合顾客的意愿推荐适合药品	
用药指导	1. 对顾客选择的药品进行服用方法、注意事项、有效期、贮藏方法等方面的用药指导 2. 提示顾客在服药期间要注意的事项，关心顾客，做好药学服务工作	

 实训考评

依照表3-4-2对胃脘痛荐药任务实训完成情况进行考评，考查可否模拟实际情景在规定时间内完成胃脘痛荐药的药学服务工作。

表3-4-2　　　　　　　　　胃脘痛荐药实训考评

考核内容	考核要求	考核标准	配分	得分
实训准备	准备实训中需使用的材料、设备和工具	1. 未检查药房内的药品展示柜、货架、收银开票系统是否齐全，扣2分 2. 未正确准备常用中成药，扣2分 3. 未准备工服（白大褂）、签字笔，扣2分 4. 未准备胃脘痛荐药实训记录表，扣2分	8	
职业形象	仪容、仪表、仪态规范	1. 仪容不整洁，扣2分 2. 未穿工服（白大褂），扣2分	4	
礼貌用语	文明用语完成销售过程	1. 未使用"祝您早日康复"等用语，扣2分 2. 使用了"这个病很麻烦的"等用语，扣2分	4	
交流沟通	与顾客良好沟通	1. 未能聆听顾客主诉并记录，扣5分 2. 未能询问顾客基本信息，扣5分 3. 未能询问顾客关键症状，扣10分	20	
辨证荐药	根据顾客病证正确推荐中成药	1. 未能准确辨证，扣10分 2. 未能根据病证正确介绍多种常用中成药的功能主治、药品价格等内容，扣10分 3. 未能根据顾客意愿推荐适合药品，扣10分	30	
用药指导	根据推荐的中成药进行正确的用药指导	1. 未介绍药品的服用方法、注意事项、有效期等，扣10分 2. 未提示顾客药品之间的合理联用、贮藏方法，扣5分 3. 未能关心顾客，做好交流沟通，扣5分	20	
填写记录	正确填写实训记录	1. 不能合理扮演顾客和药品销售人员，扣5分 2. 不能规范书写顾客表述的胃脘痛症状，扣5分 3. 不能正确使用导购技巧，扣2分 4. 未记录出售药品，扣2分	14	
合计			100	

【学习拓展】

胃痛与腹痛的区别

胃痛与腹痛从大范围看均为腹部的疼痛，两者的症状常相伴随，故有心腹痛的提法，因此需鉴别胃痛与腹痛。胃痛在上腹胃脘部，位置相对较高；腹痛在胃脘以下、耻骨毛际以上的部位，位置相对较低。胃痛常伴脘闷、嗳气、泛酸等胃失和降、胃气上逆之症；而腹痛常伴有腹胀、矢气、大便性状改变等腹疾症状。

思考与练习

一、选择题

1. 下列与气滞血瘀型胃脘痛的症状相符的是（　　）。
   A. 胃脘隐隐灼痛，饥不欲食，口燥咽干，口渴思饮，消瘦乏力，大便干结，舌红少津或舌光干燥，脉细数
   B. 胃痛暴作，甚则拘急作痛，恶寒喜暖，得温痛减，遇寒痛增，口淡不渴，或喜热饮，舌淡苔薄白，脉弦紧
   C. 胃脘疼痛，痛如针刺刀割，痛有定处拒按，食后加剧，入夜痛甚，或见吐血、黑便，舌质紫暗或有瘀斑，脉涩
   D. 胃脘灼痛，痛势急迫，喜冷恶热，得凉则舒，心烦不安，烦躁易怒，胁胀不舒，泛酸嘈杂，口干口苦，舌红苔黄，脉弦数

2. 寒邪客胃可用（　　）进行治疗。
   A. 良附丸　　　　B. 胃苏颗粒　　　　C. 小建中合剂　　　　D. 左金丸

3. 下列与肝气犯胃的症状不符的是（　　）。
   A. 攻撑作痛　　　B. 胸闷胁痛　　　　C. 嗳气频繁　　　　D. 胃痛暴作

4. 越鞠丸的主治病证是（　　）。
   A. 肝火犯胃所致脘胁疼痛　　　　B. 寒凝气滞所致胃痛暴作
   C. 饮食停滞所致胃脘胀痛　　　　D. 肝气不舒所致脾胃气郁

5. 某男，25岁，症见胃脘灼痛，喜冷恶热，心烦不安，泛酸嘈杂，口干口苦，证属肝胃郁热。宜选用的中成药是（　　）。
   A. 良附丸　　　　B. 香砂养胃颗粒　　　C. 左金丸　　　　D. 养胃舒胶囊

6. 小建中合剂既能温中补虚又能（　　）。
   A. 温胃理气　　　B. 缓急止痛　　　　C. 健脾和胃　　　　D. 养阴益胃

7. 胃苏颗粒既能理气消胀又能（　　）。

A. 和胃止痛　　　B. 行气止痛　　　C. 健脾和胃　　　D. 养阴益胃

8. 下列与饮食停滞的症状不符的是（　　）。

A. 胃痛暴作　　　B. 不思饮食　　　C. 脘腹胀满拒按　　D. 嗳腐吞酸

9. 气滞血瘀型胃脘痛可用（　　）进行治疗。

A. 小建中颗粒　　B. 开胃山楂丸　　C. 胃康灵胶囊　　D. 舒肝和胃丸

二、简答题

1. 胃脘痛的病因有哪些？
2. 脾胃虚寒的主要症状有哪些？

三、案例分析题

1. 王某，男，26岁，前两天几位大学同学来访，欢聚一堂，过食肥甘厚腻，开怀痛饮，致脘腹胀闷，疼痛拒按，嗳腐泛酸，厌食口干，大便两天未行，舌苔厚腻，脉滑有力。

2. 杨某，男，62岁，有胃病多年，现胃脘部隐隐作痛，喜温喜按，食少便溏，神倦乏力，面色无华，手足不温，舌淡苔薄白，脉细。

3. 王某，男，55岁，前几日天凉后未及时添加衣物，腹部受凉，近几天来胃痛暴作，喝热水痛减，时有恶心，泛吐清水，大便溏薄，舌淡苔白，脉沉弦紧。

4. 张某，女，50岁，症见胃脘隐隐灼痛，胃口不好，口渴欲饮，形体消瘦无力，舌光干燥，脉细数。

5. 李某，女，40岁，症见胃脘疼痛如针刺，按之更甚，饭后加剧，大便呈黑色，舌质紫暗，脉涩。

6. 余某，男，32岁，平日饮食不规律，爱吃辛辣，昨晚与朋友豪饮聚餐，今日胃脘灼痛，痛势急迫，喜冷饮，胁胀不舒，泛酸嘈杂，口干口苦，舌红苔黄，脉弦数。

7. 张某，男，35岁，昨日与爱人吵架，今日出现胃脘胀痛，痛连两胁，胸闷嗳气，食欲不佳，大便不畅，得嗳气则痛舒，舌苔多薄白，脉弦。

请根据患者病情，判断证型并推荐适用的中成药。

任务五 泄泻荐药

 任务描述

泄泻为常见病之一，本学习任务是泄泻的推荐用药，要求能根据患者主诉的症状判断患者泄泻的证型，并根据患者所属证型合理推荐用药及进行用药指导，做好药学服务工作。

 任务目标

知识目标

1. 识记泄泻的证型和对应的主要症状。
2. 识记常用止泻中成药的药物组成、功能主治。
3. 识记常用止泻中成药的用法用量和使用注意。

技能目标

1. 能根据顾客主诉的症状诊断证型。
2. 能根据顾客证型正确推荐常用中成药。
3. 能根据推荐的中成药进行正确的用药指导。

思政目标

1. 通过学习中成药的严谨组方、确切疗效等，弘扬博大精深的中医药传统文化，增强中华民族的文化自信。
2. 通过细致严谨的问病售药实训练习，培养医者仁心，形成科学严谨的工作作风。
3. 通过问病售药的实训考核，培养实事求是、爱岗敬业的职业精神。

学习活动1 泄泻荐药学习认知

【任务引入】

梁某，男，78岁，退休在家，自诉黎明之前脐腹作痛，肠鸣即泻，完谷不化，泻后即安，小腹冷痛，腹痛绵绵，大便清稀或有黏液及黏液血便，食少腹胀，形寒肢冷，舌淡苔白，脉虚。你若作为药店工作人员，应如何询问顾客的基本情况，做好用药指导？

任务须知

一、概述

（一）泄泻的定义及症状

泄泻是以排便次数增多，粪质稀溏或完谷不化，甚至泻出如水样为主症的疾病。本病一年四季均可发生，但以夏秋两季多见。

本病可见于西医学中的多种疾病，如急慢性肠炎、肠结核、肠易激综合征、吸收不良综合征等，当这些疾病出现泄泻的表现时，均可参考本任务内容进行辨证论治。应注意的是，本病与西医学中腹泻的含义不完全相同。

（二）泄泻的病因病机

泄泻病变脏腑主要在脾、胃和大肠、小肠。感受外邪、饮食不节、情志所伤及脏腑虚弱等是其病因，脾虚湿盛是导致本病发生的重要因素，两者互相影响，互为因果。泄泻的基本病机是脾虚湿盛致使脾失健运，大小肠传化失常，升降失调，清浊不分。

泄泻的病因有外感、内伤之分。外感之中湿邪最为重要，脾恶湿，外来湿邪最易困阻脾土，致脾失健运，升降失调，水谷不化，清浊不分，混杂而下，形成泄泻，其他诸多外邪只有与湿邪相兼，方能致泻。内伤当中脾虚最为关键，泄泻病变脏腑主要在脾、胃、肠。小肠、大肠的分清别浊和传导变化功能与脾胃的运化和升清降浊功能相关，脾胃为泄泻之本，当中又以脾为主，脾主运化水湿，脾虚健运失职，清气不升，清浊不分，自可成泻，其他诸如寒、热、湿、食等内、外之邪，以及肝肾等脏腑所致的泄泻，都只有在伤脾的基础上，导致脾失健运时才能引起泄泻。同时，在发病和病变过程中外邪与内伤、外湿与内湿之间常相互影响，外湿最易伤脾，脾虚又易生湿，互为因果。

（三）止泻中成药的分类

泄泻主要分为急性和慢性两大类，根据泄泻的病因，治急性泄泻的中成药可分为治寒湿泄泻中成药、治湿热泄泻中成药和治伤食泄泻中成药；治慢性泄泻的中成药可分为治脾虚泄泻中成药、治肾虚泄泻中成药和治肝郁泄泻中成药。

（四）泄泻的药学服务

1. 泄泻患者忌食辛辣、生冷、油腻食物，饮食以清淡为宜；适当多饮些开水，以补充体液；注意避免潮湿寒凉。
2. 泄泻症状持续 2 日，且体温为 39 ℃左右，应去医院就医。
3. 大便中有黏液及脓血，应去医院就医。
4. 极度口渴、尿少、口干、精神萎靡，应去医院就医。

二、常用止泻中成药

（一）治寒湿泄泻中成药

寒湿泄泻症见腹痛肠鸣，泻下清稀如水样，色淡臭气轻，脘闷而纳少，畏寒，鼻塞头痛，肢体酸痛，苔白或白腻，脉浮缓。

保济口服液

【组成】钩藤、菊花、蒺藜、厚朴、木香、苍术、天花粉、广藿香、葛根、化橘红、白芷、薏苡仁、稻芽、薄荷、茯苓、广东神曲。

【功能与主治】解表，祛湿，和中。用于暑湿感冒，症见发热头痛、腹痛腹泻、恶心呕吐、肠胃不适；亦可用于晕车晕船。

【用法与用量】口服。一次 10~20 mL，一日 3 次；儿童酌减。

【注意】孕妇忌服。

【规格】每支装 10 mL。

【贮藏】密封，置阴凉处。

六合定中丸

【组成】广藿香、紫苏叶、香薷、木香、檀香、姜厚朴、炒枳壳、陈皮、桔梗、甘草、茯苓、木瓜、炒白扁豆、炒山楂、炒六神曲、炒麦芽、炒稻芽。

【功能与主治】祛暑除湿，和中消食。用于夏伤暑湿，宿食停滞，寒热头痛，胸闷恶心，吐泻腹痛。

【用法与用量】口服。一次 3~6 g，一日 2~3 次。

【贮藏】密封。

藿香正气水

【组成】苍术、陈皮、姜厚朴、白芷、茯苓、大腹皮、生半夏、甘草浸膏、广藿香油、紫苏叶油。

【功能与主治】解表化湿，理气和中。用于外感风寒、内伤湿滞或夏伤暑湿所致的感冒，症见头痛昏重、胸膈痞闷、脘腹胀痛、呕吐泄泻；胃肠型感冒见上述证候者。

【用法与用量】口服。一次 5~10 mL，一日 2 次，用时摇匀。

【规格】每支装 10 mL。

【贮藏】密封。

（二）治湿热泄泻中成药

湿热泄泻症见泄泻腹痛，泻下急迫，或泻而不爽，粪色黄褐，气味臭秽，肛门灼热，腹痛，口渴喜冷饮，小便短赤，舌红，苔黄腻，脉濡数。

肠炎宁片

【组成】地锦草、金毛耳草、樟树根、香薷、枫香树叶。

【功能与主治】清热利湿,行气。用于大肠湿热所致的泄泻、痢疾,症见大便泄泻或大便脓血、里急后重、腹痛腹胀;急慢性胃肠炎、腹泻、细菌性痢疾、小儿消化不良见上述证候者。

【用法与用量】口服。一次4~6片〔规格(1)〕或一次3~4片〔规格(2)〕或一次2~3片〔规格(3)〕,一日3~4次;小儿酌减。

【规格】(1)糖衣片,片心重0.28 g。(2)薄膜衣片,每片重0.42 g。(3)薄膜衣片,每片重0.58 g。

【贮藏】密封。

苋菜黄连素胶囊

【组成】铁苋菜、盐酸小檗碱、甘草。

【功能与主治】清热燥湿止泻。用于急性腹泻属湿热证者,症见大便次数增多,便稀溏,泻泄急迫或不畅,肛门灼热,烦热口渴,腹痛,小便黄赤,舌苔腻。

【用法与用量】口服。成人一次4粒,一日3次。

【注意】脾胃虚寒者慎用。

【规格】每粒装0.4 g。

【贮藏】密封,置干燥处。

复方黄连素片

【组成】盐酸小檗碱、木香、吴茱萸、白芍。

【功能与主治】清热燥湿,行气止痛,止痢止泻。用于大肠湿热,赤白下痢,里急后重或暴注下泻,肛门灼热;肠炎、痢疾见上述证候者。

【用法与用量】口服。一次4片,一日3次。

【规格】每片含盐酸小檗碱30 mg。

【贮藏】密封。

(三)治伤食泄泻中成药

伤食泄泻症见泻下稀便,臭如败卵,伴有不消化食物,脘腹胀满,腹痛肠鸣,泻后痛减,嗳腐酸臭,不思饮食,舌苔垢浊或厚腻,脉滑。

保和丸

【组成】焦山楂、炒六神曲、制半夏、茯苓、陈皮、连翘、炒莱菔子、炒麦芽。

【功能与主治】消食,导滞,和胃。用于食积停滞,脘腹胀满,嗳腐吞酸,不欲饮食。

【用法与用量】口服。小蜜丸一次9~18 g,大蜜丸一次1~2丸,一日2次;小儿酌减。

【规格】小蜜丸，每100丸重20 g；大蜜丸，每丸重9 g。
【贮藏】密封。

（四）治脾虚泄泻中成药

脾虚泄泻症见稍进油腻食物或饮食稍多，大便次数即明显增多，伴有不消化食物，大便时泻时溏，迁延反复，食少纳呆，食后脘闷不舒，面色萎黄，神疲倦怠，舌淡苔白，脉细弱。

参苓白术散

【组成】人参、茯苓、炒白术、山药、炒白扁豆、莲子、炒薏苡仁、砂仁、桔梗、甘草。
【功能与主治】补脾胃，益肺气。用于脾胃虚弱，食少便溏，气短咳嗽，肢倦乏力。
【用法与用量】口服。一次6～9 g，一日2～3次。
【贮藏】密封。

补脾益肠丸

【组成】外层：黄芪、米炒党参、砂仁、白芍、土炒当归、土炒白术、肉桂。内层：醋延胡索、荔枝核、炮姜、炙甘草、防风、木香、盐补骨脂、煅赤石脂。
【功能与主治】益气养血，温阳行气，涩肠止泻。用于脾虚气滞所致的泄泻，症见腹胀疼痛、肠鸣泄泻、黏液血便；慢性结肠炎、溃疡性结肠炎、过敏性结肠炎见上述证候者。
【用法与用量】口服。一次6 g，一日3次；儿童酌减；重症加量或遵医嘱。30天为1个疗程，一般连服2～3个疗程。
【注意】孕妇慎用。
【规格】（1）每瓶装72 g。（2）每瓶装90 g。（3）每瓶装130 g。
【贮藏】密封。

理中丸

【组成】党参、土白术、炙甘草、炮姜。
【功能与主治】温中散寒，健胃。用于脾胃虚寒，呕吐泄泻，胸满腹痛，消化不良。
【用法与用量】口服。一次1丸，一日2次。小儿酌减。
【注意】忌食生冷油腻、不易消化的食物。
【规格】每丸重9 g。
【贮藏】密封。

（五）治肾虚泄泻中成药

肾虚泄泻症见黎明之前脐腹作痛，肠鸣即泻，泻后痛减，形寒肢冷，腰膝酸软，舌淡苔白，脉沉细。

四神丸

【组成】煨肉豆蔻、盐补骨脂、醋五味子、制吴茱萸、大枣（去核）。

【功能与主治】温肾散寒，涩肠止泻。用于肾阳不足所致的泄泻，症见肠鸣腹胀、五更溏泄、食少不化、久泻不止、面黄肢冷。

【用法与用量】口服。一次9 g，一日1～2次。

【贮藏】密封。

固本益肠片

【组成】党参、麸炒白术、补骨脂、麸炒山药、黄芪、炮姜、酒当归、炒白芍、醋延胡索、煨木香、地榆炭、煅赤石脂、儿茶、炙甘草。

【功能与主治】健脾温肾，涩肠止泻。用于脾肾阳虚所致的泄泻，症见腹痛绵绵、大便清稀或有黏液及黏液血便、食少腹胀、腰瘦乏力、形寒肢冷、舌淡苔白、脉虚；慢性肠炎见上述证候者。

【用法与用量】口服。小片一次8片，大片一次4片，一日3次。

【注意】服药期间忌食生冷、辛辣、油腻食物。湿热下痢亦非本方所宜。

【规格】（1）素片，每片重0.32 g（小片）。（2）素片，每片重0.60 g（大片）。（3）薄膜衣片，每片重0.62 g（大片）。

【贮藏】密封。

（六）治肝郁泄泻中成药

肝郁泄泻症见每逢抑郁恼怒，或情绪紧张之时，即发生腹痛泄泻，腹中雷鸣，攻窜作痛，腹痛即泻，泻后痛减，矢气频作，胸胁胀闷，嗳气食少，舌淡，脉弦。

固肠止泻丸

【组成】乌梅、黄连、罂粟壳、干姜、木香、延胡索。

【功能与主治】调和肝脾，涩肠止痛。用于肝脾不和所致的泄泻，症见腹痛腹泻，两胁胀满。

【用法与用量】口服。浓缩丸，一次4 g；水丸，一次5 g。一日3次。

【注意】湿热或伤食泄泻者慎用；儿童、孕妇慎用；服药期间，忌食生冷、油腻、辛辣刺激性食物；本品含罂粟壳，不可过用、久用。

【任务分析与指导】

以任务引入为驱动，根据任务须知模拟药店实际工作情境，对顾客用药进行分析与指导。

药师：您好，请问有什么可以帮到您？

患者：你好！我最近总是在黎明之前脐腹作痛，肠鸣即泻，完谷不化，泻后即安，小腹冷痛，腹痛绵绵。请问，我患的是什么病？应该吃什么药比较好？

药师：请问您多大年龄？是否有高血压或其他病史（学生可补充咨询相关信息，如饮食习惯等）？

患者：我今年78岁，有高血压，没有其他病史。

药师：请问是否有大便清稀或有黏液及黏液血便、食少腹胀等症状？

患者：有的，大便比较稀烂，吃进去的东西也不消化，肚子胀。

药师：四肢觉得冷吗？请伸出舌头让我看一下。

患者：是的。

药师：您舌淡苔白，再加上刚开始说的脐腹作痛，肠鸣即泻，完谷不化，泻后即安，小腹冷痛，腹痛绵绵，判断你是肾阳虚所致的泄泻。

患者：请推荐治疗的中成药给我。

药师：我向您推荐固本益肠片（从药品陈列架上的药品中推荐，可以推荐多种药品）。

患者：那就要固本益肠片，请问固本益肠片有什么作用？

药师：固本益肠片的功能是健脾温肾，涩肠止泻。用于腹痛绵绵、大便清稀或有黏液及黏液血便、食少腹胀、腰瘦乏力、形寒肢冷、舌淡苔白、脉虚。

患者：请问应该如何服用？有什么忌口吗？

药师：服用方法是开水冲服，小片一次8片，大片一次4片，一日3次即可。服用期间忌食辛辣油腻的食物，饮食以清淡为宜；注意避免寒凉。该药品常温下密封保存即可。

药师：这盒药的价格是××元，请问您需要吗？是会员吗？如何支付？

患者：要的，不是会员，可以刷医保卡吗？

药师：可以，请慢走，祝您早日康复！

学习活动 2 泄泻荐药实训考评

 任务实训

采用情景模拟方式，同学之间交替扮演药品销售人员和顾客，依照表3-5-1所列实训项目和要点实施泄泻荐药任务实训，将相关知识摘要或过程记录填入表内。

表3-5-1　　　　　　　　　　　泄泻荐药实训记录

顾客 （学生姓名）		销售人员 （学生姓名）	
项目	实训要点		知识摘要/过程记录
实训准备	1. 模拟药房环境，药房应配备药品展示柜、货架、收银开票系统 2. 准备常用止泻中成药，如保和丸、理中丸、藿香正气水等 3. 准备工服（白大褂）、签字笔		

续表

项目	实训要点	知识摘要/过程记录
交流沟通	1. 记录并分析顾客主诉 2. 询问顾客基本信息，如年龄、职业、基础疾病、病史等 3. 询问顾客关键症状，如发生泄泻的诱因、急性还是慢性、病程的长短、大便性状颜色、腹痛情况、舌苔情况等 4. 在支付时应询问药品的支付方式、是否为会员、是否有医保卡等	
辨证荐药	1. 根据顾客主诉和询问症状，准确辨证 2. 根据辨证结果，向顾客介绍多种中成药的功能主治、药品价格等内容 3. 根据掌握的顾客基本信息并结合顾客的意愿推荐适合药品	
用药指导	1. 对顾客选择的药品进行服用方法、注意事项、有效期、贮藏方法等方面的用药指导 2. 提示顾客在服药期间要注意的事项，关心顾客，做好药学服务工作	

 实训考评

依照表 3-5-2 对泄泻荐药任务实训完成情况进行考评，考查可否模拟实际情景在规定时间内完成泄泻荐药的药学服务工作。

表 3-5-2　　　　　　　　　　　　泄泻荐药实训考评

考核内容	考核要求	考核标准	配分	得分
实训准备	准备实训中需使用的材料、设备和工具	1. 未检查药房内的药品展示柜、货架、收银开票系统是否齐全，扣2分 2. 未正确准备常用中成药，扣2分 3. 未准备工服（白大褂）、签字笔，扣2分 4. 未准备泄泻荐药实训记录表，扣2分	8	
职业形象	仪容、仪表、仪态规范	1. 仪容不整洁，扣2分 2. 未穿工服（白大褂），扣2分	4	
礼貌用语	文明用语完成销售过程	1. 未使用"祝您早日康复"等用语，扣2分 2. 使用了"这个病很麻烦的"等用语，扣2分	4	
交流沟通	与顾客良好沟通	1. 未能聆听顾客主诉并记录，扣5分 2. 未能询问顾客基本信息，扣5分 3. 未能询问顾客关键症状，扣10分	20	
辨证荐药	根据顾客病证正确推荐中成药	1. 未能准确辨证，扣10分 2. 未根据病证正确介绍多种常用中成药的功能主治、药品价格等内容，扣10分 3. 未能根据顾客意愿推荐适合药品，扣10分	30	
用药指导	根据推荐的中成药进行正确的用药指导	1. 未介绍药品的服用方法、注意事项、有效期等，扣10分 2. 未提示顾客药品之间的合理联用、贮藏方法，扣5分 3. 未能关心顾客，做好交流沟通，扣5分	20	

续表

考核内容	考核要求	考核标准	配分	得分
填写记录	正确填写实训记录	1. 不能合理扮演顾客和药品销售人员，扣 5 分 2. 不能规范书写顾客表述的泄泻症状，扣 5 分 3. 不能正确使用导购技巧，扣 2 分 4. 未记录出售药品，扣 2 分	14	
合计			100	

【学习拓展】

理中丸的应用

脾居中州，主要依赖脾阳的运化功能而升清降浊，运化水谷精微，为后天之本。如果中阳虚衰，脾阳不运，则寒湿不化，升降不利，即形成了太阴病。其症状表现为脘腹疼痛，喜温喜按，呕吐等。理中丸是治疗脾气虚寒证的主方，根据临床需要，亦衍生出许多类方，如附子理中丸、桂枝人参汤等。诸多研究证实了理中丸在消化系统、呼吸系统、神经系统和循环系统等许多疾病上都能得到不同程度的疗效，广泛应用于各科疾病。理中丸组方精妙，疗效显著，被广大医家所推崇。

思考与练习

一、选择题

1. 下列中成药的组成中有党参的是（　　）。
   A. 复方黄连素片　　B. 四神丸　　C. 固本益肠片　　D. 固肠止泻丸
2. 具有解表、祛湿、和中功能的治泄泻中成药是（　　）。
   A. 保和丸　　B. 保济口服液　　C. 肠炎宁片　　D. 四神丸
3. 具有清热利湿、行气功能的中成药是（　　）。
   A. 肠炎宁片　　　　　　　　B. 苋菜黄连素胶囊
   C. 参苓白术散　　　　　　　D. 理中丸
4. 具有清热燥湿止泻功能的中成药是（　　）。
   A. 六合定中丸　　B. 四神丸　　C. 固本益肠片　　D. 苋菜黄连素胶囊
5. 具有健脾温肾、涩肠止泻功能的中成药是（　　）。
   A. 藿香正气水　　B. 保和丸　　C. 固本益肠片　　D. 补脾益肠丸
6. 具有益气养血、温阳行气、涩肠止泻功能的中成药是（　　）。
   A. 理中丸　　B. 保济口服液　　C. 固本益肠片　　D. 补脾益肠丸

7. 用于肾阳不足所致的泄泻，症见肠鸣腹胀、五更溏泄、食少不化、久泻不止、面黄肢冷的中成药是（   ）。

　　A. 固肠止泻丸　　　B. 四神丸　　　　C. 固本益肠片　　　D. 左金丸

8. 用于急性腹泻，大便次数增多，便稀溏，泄泻急迫或不畅，肛门灼热，烦热口渴，腹痛，小便黄赤，舌苔腻的中成药是（   ）。

　　A. 复方黄连素片　　B. 肠炎宁片　　　C. 固本益肠片　　　D. 苋菜黄连素胶囊

9. 用于大肠湿热，赤白下痢，里急后重或暴注下泻，肛门灼热；肠炎、痢疾见上述证候的中成药是（   ）。

　　A. 复方黄连素片　　B. 肠炎宁片　　　C. 保济口服液　　　D. 理中丸

10. 用于脾虚气滞所致的泄泻，症见腹胀疼痛、肠鸣泄泻、黏液血便的中成药是（   ）。

　　A. 保和丸　　　　　B. 肠炎宁片　　　C. 四神丸　　　　　D. 补脾益肠丸

二、简答题

1. 导致泄泻的病因病机是什么？
2. 服用治泄泻中成药时应注意什么？

三、案例分析题

1. 孙某，男，40岁，今天起床后感觉发热头痛，腹痛腹泻，恶心呕吐，肠胃不适。
2. 周某，女，25岁，晚上吃完烧烤后，感觉大便次数增多，便稀溏，肛门灼热，烦热口渴，腹痛，小便黄赤，舌苔腻，去医院诊断为急性腹泻。
3. 王某，男，65岁，经常感觉肠鸣腹胀，五更溏泄，食少不化，久泻不止，面黄肢冷。
4. 徐某，女，12岁，每次生气发怒时就容易腹痛腹泻，现在还出现了两胁胀满，嗳气食少的症状。

　　请根据患者病情，判断证型并推荐适用的中成药。

任务六 便秘荐药

 任务描述

便秘为常见病之一，本学习任务是便秘的推荐用药，要求能根据患者主诉的症状判断患者便秘的证型，并根据患者所属证型合理推荐用药及进行用药指导，做好药学服务工作。

 任务目标

知识目标
1. 识记便秘的证型和对应的主要症状。
2. 识记常用泻下中成药的药物组成、功能主治。
3. 识记常用泻下中成药的用法用量和使用注意。

技能目标
1. 能根据顾客主诉的症状诊断证型。
2. 能根据顾客证型正确推荐常用中成药。
3. 能根据推荐的中成药进行正确的用药指导。

思政目标
1. 通过学习中成药的严谨组方、确切疗效等，弘扬博大精深的中医药传统文化，增强中华民族的文化自信。
2. 通过细致严谨的问病售药实训练习，培养医者仁心，形成科学严谨的工作作风。
3. 通过问病售药的实训考核，培养实事求是、爱岗敬业的职业精神。

学习活动1 便秘荐药学习认知

【任务引入】

郭某，女，55岁，来药店买药，自诉大便难解有两三个月了，常常四五天一解，粪质干、量少，最近一段时间家中琐事频频，心里甚是烦躁，两侧胸胁也感不适，腹部胀痛，也不想吃饭。你若作为药店工作人员，应如何询问顾客的基本情况，做好用药指导。

 任务须知

一、概述

（一）便秘的定义及症状

便秘是指大肠传导功能失常导致的以大便排出困难，排便时间或排便间隔时间延长为临床特征的一种大肠疾病。便秘后腑气不通，浊气不降，常伴有腹胀腹痛、头晕头胀、嗳气食少、心烦失眠、肛裂、痔疮，以及汗出、气短乏力、心悸头晕等症状。

西医学中的功能性便秘即属本病范畴，肠易激综合征、肠炎恢复期、直肠及肛门疾病所致之便秘，药物性便秘，内分泌及代谢性疾病所致的便秘，以及肌力减退所致的便秘等，均可参考本任务内容进行辨证论治。

（二）便秘的病因病机

便秘的病因是多方面的，主要有外感寒热之邪、内伤饮食情志、病后体虚、阴阳气血不足等。基本病机是邪滞大肠，腑气闭塞不通或肠失温润，推动无力，导致大肠传导功能失常。

本病病位在大肠，并与脾、胃、肺、肝、肾密切相关。脾虚传送无力，糟粕内停，致大肠传导功能失常，而成便秘；胃与肠相连，胃热炽盛，下传大肠，灼烧津液，大肠热盛，燥屎内结，可成便秘；肺与大肠相表里，肺之燥热下移大肠，则大肠传导功能失常，而成便秘；肝主疏泄气机，若肝气郁滞，则气滞不行，腑气不能畅通；肾主五液而司二便，若肾阴不足，则肠道失润，若肾阳不足则大肠失于温煦而传送无力，大便不通，均可导致便秘。

（三）泻下中成药的分类

由于便秘的病因不同，泻下中成药主要分为治热结便秘中成药、治阴虚肠燥便秘中成药、治阳虚便秘中成药和治气滞便秘中成药。

（四）便秘的药学服务

1. 便秘患者应注意改变不良的饮食习惯，如饮食过细、食量不足、进食油脂过少、进食含纤维的食品过少、进食水分不足、经常食用方便面等食品、不规律的饮食等。

2. 便秘患者应注意改变不良的排便习惯，如忽视便意、抑制排便、排便姿势不当、过度依赖缓泻药。

3. 便秘患者应注意改变不良的生活习惯，如起居不时、睡眠不足、久卧不起、久坐不动等。

4. 便秘伴有发热、呕吐或体重迅速减轻时，应去医院就医。

5. 便秘引起肛裂时，应去医院就医。

6. 便秘患者出现剧烈腹痛或严重腹胀时，应去医院就医。

7. 便中带血，可能由肛裂或痔疮引起，也可能由大肠癌引起，大便变得细如铅笔时更可能为大肠癌，应去医院就医。

8. 泻下中成药大多苦寒降泄，易耗损胃气，应提醒患者得效即止，慎过量使用；久病体弱、脾胃虚弱者慎用，孕妇禁用或慎用。

二、常用泻下中成药

（一）治热结便秘中成药

热结便秘症见大便干结，腹胀腹痛，面红身热，口干口臭，心烦不安，小便短赤，舌红苔黄燥，脉滑数。

通便灵胶囊

【组成】番泻叶、当归、肉苁蓉。
【功能与主治】泄热导滞，润肠通便。用于热结便秘、长期卧床便秘、一时性腹胀便秘、老年习惯性便秘。
【用法与用量】口服。一次 5~6 粒，一日 1 次。
【注意事项】孕妇忌服。
【规格】每粒装 0.25 g。
【贮藏】密封。

麻仁润肠丸

【组成】火麻仁、炒苦杏仁、大黄、木香、陈皮、白芍。
【功能与主治】润肠通便。用于肠胃积热，胸腹胀满，大便秘结。
【用法与用量】口服。一次 1~2 丸，一日 2 次。
【注意】孕妇忌服。
【规格】每丸重 6 g。
【贮藏】密封。

麻仁丸

【组成】火麻仁、苦杏仁、大黄、炒枳实、姜厚朴、炒白芍。
【功能与主治】润肠通便。用于肠热津亏所致的便秘，症见大便干结难下、腹部胀满不舒；习惯性便秘见上述证候者。
【用法与用量】口服。水蜜丸一次 6 g，小蜜丸一次 9 g，大蜜丸一次 1 丸，一日 1~2 次。
【规格】大蜜丸每丸重 9 g。
【贮藏】密封。

当归龙荟丸

【组成】酒当归、酒龙胆、芦荟、青黛、栀子、酒黄连、酒黄芩、盐黄柏、酒大黄、木香、人工麝香。

【功能与主治】泻火通便。用于肝胆火旺，心烦不宁，头晕目眩，耳鸣耳聋，胁肋疼痛，脘腹胀痛，大便秘结。

【用法与用量】口服。一次6 g，一日2次。

【注意】孕妇禁用。

【贮藏】密封。

（二）治阴虚肠燥便秘中成药

阴虚肠燥便秘症见大便干结，如羊屎状，时觉头晕心跳，伴有面色无华，口唇色淡，腹胀隐痛，精神倦怠，脉细涩。

通乐颗粒

【组成】何首乌、地黄、当归、麦冬、玄参、麸炒枳壳。

【功能与主治】滋阴补肾，润肠通便。用于阴虚便秘，症见大便秘结、口干、咽燥、烦热，以及习惯性、功能性便秘见上述证候者。

【用法与用量】开水冲服。一次2袋，一日2次。2周为1个疗程，或遵医嘱。

【注意】偶见上腹部不适或大便难以控制，一般不影响继续治疗。

【规格】每袋装6 g。

【贮藏】密封。

增液颗粒

【组成】玄参、地黄、麦冬。

【功能与主治】养阴生津，清热润燥。用于热邪伤阴、津液不足所引起的阴虚内热、口干咽燥、大便燥结，亦可用作感染性疾患高热所致体液耗损的辅助用药。

【用法与用量】开水冲服。一次1袋，一日3次。

【规格】每袋装20 g。

【贮藏】密封。

五仁润肠丸

【组成】地黄、桃仁、火麻仁、郁李仁、柏子仁、酒苁蓉、陈皮、熟大黄、当归、松子仁。

【功能与主治】润肠通便。用于年老体弱，津亏便秘，腹胀食少。

【用法与用量】口服。一次1丸，一日2次。

【注意】孕妇禁用；忌食生冷、油腻、辛辣食物；服用本品出现大便稀溏时，应立即停服。

【规格】每丸重9 g。

【贮藏】密封。

（三）治阳虚便秘中成药

阳虚便秘症见大便或干或不干，皆排出困难，小便清长，面色㿠白，四肢不温，腹中冷痛，得热痛减，腰膝冷痛，舌淡苔白，脉沉迟。

保赤散

【组成】炒六神曲、巴豆霜、制天南星、朱砂。

【功能与主治】消食导滞，化痰镇惊。用于小儿冷积，停乳停食，大便秘结，腹部胀满，痰多。

【用法与用量】口服。小儿六个月至一岁一次 0.09 g，二至四岁一次 0.18 g。

【注意】泄泻者忌服。

【规格】每瓶装 0.09 g。

【贮藏】密闭，防潮。

半硫丸

【组成】制硫黄、姜半夏。

【功能与主治】温肾通便。用于肾阳衰微，阴寒内结，阳气不运所致虚人、老人虚冷便秘，症见大便秘结，面色白，少腹冷痛，小便清长，畏寒肢冷，舌淡胖大，苔白润，脉沉迟。

【用法与用量】口服。一次 3~6 g，一日 2 次。

【注意】孕妇禁用；老人气虚、产后血枯、肠胃燥热便秘以及小儿便秘者，切勿服用。

【规格】每 15 粒重 1 g。

【贮藏】密封。

（四）治气滞便秘中成药

气滞便秘症见大便干结，或不甚干结，欲便不得出，或便而不畅，肠鸣矢气，腹中胀痛，胸胁满闷，嗳气频作，饮食减少，舌苔薄腻，脉弦。

木香槟榔丸

【组成】木香、槟榔、炒枳壳、陈皮、醋青皮、醋香附、醋三棱、醋莪术、黄连、酒黄柏、大黄、炒牵牛子、芒硝。

【功能与主治】行气导滞，泻热通便。用于湿热内停，赤白痢疾，里急后重，胃肠积滞，脘腹胀痛，大便不通。

【用法与用量】口服。一次 3~6 g，一日 2~3 次。

【注意】孕妇禁用。

【贮藏】密封。

胆宁片

【组成】大黄、虎杖、青皮、白茅根、陈皮、郁金、山楂。

【功能与主治】疏肝利胆，清热通下。用于肝郁气滞、湿热未清所致的右上腹隐隐作痛、食入作胀、胃纳不香、嗳气、便秘，以及慢性胆囊炎见上述证候者。

【用法与用量】口服。一次5片，一日3次。饭后服用。

【规格】每片重0.36 g。

【贮藏】密封。

便通胶囊

【组成】麸炒白术、肉苁蓉、当归、桑椹、枳实、芦荟。

【功能与主治】健脾益肾，润肠通便。用于脾肾不足，肠腑气滞所致的便秘，症见大便秘结或排便乏力、神疲气短、头晕目眩、腰膝酸软；习惯性便秘、肛周疾病见上述证候者。

【用法与用量】口服。一次3粒，一日2次。

【注意】孕妇禁服。偶见轻度腹痛、腹泻及皮疹。

【规格】每粒装0.35 g。

【贮藏】密封。

【任务分析与指导】

以任务引入为驱动，根据任务须知模拟药店实际工作情境，对顾客用药进行分析与指导。

药师：您好，请问有什么可以帮到您？

患者：你好！我大便难解有两三个月了，常常四五天一解，粪质干、量少，最近一段时间家中琐事频频，心里甚是烦躁，两侧胸胁也感到不适，腹部胀痛，也不想吃饭。请问，我患的是什么病？应该吃什么药比较好？

药师：请问您多大年龄？是否有糖尿病或其他病史（学生可补充咨询相关信息，如是否有过敏史等）？

患者：我今年55岁，没有糖尿病，没有其他病史。

药师：请让我看一下您的舌苔（学生可补充咨询相关症状，如是否嗳气频作、耳聋耳鸣等）。

患者：我有时候会有耳鸣的情况，还会觉得头晕眼花的。

药师：您有点舌红少津，我判断您是肝胆火旺导致的便秘。

患者：请推荐治疗的中成药给我。

药师：我向您推荐当归龙荟丸（从药品陈列架上的药品中推荐，可以推荐多种药品）。

患者：好的，那就要当归龙荟丸，请问当归龙荟丸有什么作用？

药师：当归龙荟丸的功能是泻火通便。用于肝胆火旺证，症见心烦不宁，头晕目眩，耳鸣耳聋，胁肋疼痛，脘腹胀痛，大便秘结。

患者：请问应该如何服用？有什么忌口吗？

药师：服用方法是开水冲服，一次6 g，一日2次。得效即止，不要过量使用。服用期间忌食辛辣油腻的食物。该药品常温下密封保存即可。

药师：这盒药的价格是××元，请问您需要吗？是会员吗？如何支付？

患者：要的，不是会员，可以刷医保卡吗？
药师：可以，请慢走，祝您早日康复！

学习活动 2　便秘荐药实训考评

 任务实训

采用情景模拟方式，同学之间交替扮演药品销售人员和顾客，依照表 3-6-1 所列实训项目和要点实施便秘荐药任务实训，将相关知识摘要或过程记录填入表内。

表 3-6-1　　　　　　　　　　便秘荐药实训记录

顾客 （学生姓名）		销售人员 （学生姓名）	
项目	实训要点		知识摘要/过程记录
实训准备	1. 模拟药房环境，药房应配备药品展示柜、货架、收银开票系统 2. 准备常用泻下中成药，如麻仁丸、当归龙荟丸、通便胶囊等 3. 准备工服（白大褂）、签字笔		
交流沟通	1. 记录并分析顾客主诉 2. 询问顾客基本信息，如年龄、职业、基础疾病、病史等 3. 询问顾客关键症状，如大便情况，是否脘腹胀满、潮热口渴，体力状态，观察面色和舌苔等 4. 在支付时应询问药品的支付方式、是否为会员、是否有医保卡等		
辨证荐药	1. 根据顾客主诉和询问症状，准确辨证 2. 根据辨证结果，向顾客介绍多种中成药的功能主治、药品价格等内容 3. 根据掌握的顾客基本信息并结合顾客的意愿推荐适合药品		
用药指导	1. 对顾客选择的药品进行服用方法、注意事项、有效期、贮藏方法等方面的用药指导 2. 提示顾客在服药期间要注意的事项，关心顾客，做好药学服务工作		

 实训考评

依照表 3-6-2 对便秘荐药任务实训完成情况进行考评，考查可否模拟实际情景在规定时间内完成便秘荐药的药学服务工作。

表 3-6-2　便秘荐药实训考评

考核内容	考核要求	考核标准	配分	得分
实训准备	准备实训中需使用的材料、设备和工具	1. 未检查药房内的药品展示柜、货架、收银开票系统是否齐全，扣2分 2. 未正确准备常用中成药，扣2分 3. 未准备工服（白大褂）、签字笔，扣2分 4. 未准备便秘荐药实训记录表，扣2分	8	
职业形象	仪容、仪表、仪态规范	1. 仪容不整洁，扣2分 2. 未穿着工服（白大褂），扣2分	4	
礼貌用语	文明用语完成销售过程	1. 未使用"祝您早日康复"等用语，扣2分 2. 使用了"这个病很麻烦的"等用语，扣2分	4	
交流沟通	与顾客良好沟通	1. 未能聆听顾客主诉并记录，扣5分 2. 未能询问顾客基本信息，扣5分 3. 未能询问顾客关键症状，扣10分	20	
辨证荐药	根据顾客病证正确推荐中成药	1. 未能准确辨证，扣10分 2. 未能根据病证正确介绍多种常用中成药的功能主治、药品价格等内容，扣10分 3. 未能根据顾客意愿推荐适合药品，扣10分	30	
用药指导	根据推荐的中成药进行正确的用药指导	1. 未介绍药品的服用方法、注意事项、有效期等，扣10分 2. 未提示顾客药品之间的合理联用、贮藏方法，扣5分 3. 未能关心顾客，做好交流沟通，扣5分	20	
填写记录	正确填写实训记录	1. 不能合理扮演顾客和药品销售人员，扣5分 2. 不能规范书写顾客表述的便秘症状，扣5分 3. 不能正确使用导购技巧，扣2分 4. 未记录出售药品，扣2分	14	
		合计	100	

【学习拓展】

当归龙荟丸的其他应用

早在20世纪六七十年代，当归龙荟丸就开始用于慢性粒细胞白血病的治疗，并起到了较好的治疗效果。后对该丸剂进行拆方研究，发现方中青黛对L7212白血病小鼠有治疗作用，又继临床和实验研究，从青黛中分离出抗癌有效成分靛玉红，用半合成或全合成靛玉红治疗白血病的研究获得成功。该研究在1981年获国家技术发明三等奖。

思考与练习

一、选择题

1. 具有泄热导滞、润肠通便功能的中成药是（　　）。

A. 通乐颗粒　　　　B. 通便灵胶囊　　　C. 麻仁丸　　　　　D. 麻仁润肠丸

2. 具有润肠通便功能的中成药是（　　）。

A. 麻仁丸　　　　　B. 当归龙荟丸　　　C. 木香槟榔丸　　　D. 保赤散

3. 具有滋阴补肾、润肠通便功能的中成药是（　　）。

A. 麻仁丸　　　　　B. 麻仁润肠丸　　　C. 通乐颗粒　　　　D. 通便灵胶囊

4. 具有行气导滞、泻热通便功能的中成药是（　　）。

A. 木香槟榔丸　　　B. 通便灵胶囊　　　C. 胆宁片　　　　　D. 麻仁丸

5. 具有疏肝利胆、清热通下功能的中成药是（　　）。

A. 麻仁丸　　　　　B. 半硫丸　　　　　C. 便通胶囊　　　　D. 胆宁片

6. 用于肝胆火旺，心烦不宁，头晕目眩，耳鸣耳聋，胁肋疼痛，脘腹胀痛，大便秘结的中成药是（　　）。

A. 胆宁片　　　　　B. 当归龙荟丸　　　C. 木香槟榔丸　　　D. 保赤散

7. 用于阴虚便秘，症见大便秘结、口干、咽燥、烦热的中成药是（　　）。

A. 通乐颗粒　　　　B. 通便灵胶囊　　　C. 麻仁丸　　　　　D. 木香槟榔丸

8. 用于小儿冷积，停乳停食，大便秘结，腹部胀满，痰多的中成药是（　　）。

A. 保赤散　　　　　B. 健胃消食片　　　C. 木香槟榔丸　　　D. 半硫丸

9. 用于脾肾不足，肠腑气滞所致的便秘，症见大便秘结或排便乏力，神疲气短，头晕目眩，腰膝酸软的中成药是（　　）。

A. 固本益肠片　　　B. 便通胶囊　　　　C. 补中益气丸　　　D. 通便灵胶囊

二、简答题

1. 泻下中成药可以分为哪几类？
2. 五仁润肠丸在服用过程中需要注意哪些事项？

三、案例分析题

1. 王某，女，58岁，症见肠胃积热，胸腹胀满，大便秘结。
2. 钱某，男，63岁，症见大便干结难下，腹部胀满不舒。
3. 赵某，女，28岁，阴虚便秘，症见大便秘结，口干，咽燥，烦热。
4. 袁某，男，5岁，症见停乳停食，大便秘结，腹部胀满，痰多。

请根据患者病情，判断证型并推荐适用的中成药。

任务七 实火证荐药

 任务描述

实火证为常见病之一，本学习任务是实火证的推荐用药，要求能根据患者主诉的症状判断患者的证型，并根据患者所属证型合理推荐用药及进行用药指导，做好药学服务工作。

 任务目标

知识目标

1. 识记实火证的主要症状。
2. 识记常用清热泻火中成药的药物组成、功能主治。
3. 识记常用清热泻火中成药的用法用量和使用注意。

技能目标

1. 能根据顾客主诉的症状诊断证型。
2. 能根据顾客证型正确推荐常用中成药。
3. 能根据推荐的中成药进行正确的用药指导。

思政目标

1. 通过学习中成药的严谨组方、确切疗效等，弘扬博大精深的中医药传统文化，增强中华民族的文化自信。
2. 通过细致严谨的问病售药实训练习，培养医者仁心，形成科学严谨的工作作风。
3. 通过问病售药的实训考核，培养实事求是、爱岗敬业的职业精神。

学习活动1　实火证荐药学习认知

【任务引入】

张某，女，30岁，最近口舌生疮，口干，咽喉红肿，喉咙干、痒、痛，食欲不振，想去药店买点药。你若作为药店工作人员，应如何询问顾客的基本情况，做好用药指导？

 任务须知

一、概述

（一）实火证的定义及症状

实火证由邪热炽盛引起，症见高热，头痛，目赤，口苦口干，口渴，喜冷饮，烦躁，腹痛拒按，胁痛，便秘，甚或吐血、衄血，或发斑疹，舌红，苔黄而干或起芒刺，脉数实等。

（二）实火证的病因病机

实火证的病因多为外界阳热之邪侵袭、过食辛辣温热食物或过服温热药物、寒湿等邪郁而化热、情志过极化火、体内阳热之气过盛等。阳热侵袭，阳气偏盛，则发热、恶热、喜冷；热盛伤津，则口渴喜冷饮，大便干结或便秘，小便短黄；火性炎上，上扰心神，则面红目赤，烦躁不安；火易迫血妄行，灼伤脉络，致各种出血。

（三）实火证的药学服务

1. 注意护胃、保津。寒凉苦燥之药最易伤阳败胃劫津，不宜久服，必要时可配和胃护阴之品。

2. 根据病情需要，有时需要使用"反佐"之法，即在组方时配少许热药或采用凉药热服之法，这是为了消除因邪热炽盛出现的寒热格拒现象。此时"反佐"之药用量宜轻、宜少，选择药品亦应巧应妙，方能起到"反佐"之用。

二、常用清热泻火中成药

三黄片

【组成】大黄、盐酸小檗碱、黄芩浸膏。

【功能与主治】清热解毒，泻火通便。用于三焦热盛所致的目赤肿痛、口鼻生疮、咽喉肿痛、牙龈肿痛、心烦口渴、尿黄、便秘，亦用于急性胃肠炎、痢疾。

【用法与用量】口服。小片一次 4 片，大片一次 2 片，一日 2 次；小儿酌减。

【注意】孕妇慎用。

【规格】薄膜衣小片，每片重 0.26 g；薄膜衣大片，每片重 0.52 g。

【贮藏】密封。

黄连上清丸

【组成】黄连、姜制栀子、连翘、炒蔓荆子、防风、荆芥穗、白芷、黄芩、菊花、薄荷、酒大黄、酒黄柏、桔梗、川芎、石膏、旋覆花、甘草。

【功能与主治】散风清热，泻火止痛。用于风热上攻、肺胃热盛所致的头晕目眩、暴发火眼、牙齿疼痛、口舌生疮、咽喉肿痛、耳痛耳鸣、大便秘结、小便短赤。

【用法与用量】口服。水丸或水蜜丸一次 3~6 g，小蜜丸一次 6~12 g（30~60 丸），大蜜丸一次 1~2 丸，一日 2 次。

【注意】忌辛辣食物，孕妇慎用，脾胃虚寒者禁用。

【规格】水丸，每袋装 6 g；水蜜丸，每 40 丸重 3 g；小蜜丸，每 100 丸重 20 g；大蜜丸，每丸重 6 g。

【贮藏】密封。

牛黄解毒片

【组成】人工牛黄、石膏、雄黄、大黄、黄芩、桔梗、冰片、甘草。

【功能与主治】清热解毒。用于火热内盛，咽喉肿痛，牙龈肿痛，口舌生疮，目赤肿痛。

【用法与用量】口服。小片一次 3 片，大片一次 2 片，一日 2~3 次。

【注意】孕妇禁用。

【贮藏】密封。

龙胆泻肝丸

【组成】龙胆、黄芩、泽泻、盐车前子、柴胡、炒栀子、木通、酒当归、地黄、炙甘草。

【功能与主治】清肝胆，利湿热。用于肝胆湿热，头晕目赤，耳鸣耳聋，耳肿疼痛，胁痛口苦，尿赤涩痛，湿热带下。

【用法与用量】口服。小蜜丸一次 6~12 g（30~60 丸），大蜜丸一次 1~2 丸，一日 2 次。

【注意】孕妇慎用。

【规格】小蜜丸，每 100 丸重 20 g；大蜜丸，每丸重 6 g。

【贮藏】密封。

板蓝根颗粒

【组成】板蓝根。

【功能与主治】清热解毒，凉血利咽。用于肺胃热盛所致的咽喉肿痛、口咽干燥、腮部肿胀，以及急性扁桃体炎、腮腺炎见上述证候者。

【用法与用量】开水冲服，一次 5~10 g〔规格（1）、规格（2）〕，或一次 1~2 袋〔规格（3）~规格（7）〕，一日 3~4 次。

【规格】(1) 每袋装 5 g（相当于饮片 7 g）。(2) 每袋装 10 g（相当于饮片 14 g）。(3) 每袋装 4 g（相当于饮片 7 g）。(4) 每袋装 3 g（无蔗糖，相当于饮片 7 g）。(5) 每袋装 2.5 g（无蔗糖，相当于饮片 7 g）。(6) 每袋装 1.8 g（无蔗糖，相当于饮片 7 g）。(7) 每袋装 1 g（无蔗糖，相当于饮片 7 g）。

【贮藏】密封。

六应丸

【组成】丁香、蟾酥、雄黄、牛黄、珍珠、冰片。

【功能与主治】清热，解毒，消肿，止痛。用于火毒内盛所致的喉痹、乳蛾，症见咽喉肿痛、口苦咽干、喉核红肿；咽喉炎、扁桃体炎见上述证候者。亦用于疔痈疮疡及虫咬肿痛。

【用法与用量】饭后服，一次10丸，儿童一次5丸，婴儿一次2丸，一日3次；外用，以冷开水或醋调敷患处。

【规格】每5丸重19 mg。

【贮藏】密封。

安宫牛黄丸

【组成】牛黄、水牛角浓缩粉、麝香或人工麝香、珍珠、朱砂、雄黄、黄连、黄芩、栀子、郁金、冰片。

【功能与主治】清热解毒，镇惊开窍。用于热病，邪入心包，高热惊厥，神昏谵语；中风昏迷及脑炎、脑膜炎、中毒性脑病、脑出血、败血症见上述证候者。

【用法与用量】口服。一次2丸〔规格（1）〕或一次1丸〔规格（2）〕，一日1次；小儿三岁以内一次1/2丸〔规格（1）〕或一次1/4丸〔规格（2）〕，四岁至六岁一次1丸〔规格（1）〕或一次1/2丸〔规格（2）〕，一日1次；或遵医嘱。

【注意】孕妇慎用。

【规格】（1）每丸重1.5 g。（2）每丸重3 g。

【贮藏】密封。

穿心莲内酯滴丸

【组成】穿心莲内酯。

【功能与主治】清热解毒，抗菌消炎。用于上呼吸道感染，细菌性痢疾。

【用法与用量】口服。一次1袋，一日3次。

【注意】脾胃虚寒者慎用。

【规格】每袋含穿心莲内酯0.15 g。

【贮藏】遮光，密闭保存。

【任务分析与指导】

以任务引入为驱动，根据任务须知模拟药店实际工作情境，对顾客用药进行分析与指导。

药师：您好，请问有什么可以帮到您？

患者：你好！我最近上火比较严重，呼出的气是热的，喉咙有点干痒。请问，我患的是什么病？应该吃什么药比较好？

药师：请问您多大年龄？是否有其他病史（学生可补充咨询相关信息，如是否怀孕等）？

患者：我今年 30 岁，没有其他病史。

药师：请问是否有头痛、食欲不好、口舌生疮、咳嗽等症状（学生可补充咨询相关信息和症状，如体温，是否喉咙痛、口咽肿痛等）？

患者：没有头痛，主要是没有什么胃口，嘴里长疮、干咳、喉咙痛。

药师：您这是上火了，肺胃热盛。

患者：请推荐治疗的中成药给我。

药师：我向您推荐板蓝根颗粒（从药品陈列架上的药品中推荐，可以推荐多种药品）。

患者：那就要板蓝根颗粒，请问板蓝根颗粒有什么作用？

药师：板蓝根颗粒的作用是清热解毒，凉血利咽。用于肺胃热盛所致的咽喉肿痛、口咽干燥、腮部肿胀。

患者：请问应该如何服用？有什么忌口吗？

药师：服用方法是开水冲服，一次 1 袋，一日 3 次即可。服用期间忌食辛辣油腻的食物。该药品常温下密封保存即可。

药师：这盒药的价格是××元，请问您需要吗？是会员吗？如何支付？

患者：要的，不是会员，可以刷医保卡吗？

药师：可以，请慢走，祝您早日康复！

学习活动 2　实火证荐药实训考评

 任务实训

采用情景模拟方式，同学之间交替扮演药品销售人员和顾客，依照表 3-7-1 所列实训项目和要点实施实火证荐药任务实训，将相关知识摘要或过程记录填入表内。

表 3-7-1　　　　　　　　　实火证荐药实训记录

顾客 （学生姓名）		销售人员 （学生姓名）	
项目	实训要点		知识摘要/过程记录
实训准备	1. 模拟药房环境，药房应配备药品展示柜、货架、收银开票系统 2. 准备常用清热泻火中成药，如三黄片、牛黄解毒片、板蓝根颗粒、安宫牛黄丸、龙胆泻肝丸、黄连上清丸等 3. 准备工服（白大褂）、签字笔		

续表

项目	实训要点	知识摘要/过程记录
交流沟通	1. 记录并分析顾客主诉 2. 询问顾客基本信息，如年龄、职业、基础疾病、病史等 3. 询问顾客关键症状，如是否头痛、口干、口苦、便秘、舌苔情况等 4. 在支付时应询问药品的支付方式、是否为会员、是否有医保卡等	
辨证荐药	1. 根据顾客主诉和询问症状，准确辨证 2. 根据辨证结果，向顾客介绍多种中成药的功能主治、药品价格等内容 3. 根据掌握的顾客基本信息并结合顾客的意愿推荐适合药品	
用药指导	1. 对顾客选择的药品进行服用方法、注意事项、有效期、贮藏方法等方面的用药指导 2. 提示顾客在用药期间要注意的事项，关心顾客，做好药学服务工作	

实训考评

依照表3-7-2对实火证荐药任务实训完成情况进行考评，考查可否模拟实际情景在规定时间内完成实火证荐药的药学服务工作。

表3-7-2　　　　　　　　　　　实火证荐药实训考评

考核内容	考核要求	考核标准	配分	得分
实训准备	准备实训中需使用的材料、设备和工具	1. 未检查药房内的药品展示柜、货架、收银开票系统是否齐全，扣2分 2. 未正确准备常用中成药，扣2分 3. 未准备工服（白大褂）、签字笔，扣2分 4. 未准备实火证荐药实训记录表，扣2分	8	
职业形象	仪容、仪表、仪态规范	1. 仪容不整洁，扣2分 2. 未穿工服（白大褂），扣2分	4	
礼貌用语	文明用语完成销售过程	1. 未使用"祝您早日康复"等用语，扣2分 2. 使用了"这个病很麻烦的"等用语，扣2分	4	
交流沟通	与顾客良好沟通	1. 未能聆听顾客主诉并记录，扣5分 2. 未能询问顾客基本信息，扣5分 3. 未能询问顾客关键症状，扣10分	20	
辨证荐药	根据顾客病证正确推荐中成药	1. 未能准确辨证，扣10分 2. 未能根据病证正确介绍多种常用中成药的功能主治、药品价格等内容，扣10分 3. 未能根据顾客意愿推荐适合药品，扣10分	30	
用药指导	根据推荐的中成药进行正确的用药指导	1. 未介绍药品的服用方法、注意事项、有效期等，扣10分 2. 未提示顾客药品之间的合理联用、贮藏方法，扣5分 3. 未能关心顾客，做好交流沟通，扣5分	20	

续表

考核内容	考核要求	考核标准	配分	得分
填写记录	正确填写实训记录	1. 不能合理扮演顾客和药品销售人员，扣5分 2. 不能规范书写顾客表述的实火证症状，扣5分 3. 不能正确使用导购技巧，扣2分 4. 未记录出售药品，扣2分	14	
合计			100	

思考与练习

一、选择题

1. 下列不是实火证症状的是（　　）。
   A. 目赤胀痛　　　　　　　　　　B. 口干，口苦，口臭
   C. 牙龈肿痛，口舌生疮　　　　　D. 大便稀薄

2. 实火证可用（　　）进行治疗。
   A. 黄连上清丸　　B. 小建中合剂　　C. 沉香化气丸　　D. 小青龙合剂

3. 下列说法与实火证相符的是（　　）。
   A. 以目赤肿痛，口干，口苦，口臭，牙龈肿痛，口舌生疮，或伴有大便秘结，小便短赤等为主要症状
   B. 素体气虚，卫表不固，感受外邪，以恶寒发热，自汗，头痛鼻塞，语声低怯，气短倦怠，脉浮无力为常见症的证候
   C. 症见干咳少痰或痰中带血，午后咳甚，或伴五心烦热，颧红等
   D. 症见发热重，恶寒轻，头痛，咽喉疼痛，咳嗽，流稠涕，吐痰，口渴，苔薄黄，脉浮数等

4. 肝胆湿热，头晕目赤，耳鸣耳聋，耳肿疼痛，胁痛口苦，尿赤涩痛，湿热带下，宜选用（　　）。
   A. 板蓝根颗粒　　B. 龙胆泻肝丸　　C. 牛黄解毒片　　D. 三黄片

5. 适用于热毒内盛、风火上攻所致的头痛眩晕、目赤耳鸣、咽喉肿痛、口舌生疮、牙龈肿痛、大便燥结的是（　　）。
   A. 六应丸　　B. 板蓝根颗粒　　C. 黄连上清丸　　D. 龙胆泻肝丸

6. 黄连上清丸的功能是（　　）。
   A. 清热解毒，泻火通便　　　　　B. 散风清热，泻火止痛
   C. 清热通便，散风止痛　　　　　D. 清热泻火解毒

7. 下列不适用于实火证的中成药是（　　）。
A. 龙胆泻肝丸　　　　　　　　B. 穿心莲内酯滴丸
C. 清热解毒口服液　　　　　　D. 半硫丸
8. 牛黄解毒片的药物组成不包括（　　）。
A. 大黄　　　　B. 黄芩　　　　C. 黄柏　　　　D. 石膏
9. 龙胆泻肝丸的药物组成不包括（　　）。
A. 地黄　　　　B. 当归　　　　C. 黄芩　　　　D. 黄连

二、简答题

1. 实火证的临床症状有哪些？
2. 列举五种以上治疗实火证的常用中成药。

三、案例分析题

小田今年高三，他的妈妈十分紧张，每天都在关心小田的学习，可是由于沉迷游戏，小田最近成绩下滑得厉害。这天，小田去网吧通宵打游戏，结果被妈妈抓了个正着，小田妈妈在网吧发现小田的时候，就感觉头胀痛得厉害，脸和眼都变红了，在愤怒地教育了小田后，小田妈妈失眠了好多天，让小田十分内疚。请判断小田妈妈的证型并推荐适用的中成药。

任务八

不寐荐药

 任务描述

不寐为常见病之一,本学习任务是不寐病的推荐用药,要求能根据患者主诉的症状判断患者不寐的证型,并根据患者所属证型合理推荐用药及进行用药指导,做好药学服务工作。

 任务目标

知识目标

1. 识记不寐的证型和对应的主要症状。
2. 识记常用安神中成药的药物组成、功能主治。
3. 识记常用安神中成药的用法用量和使用注意。

技能目标

1. 能根据顾客主诉的症状诊断证型。
2. 能根据顾客证型正确推荐常用中成药。
3. 能根据推荐的中成药进行正确的用药指导。

思政目标

1. 通过学习中成药的严谨组方、确切疗效等,弘扬博大精深的中医药传统文化,增强中华民族的文化自信。
2. 通过细致严谨的问病售药实训练习,培养医者仁心,形成科学严谨的工作作风。
3. 通过问病售药的实训考核,培养实事求是、爱岗敬业的职业精神。

学习活动1 不寐荐药学习认知

【任务引入】

某男,29岁,某互联网公司程序员,自诉最近工作压力大,心里烦躁,入睡困难,健忘，腰膝酸软，口燥咽干。你若作为药店工作人员，应如何询问顾客的基本情况，做好用药指导？

 任务须知

一、概述

（一）不寐的定义及症状

不寐是以经常不能获得正常睡眠为特征的一种疾病。病情轻重不一，或为入睡困难，或为易醒不酣，或为寐短早醒，或为寐梦纷扰，甚者彻夜难眠。

（二）不寐的病因病机

不寐是情志、饮食内伤，病后及年迈，禀赋不足，心虚胆怯等，引起心神失养或心神不安，从而导致经常不能获得正常睡眠。

不寐的病位主要在心，与肝、脾、肾有关。病机为阳盛阴衰，阴阳失交。病理性质有虚实两面，肝郁化火、痰热内扰、心神不安为实；心脾两虚、心胆气虚、心肾不交、心神失养为虚，但久病可表现为虚实兼夹，或为瘀血所致。治疗以补虚泻实，调整脏腑阴阳为原则。

（三）安神中成药的分类

由于不寐的病因不同，安神中成药主要分为治阴虚火旺不寐中成药、治心脾两虚不寐中成药、治心胆气虚不寐中成药、治肝郁化火不寐中成药、治心火炽盛不寐中成药和治痰热扰心不寐中成药。

（四）不寐的药学服务

1. 不寐属心神病变，重视精神调摄和讲究睡眠卫生具有实际的预防意义。积极进行心理情志调整，克服过度的紧张、兴奋、焦虑、抑郁、惊恐、愤怒等不良情绪，做到喜怒有节，保持精神舒畅，尽量以轻松的、顺其自然的心态对待睡眠，有助于正常入睡。

2. 睡眠习惯方面，建立有规律的作息制度，从事适当的体力活动或体育锻炼，增强体质，持之以恒，促进身心健康；睡前避免从事紧张和兴奋的活动，养成定时就寝的习惯。

3. 晚餐要清淡，不宜过饱，更忌浓茶、咖啡、酒等有兴奋作用的饮品及吸烟。

4. 注意睡眠环境的安宁，床铺要舒适，卧室光线要柔和，并努力减少噪声，去除各种可能影响睡眠的外在因素。

5. 安神中成药的组成中多含有金石、贝壳类药物，久服易伤胃气，不宜久服，脾胃虚弱者更需慎重。含有朱砂的中成药，不宜多服或久服，防止慢性汞中毒。

6. 安神中成药孕妇慎用，肝肾功能不全者禁用。

二、常用安神中成药

(一) 治阴虚火旺不寐中成药

阴虚火旺不寐症见心烦不寐，心悸不安，头晕耳鸣，健忘，腰膝酸软，五心烦热，口干津少，男子遗精，女子月经不调，舌质红，少苔或无苔，脉细数。

天王补心丸

【组成】丹参、当归、石菖蒲、党参、茯苓、五味子、麦冬、天冬、地黄、玄参、制远志、炒酸枣仁、柏子仁、桔梗、甘草、朱砂。

【功能与主治】滋阴养血，补心安神。用于心阴不足，心悸健忘，失眠多梦，大便干燥。

【用法与用量】口服。水蜜丸一次 6 g，小蜜丸一次 9 g，大蜜丸一次 1 丸，一日 2 次。

【规格】大蜜丸每丸重 9 g。

【贮藏】密封。

乌灵胶囊

【组成】乌灵菌粉。

【功能与主治】补肾健脑，养心安神。用于心肾不交所致的失眠、健忘、心悸心烦、神疲乏力、腰膝酸软、头晕耳鸣、少气懒言、脉细或沉无力，以及神经衰弱见上述证候者。

【用法与用量】口服。一次 3 粒，一日 3 次。

【规格】每粒装 0.33 g。

【贮藏】密封。

安神补心丸

【组成】丹参、蒸五味子、石菖蒲、安神膏（合欢皮、菟丝子、墨旱莲、首乌藤、地黄、珍珠母、蒸女贞子）。

【功能与主治】养心安神。用于心血不足、虚火内扰所致的心悸失眠、头晕耳鸣。

【用法与用量】口服。一次 15 丸，一日 3 次。

【注意】孕妇慎用。

【规格】每 15 丸重 2 g。

【贮藏】密封。

养血安神丸

【组成】熟地黄、墨旱莲、首乌藤、合欢皮、地黄、鸡血藤、仙鹤草。

【功能与主治】滋阴养血，宁心安神。用于阴虚血少所致的不寐、心悸。

【用法与用量】口服。一次 6 g,一日 3 次。

【规格】每 100 粒重 12 g。

【贮藏】密封,防潮。

(二) 治心脾两虚不寐中成药

心脾两虚不寐症见不易入睡,多梦易醒,心悸健忘,神疲食少,头晕目眩,腹胀便溏,面色少华,舌质淡,脉细弱。

归脾丸

【组成】党参、炒白术、炙黄芪、炙甘草、茯苓、制远志、炒酸枣仁、龙眼肉、当归、木香、大枣(去核)。

【功能与主治】益气健脾,养血安神。用于心脾两虚,气短心悸,失眠多梦,头昏头晕,肢倦乏力,食欲不振,崩漏便血。

【用法与用量】用温开水或生姜汤送服。水蜜丸一次 6 g,小蜜丸一次 9 g,大蜜丸一次 1 丸,一日 3 次。

【规格】大蜜丸每丸重 9 g。

【贮藏】密封。

柏子养心丸

【组成】柏子仁、党参、炙黄芪、川芎、当归、茯苓、制远志、酸枣仁、肉桂、醋五味子、半夏曲、炙甘草、朱砂。

【功能与主治】补气,养血,安神。用于心气虚寒,心悸易惊,失眠多梦,健忘。

【用法与用量】口服。水蜜丸一次 6 g,小蜜丸一次 9 g,大蜜丸一次 1 丸,一日 2 次。

【规格】大蜜丸每丸重 9 g。

【贮藏】密封。

(三) 治心胆气虚不寐中成药

心胆气虚不寐症见虚烦不寐,多梦易醒,胆怯心悸,触事易惊,伴有气短自汗,倦怠乏力,舌淡,脉弦细。

枣仁安神颗粒

【组成】炒酸枣仁、丹参、醋五味子。

【功能与主治】养血安神。用于心血不足所致的失眠、健忘、心烦、头晕,以及神经衰弱症见上述证候者。

【用法与用量】开水冲服。一次 1 袋,一日 1 次,临睡前服用。

【注意】孕妇慎用。

【规格】每袋装 5 g。

【贮藏】密封。

（四）治肝郁化火不寐中成药

肝郁化火不寐症见不寐多梦，甚则彻夜不眠，急躁易怒，伴有头晕头胀，目赤耳鸣，口干而苦，便秘溲赤，舌红苔黄，脉弦数。

解郁安神颗粒

【组成】柴胡、大枣、石菖蒲、姜半夏、炒白术、浮小麦、制远志、炙甘草、炒栀子、百合、胆南星、郁金、龙齿、炒酸枣仁、茯苓、当归。

【功能与主治】疏肝解郁，安神定志。用于情志不畅、肝郁气滞所致的失眠、心烦、焦虑、健忘，以及神经官能症、更年期综合征见上述证候者。

【用法与用量】开水冲服。一次 1 袋，一日 2 次。

【规格】(1) 每袋装 5 g。(2) 每袋装 2 g（无蔗糖）。

【贮藏】密封。

泻肝安神丸

【组成】龙胆、黄芩、姜炙栀子、珍珠母、牡蛎、龙骨、柏子仁、炒酸枣仁、制远志、当归、地黄、麦冬、盐蒺藜（去刺）、茯苓、盐车前子、盐泽泻、甘草。

【功能与主治】清肝泻火，重镇安神。用于肝火亢盛，心神不宁所致的失眠多梦，心烦；神经衰弱症见上述证候者。

【用法与用量】口服。一次 6 g，一日 2 次。

【规格】每 100 丸重 6 g。

【贮藏】密封。

（五）治心火炽盛不寐中成药

心火炽盛不寐症见心烦不寐，躁扰不宁，怔忡，伴口干舌燥，小便短赤，口舌生疮，舌尖红，苔薄黄，脉细数。

朱砂安神丸

【组成】朱砂、黄连、生地黄、当归、甘草。

【功能与主治】清心养血，镇惊安神。用于胸中烦热，心悸不宁，失眠多梦。

【用法与用量】口服。一次 6 g，一日 1~2 次。

【注意】本品含有朱砂，不宜过量或长期服用；用于治疗失眠时，睡前忌吸烟，忌喝酒、茶和咖啡；孕妇慎用。

【贮藏】密封。

（六）治痰热扰心不寐中成药

痰热扰心不寐症见心烦不寐，胸闷脘痞，泛恶嗳气，厌食吞酸，伴有头重目眩，口苦，舌红苔黄腻，脉滑数。

礞石滚痰丸

【组成】煅金礞石、沉香、黄芩、熟大黄。
【功能与主治】逐痰降火。用于痰火扰心所致的癫狂惊悸，或喘咳痰稠、大便秘结。
【用法与用量】口服。一次6～12 g，一日1次。
【注意】孕妇忌服。
【规格】每袋（瓶）装6 g。
【贮藏】密闭，防潮。

【任务分析与指导】

以任务引入为驱动，根据任务须知模拟药店实际工作情境，对顾客用药进行分析与指导。

药师：您好，请问有什么可以帮到您？

患者：你好！我最近工作压力大，心里烦躁，入睡困难，健忘，腰膝酸软，口燥咽干。请问，我患的是什么病？应该吃什么药比较好？

药师：请问您多大年龄？是否有其他病史（学生可补充咨询相关信息，如是否有过敏史等）？

患者：我今年29岁，没有其他病史。

药师：请问是否有腹胀、便溏、无力等症状？

患者：没有腹胀、便溏、无力，主要是入睡困难、大便有点干燥。

药师：会头晕和有耳鸣的现象吗？

患者：会的。

药师：请伸出舌头让我看一下。

药师：舌质红，少苔，加上您说的心里烦躁、健忘、腰膝酸软、口燥咽干，您应该是阴虚火旺导致的失眠。

患者：请推荐治疗的中成药给我。

药师：我向您推荐天王补心丸或乌灵胶囊（从药品陈列架上的药品中推荐，可以推荐多种药品）。

患者：那就要天王补心丸，请问天王补心丸有什么作用？

药师：天王补心丸的功能是滋阴养血，补心安神。用于心阴不足，心悸健忘，失眠多梦，大便干燥。

患者：请问应该如何服用？有什么忌口吗？

药师：服用方法是开水冲服，这个是小蜜丸，一次9 g，一日两次。该药品常温下密封保存即可。建议您平时要保持轻松的心情，养成良好的睡眠习惯。晚餐要清淡，不宜过饱，更忌浓茶、咖啡、酒等有兴奋作用的饮品及吸烟。

  药师：这盒药的价格是××元，请问您需要吗？是会员吗？如何支付？

  患者：要的，不是会员，可以刷医保卡吗？

  药师：可以，请慢走，祝您早日康复！

学习活动 2 不寐荐药实训考评

 任务实训

采用情景模拟方式，同学之间交替扮演药品销售人员和顾客，依照表 3-8-1 所列实训项目和要点实施不寐荐药任务实训，将相关知识摘要或过程记录填入表内。

表 3-8-1   不寐荐药实训记录

顾客 （学生姓名）		销售人员 （学生姓名）	
项目	实训要点	知识摘要/过程记录	
实训准备	1. 模拟药房环境，药房应配备药品展示柜、货架、收银开票系统 2. 准备常用安神中成药，如天王补心丸、朱砂安神丸、柏子养心丸等 3. 准备工服（白大褂）、签字笔		
交流沟通	1. 记录并分析顾客主诉 2. 询问顾客基本信息，如年龄、职业、基础疾病、病史等 3. 询问顾客关键症状，如是否失眠多梦、急躁易怒、心烦心悸、头晕健忘、面色少华、肢倦神疲、触事易惊，并观察舌质等 4. 在支付时应询问药品的支付方式、是否为会员、是否有医保卡等		
辨证荐药	1. 根据顾客主诉和询问症状，准确辨证 2. 根据辨证结果，向顾客介绍多种中成药的功能主治、药品价格等内容 3. 根据掌握的顾客基本信息并结合顾客的意愿推荐适合药品		
用药指导	1. 对顾客选择的药品进行服用方法、注意事项、有效期、贮藏方法等方面的用药指导 2. 提示顾客在服药期间要注意的事项，关心顾客，做好药学服务工作		

实训考评

依照表3-8-2对不寐荐药任务实训完成情况进行考评,考查可否模拟实际情景在规定时间内完成不寐荐药的药学服务工作。

表3-8-2　　　　　　　　　　　　　　不寐荐药实训考评

考核内容	考核要求	考核标准	配分	得分
实训准备	准备实训中需使用的材料、设备和工具	1. 未检查药房内的药品展示柜、货架、收银开票系统是否齐全,扣2分 2. 未正确准备常用中成药,扣2分 3. 未准备工服(白大褂)、签字笔,扣2分 4. 未准备不寐荐药实训记录表,扣2分	8	
职业形象	仪容、仪表、仪态规范	1. 仪容不整洁,扣2分 2. 未穿工服(白大褂),扣2分	4	
礼貌用语	文明用语完成销售过程	1. 未使用"祝您早日康复"等用语,扣2分 2. 使用了"这个病很麻烦的"等用语,扣2分	4	
交流沟通	与顾客良好沟通	1. 未能聆听顾客主诉并记录,扣5分 2. 未能询问顾客基本信息,扣5分 3. 未能询问顾客关键症状,扣10分	20	
辨证荐药	根据顾客病证正确推荐中成药	1. 未能准确辨证,扣10分 2. 未能根据病证正确介绍多种常用中成药的功能主治、药品价格等内容,扣10分 3. 未能根据顾客意愿推荐适合药品,扣10分	30	
用药指导	根据推荐的中成药进行正确的用药指导	1. 未介绍药品的服用方法、注意事项、有效期等,扣10分 2. 未提示顾客药品之间的合理联用、贮藏方法,扣5分 3. 未能关心顾客,做好交流沟通,扣5分	20	
填写记录	正确填写实训记录	1. 不能合理扮演顾客和药品销售人员,扣5分 2. 不能规范书写顾客表述的不寐症状,扣5分 3. 不能正确使用导购技巧,扣2分 4. 未记录出售药品,扣2分	14	
合计			100	

【学习拓展】

酸枣仁的用法

酸枣仁始载于《神农本草经》,至宋代有了生用与炒用之分,古人提出生酸枣仁治胆热不眠,炒酸枣仁治胆虚不眠。但现代实验研究证明,酸枣仁的生品、炒品煎剂对实验动物均有镇静、催眠作用,并不因生、炒之别而效用相反。因此,酸枣仁生用、炒用的不同作用,应主要与其方中的药物配伍有关。故有在清剂中多用生酸枣仁,在温剂中多用炒酸枣仁的说法。目前，酸枣仁治失眠多炒用，炒用后镇静安神的作用略强于生品。炒制有利于酸枣仁有效成分煎出，但不能太过，以微炒为佳，久炒油枯后则易失效。

思考与练习

一、选择题

1. 具有滋阴养血，补心安神功能的中成药是（　　）。
   A. 柏子养心丸　　B. 天王补心丸　　C. 朱砂安神丸　　D. 乌灵胶囊
2. 具有补肾健脑，养心安神功能的中成药是（　　）。
   A. 天王补心丸　　B. 安神补心丸　　C. 乌灵胶囊　　D. 枣仁安神颗粒
3. 具有益气健脾，养血安神功能的中成药是（　　）。
   A. 归脾丸　　B. 木香顺气丸　　C. 养血安神丸　　D. 玉屏风颗粒
4. 具有养心安神功能的中成药是（　　）。
   A. 归脾丸　　B. 泻肝安神丸　　C. 朱砂安神丸　　D. 安神补心丸
5. 具有疏肝解郁，安神定志功能的中成药是（　　）。
   A. 解郁安神颗粒　　B. 柏子养心丸　　C. 归脾丸　　D. 朱砂安神丸
6. 用于心阴不足，心悸健忘，失眠多梦，大便干燥的中成药是（　　）。
   A. 保赤散　　B. 天王补心丸　　C. 朱砂安神丸　　D. 乌灵胶囊
7. 用于心肾不交所致的失眠、健忘、心悸心烦、神疲乏力、腰膝酸软、头晕耳鸣、少气懒言、脉细或沉无力的中成药是（　　）。
   A. 柏子养心丸　　B. 天王补心丸　　C. 乌灵胶囊　　D. 枣仁安神颗粒
8. 用于心脾两虚，气短心悸，失眠多梦，头昏头晕，肢倦乏力，食欲不振，崩漏便血的中成药是（　　）。
   A. 朱砂安神丸　　B. 柏子养心丸　　C. 乌灵胶囊　　D. 归脾丸
9. 用于心气虚寒，心悸易惊，失眠多梦，健忘的中成药是（　　）。
   A. 小建中合剂　　B. 柏子养心丸　　C. 天王补心丸　　D. 朱砂安神丸
10. 用于情志不畅、肝郁气滞所致的失眠、心烦、焦虑、健忘的中成药是（　　）。
    A. 龙胆泻肝丸　　B. 小柴胡颗粒　　C. 胆宁片　　D. 解郁安神颗粒

二、简答题

1. 安神中成药可以分为哪几类？
2. 安神中成药在服用过程中有哪些注意事项？

三、案例分析题

1. 某患者，男，43岁，经常头晕头胀，入睡困难，多梦并经常因噩梦惊醒，精神状态不好，食欲也不佳，面色少华，舌质淡，脉细弱。

2. 某患者，女，35岁，经常感觉入睡困难，烦躁不安，头晕耳鸣，还容易忘事，月经不调，舌红少苔，脉细数。

3. 某患者，男，45岁，心烦睡不着，感觉胸闷，头重目眩，口苦，舌红苔黄腻，脉滑数。

4. 某患者，男，39岁，心烦睡不着，感觉口干舌燥，小便短赤，口里生疮，舌尖红，苔薄黄，脉细数。

5. 某患者，女，38岁，整夜睡不着觉，多梦，急躁易怒，口干口苦，便秘溲赤，舌红苔黄，脉弦数。

6. 某患者，男，50岁，常觉入睡困难，触事易惊，自汗，倦怠乏力，舌淡，脉弦细。

请根据患者病情，判断证型并推荐适用的中成药。

任务九

胸痹荐药

 任务描述

胸痹为常见病之一,本学习任务是胸痹的推荐用药,要求能根据患者主诉的症状判断患者胸痹的证型,并根据患者所属证型合理推荐用药及进行用药指导,做好药学服务工作。

 任务目标

知识目标

1. 识记胸痹的证型和对应的主要症状。
2. 识记常用治胸痹中成药的药物组成、功能主治。
3. 识记常用治胸痹中成药的用法用量和使用注意。

技能目标

1. 能根据顾客主诉的症状诊断证型。
2. 能根据顾客证型正确推荐常用中成药。
3. 能根据推荐的中成药进行正确的用药指导。

思政目标

1. 通过学习中成药的严谨组方、确切疗效等,弘扬博大精深的中医药传统文化,增强中华民族的文化自信。
2. 通过细致严谨的问病售药实训练习,培养医者仁心,形成科学严谨的工作作风。
3. 通过问病售药的实训考核,培养实事求是、爱岗敬业的职业精神。

学习活动1　胸痹荐药学习认知

【任务引入】

某女,40岁,前往药店购药,自述心胸刺痛,夜晚疼痛加重,胸闷,时常会有心悸。

你若作为药店工作人员,应如何询问顾客的基本情况,做好用药指导?

任务须知

一、概述

(一)胸痹的定义及症状

胸痹是正气亏虚、饮食不节、情志失调、寒邪内侵等导致痰浊、血瘀、气滞、寒凝痹阻心脉,以膻中或左胸部发作性憋闷、疼痛为主要临床表现的一种疾病。轻者偶发短暂轻微的胸部憋闷或隐痛,或为发作性膻中或左胸含糊不清的不适感;重者疼痛剧烈,或呈压榨样绞痛。常伴有心悸、气短、呼吸不畅,甚至喘促、惊恐不安、面色苍白、冷汗自出等。多由劳累、饱餐、寒冷及情绪激动诱发,亦可在无明显诱因时发病。

(二)胸痹的病因病机

胸痹的病因病机主要有以下四个方面。

1. 年老体虚

本病多发于中老年人,年过半百,肾气渐衰。肾阳虚衰则不能鼓动五脏之阳,引起心气不足或心阳不振,血脉失于阳之温煦、气之鼓动,则气血运行滞涩不畅,发为心痛;若肾阴亏虚,则不能滋养五脏之阴,阴亏则火旺,灼津为痰,痰热上犯于心,心脉痹阻,则为心痛。

2. 饮食不当

恣食肥甘厚味或经常饱餐过度,日久损伤脾胃,运化失司,酿湿生痰,上犯心胸,清阳不展,气机不畅,心脉痹阻,遂成本病;或痰郁化火,火热又可炼液为痰、灼血为瘀,痰瘀交阻,痹阻心脉而成心痛。

3. 情志失调

忧思伤脾,脾虚气结,运化失司,津液不行输布,聚而为痰,痰阻气机,气血运行不畅,心脉痹阻,发为胸痹心痛。或郁怒伤肝,肝郁气滞,郁久化火,灼津成痰,气滞痰浊痹阻心脉,而成胸痹心痛。

4. 寒邪内侵

素体阳虚,胸阳不振,阴寒之邪乘虚而入,寒凝气滞,胸阳不展,血行不畅,而发本病。

胸痹的病机为外感或内伤引起的心脉痹阻,其病位在心,但与肝、脾、肾三脏功能的失调有密切的关系。因心主血脉功能的正常发挥,有赖于肝主疏泄、脾主运化、肾藏精主水等功能的正常发挥。以上病因病机可同时存在,交互为患,使病情进一步发展。

(三)治胸痹中成药的分类

由于胸痹的病因不同,治胸痹中成药主要分为治气滞血瘀胸痹中成药、治气虚血瘀胸痹中成药、治心血瘀阻胸痹中成药、治气阴两虚胸痹中成药、治寒凝心脉胸痹中成药。

（四）胸痹的药学服务
1. 胸痹患者应调摄精神，避免情绪激动。
2. 胸痹患者应注意生活起居，保持寒温适宜。
3. 胸痹患者应注意劳逸结合，发作期患者宜卧床休息。
4. 胸痹患者饮食要节制，忌过食肥甘厚味及烟酒之品。

二、常用治胸痹中成药

（一）治气滞血瘀胸痹中成药
气滞血瘀胸痹症见胸部刺痛，固定不移，入夜更甚，心悸不宁，舌质紫暗，脉象沉涩。

复方丹参滴丸

【组成】丹参、三七、冰片。
【功能与主治】活血化瘀，理气止痛。用于气滞血瘀所致的胸痹，症见胸闷、心前区刺痛；冠心病心绞痛见上述证候者。
【用法与用量】吞服或舌下含服。一次10丸，一日3次，28天为1个疗程；或遵医嘱。
【注意】孕妇慎用。
【规格】（1）每丸重25 mg。（2）薄膜衣滴丸，每丸重27 mg。
【贮藏】密封。

麝香保心丸

【组成】人工麝香、人工牛黄、苏合香、冰片、人参提取物、肉桂、蟾酥。
【功能与主治】芳香温通，益气强心。用于气滞血瘀所致的胸痹，症见心前区疼痛、固定不移；心肌缺血所致的心绞痛、心肌梗死见上述证候者。
【用法与用量】口服。一次1～2丸，一日3次；或症状发作时服用。
【注意】孕妇禁用。
【规格】每丸重22.5 mg。
【贮藏】密封。

速效救心丸

【组成】川芎、冰片。
【功能与主治】行气活血，祛瘀止痛，增加冠脉血流量，缓解心绞痛。用于气滞血瘀型冠心病心绞痛。
【用法与用量】含服。一次4～6丸，一日3次；急性发作时，一次10～15丸。
【注意】孕妇禁用。寒凝血瘀、阴虚血瘀胸痹心痛不宜单用。有过敏史者慎用。伴有中重度心力衰竭的心肌缺血者慎用。在治疗期间，心绞痛持续发作者宜加用硝酸酯类药。
【规格】每丸重40 mg。

【贮藏】密封，置阴凉干燥处。

血府逐瘀口服液

【组成】柴胡、当归、地黄、赤芍、红花、桃仁、麸炒枳壳、甘草、川芎、牛膝、桔梗。

【功能与主治】活血祛瘀，行气止痛。用于气滞血瘀所致的胸痹、头痛日久、痛如针刺而有定处、内热烦闷、心悸失眠、急躁易怒。

【用法与用量】空腹服。一次 20 mL，一日 3 次。

【注意】忌食辛冷食物，孕妇禁用。

【规格】每支装 10 mL。

【贮藏】密封，置阴凉处。

（二）治气虚血瘀胸痹中成药

气虚血瘀胸痹症见胸闷憋气，胸部刺痛或者绞痛，固定不移，身倦无力，少气懒言，面色淡白，心悸，头晕，舌质紫暗，脉细涩或结代。

血栓心脉宁胶囊

【组成】川芎、丹参、毛冬青、人工麝香、槐花、水蛭、人工牛黄、人参茎叶总皂苷、冰片、蟾酥。

【功能与主治】益气活血，开窍止痛。用于气虚血瘀所致的中风、胸痹，症见头晕目眩、半身不遂、胸闷心痛、心悸气短；缺血性中风恢复期、冠心病心绞痛见上述证候者。

【用法与用量】口服。一次 4 粒，一日 3 次。

【注意】孕妇忌服。

【规格】每粒装 0.5 g。

【贮藏】密封。

舒心口服液

【组成】党参、红花、川芎、蒲黄、黄芪、当归、三棱。

【功能与主治】补益心气，活血化瘀。用于心气不足，瘀血内阻所致的胸痹，症见胸闷憋气、心前区刺痛、气短乏力；冠心病心绞痛见上述证候者。

【用法与用量】口服。一次 20 mL，一日 2 次。

【注意】孕妇慎用。

【规格】每支装 20 mL。

【贮藏】密封。

通心络胶囊

【组成】人参、水蛭、全蝎、赤芍、蝉蜕、土鳖虫、蜈蚣、檀香、降香、制乳香、炒酸枣仁、冰片。

【功能与主治】益气活血，通络止痛。用于冠心病心绞痛属心气虚乏、血瘀络阻证，症见胸部憋闷、刺痛、绞痛，固定不移，心悸自汗，气短乏力，舌质紫暗或有瘀斑，脉细涩或结代。亦用于气虚血瘀络阻型中风病，症见半身不遂或偏身麻木，口舌歪斜，言语不利。

【用法与用量】口服。一次 2~4 粒，一日 3 次。

【注意】孕妇、月经期妇女、有出血倾向者及阴虚火旺型中风患者禁用；方中的活血破瘀、通窍行气药能伤及脾胃，一般宜饭后服用；在治疗期间，心绞痛持续发作者应及时就诊。

【规格】每粒装 0.26 g。

【贮藏】密封。

（三）治心血瘀阻胸痹中成药

心血瘀阻胸痹症见心胸刺痛，痛有定处，入夜为甚，甚则心痛彻背，或痛引肩背，伴有胸闷，日久不愈，可因暴怒而加重，舌紫暗有瘀斑，苔薄，脉弦涩或结代。

银杏叶片

【组成】银杏叶提取物。

【功能与主治】活血化瘀通络。用于瘀血阻络引起的胸痹心痛、中风、半身不遂、舌强语謇；冠心病稳定型心绞痛、脑梗死见上述证候者。

【用法与用量】口服。一次 2 片〔规格（1）〕或一次 1 片〔规格（2）〕，一日 3 次；或遵医嘱。

【规格】（1）每片含总黄酮醇苷 9.6 mg、萜类内酯 2.4 mg。（2）每片含总黄酮醇苷 19.2 mg、萜类内酯 4.8 mg。

【贮藏】密封。

（四）治气阴两虚胸痹中成药

气阴两虚胸痹症见心胸隐痛时作，心悸气短，遇劳则甚，倦怠易汗出，头晕目眩，面色少华，舌质偏红或舌胖大有齿痕，脉虚细缓或结代。

稳心颗粒

【组成】党参、三七、黄精、琥珀、甘松。

【功能与主治】益气养阴，活血化瘀。用于气阴两虚，心脉瘀阻所致的心悸不宁、气短乏力、胸闷胸痛；室性早搏、房性早搏见上述证候者。

【用法与用量】开水冲服。一次 1 袋，一日 3 次，或遵医嘱。

【注意】孕妇慎用。缓慢性心律失常禁用。

【规格】（1）每袋装 9 g。（2）每袋装 5 g（无蔗糖）。

【贮藏】密封。

益心舒颗粒

【组成】人参、黄芪、丹参、山楂、麦冬、五味子、川芎。

【功能与主治】益气复脉，活血化瘀，养阴生津。用于气阴两虚，瘀血阻脉所致的胸痹，症见胸痛胸闷，心悸气短，脉结代；冠心病心绞痛见上述证候者。

【用法与用量】开水冲服。一次1袋，一日3次。

【注意】孕妇及月经期妇女慎用；忌食辛辣、油腻食物；心绞痛持续发作及严重心律失常者，应及时就诊。

【规格】（1）每袋装4 g。（2）每袋装4 g（无蔗糖）。

【贮藏】密封。

（五）治寒凝心脉胸痹中成药

寒凝心脉胸痹症见猝然心痛如绞，或心痛彻背，背痛彻心，或感寒痛甚，心悸气短，形寒肢冷，冷汗自出，苔薄白，脉沉紧或促。

冠心苏合丸

【组成】苏合香、制乳香、土木香、冰片、檀香。

【功能与主治】理气，宽胸，止痛。用于寒凝气滞、心脉不通所致的胸痹，症见胸闷、心前区疼痛；冠心病心绞痛见上述证候者。

【用法与用量】嚼碎服。一次1丸，一日1~3次；或遵医嘱。

【注意】孕妇禁用。

【贮藏】密封。

【任务分析与指导】

以任务引入为驱动，根据任务须知模拟药店实际工作情境，对顾客用药进行分析与指导。

药师：您好，请问有什么可以帮到您？

患者：你好！我最近总是感觉心胸痛，到了晚上疼得就更厉害，还有点胸闷，要吃些什么药啊？

药师：请问您多大年龄？是否有高血压，是否有其他病史？

患者：我今年40岁，没有高血压，没有其他病史。

药师：请问疼痛的部位就只是在胸部吗？

患者：是的，闷闷的。

药师：请问是隐隐的痛还是钝痛还是刺痛？

患者：刺痛。

药师：请问您的痛处是固定在一个地方还是不固定呢？

患者：就固定在一个地方的，有时还会心悸。

药师：请伸出舌头来让我看一下。

药师：您的舌象为紫暗色，根据您的描述我判断您是气滞血瘀胸痹，推荐复方丹参滴丸或者麝香保心丸（从药品陈列架上的药品中推荐，可以推荐多种药品）。

患者：复方丹参滴丸的作用是什么？

药师：复方丹参滴丸的功能是活血化瘀，理气止痛。用于气滞血瘀所致的胸痹。

患者：请问应该如何服用？有什么忌口吗？

药师：吞服或舌下含服。一次10丸，一日3次。28天为一个疗程。服用期间忌食辛辣油腻的食物，保持良好的情绪状态。该药品常温下密封保存即可。

药师：这盒药的价格是××元，请问您需要吗？是会员吗？如何支付？

患者：要的，不是会员，可以刷医保卡吗？

药师：可以。刷之前卡里面有××元，刷完以后还剩××元。请拿好您的药，请慢走，祝您早日康复！

学习活动2　胸痹荐药实训考评

 任务实训

采用情景模拟方式，同学之间交替扮演药品销售人员和顾客，依照表3-9-1所列实训项目和要点实施胸痹荐药任务实训，将相关知识摘要或过程记录填入表内。

表3-9-1　　　　　　　　　胸痹荐药实训记录

顾客 （学生姓名）		销售人员 （学生姓名）	
项目	实训要点	知识摘要/过程记录	
实训准备	1. 模拟药房环境，药房应配备药品展示柜、货架、收银开票系统 2. 准备常用治胸痹中成药，如复方丹参滴丸、麝香保心丸、舒心口服液、冠心苏合丸、银杏叶片等 3. 准备工服（白大褂）、签字笔		
交流沟通	1. 记录并分析顾客主诉 2. 询问顾客基本信息，如年龄、职业、基础疾病、病史等 3. 询问顾客关键症状，如疼痛的特点、疼痛的部位、疼痛的程度、疼痛持续的时间，并观察舌象等 4. 在支付时应询问药品的支付方式、是否为会员、是否有医保卡等		

续表

项目	实训要点	知识摘要/过程记录
辨证荐药	1. 根据顾客主诉和询问症状，准确辨证 2. 根据辨证结果，向顾客介绍多种中成药的功能主治、药品价格等内容 3. 根据掌握的顾客基本信息并结合顾客的意愿推荐适合药品	
用药指导	1. 对顾客选择的药品进行服用方法、注意事项、有效期、贮藏方法等方面的用药指导 2. 提示顾客在服药期间要注意的事项，关心顾客，做好药学服务工作	

实训考评

依照表 3-9-2 对胸痹荐药任务实训完成情况进行考评，考查可否模拟实际情景在规定时间内完成胸痹荐药的药学服务工作。

表 3-9-2　　　　　　　　　　胸痹荐药实训考评

考核内容	考核要求	考核标准	配分	得分
实训准备	准备实训中需使用的材料、设备和工具	1. 未检查药房内的药品展示柜、货架、收银开票系统是否齐全，扣2分 2. 未正确准备常用中成药，扣2分 3. 未准备工服（白大褂）、签字笔，扣2分 4. 未准备胸痹荐药实训记录表，扣2分	8	
职业形象	仪容、仪表、仪态规范	1. 仪容不整洁，扣2分 2. 未穿工服（白大褂），扣2分	4	
礼貌用语	文明用语完成销售过程	1. 未使用"祝您早日康复"等用语，扣2分 2. 使用了"这个病很麻烦的"等用语，扣2分	4	
交流沟通	与顾客良好沟通	1. 未能聆听顾客主诉并记录，扣5分 2. 未能询问顾客基本信息，扣5分 3. 未能询问顾客关键症状，扣10分	20	
辨证荐药	根据顾客病证正确推荐中成药	1. 未能准确辨证，扣10分 2. 未能根据病证正确介绍多种常用中成药的功能主治、药品价格等内容，扣10分 3. 未能根据顾客意愿推荐适合药品，扣10分	30	
用药指导	根据推荐的中成药进行正确的用药指导	1. 未介绍药品的服用方法、注意事项、有效期等，扣10分 2. 未提示顾客药品之间的合理联用、贮藏方法，扣5分 3. 未能关心顾客，做好交流沟通，扣5分	20	
填写记录	正确填写实训记录	1. 不能合理扮演顾客和药品销售人员，扣5分 2. 不能规范书写顾客表述的胸痹症状，扣5分 3. 不能正确使用导购技巧，扣2分 4. 未记录出售药品，扣2分	14	
合计			100	

【学习拓展】

复方丹参片与复方丹参滴丸的区别

复方丹参片与复方丹参滴丸被广泛用于冠心病的防治。从名字上看,这两种药只有细微差别,功效应该差不多,那么实际上是这样吗?患者日常服用应该注意什么?现将两种中成药的区别及服用注意事项介绍如下。

1. 起效缓急不同

复方丹参滴丸可以口服或舌下含服,复方丹参片一般供口服。在起效速度方面,复方丹参滴丸更胜一筹,其中三七的生物利用度也较复方丹参片高,可舌下含服,故可用于急救。而复方丹参片一般只作为治疗冠心病的常规用药。

2. 制作工艺不同

复方丹参片的主要成分是丹参、三七和冰片,基本由生药直接磨粉、压片而成;而复方丹参滴丸则是在复方丹参片处方的基础上,利用中药现代制剂技术精制而成。

3. 不良反应不同

冰片辛、苦,微寒,归心、脾、肺经,具有开窍醒神、清热止痛的功效,用于热病神昏、惊厥,中风痰厥,气郁暴厥等。复方丹参片和复方丹参滴丸均含有冰片,但复方丹参片中冰片用量相对更大一些,对胃肠道刺激性较大,因而胃肠疾病患者尤其是属于虚寒体质者不宜多用;而复方丹参滴丸中的冰片含量相对较少,减轻了对患者胃肠道的刺激,易被接受。

需要特别注意的是,这两种药一般不能同时服用,以免重复给药后发生不良反应。其中所含的丹参有活血之功,因此孕妇、月经期妇女及有出血倾向者禁用,寒凝血瘀胸痹者亦不宜服用。个别患者在服药后可能会出现胃肠不适,可饭后服用。在治疗期间,为了保障服药的安全性和有效性,应在医师、药师的指导下合理用药。

思考与练习

一、选择题

1. 下列不是心血瘀阻胸痹症状的是(　　)。

   A. 心胸刺痛,痛有定处　　B. 入夜为甚,胸闷

   C. 舌紫暗有瘀斑　　D. 胸痛彻背,受寒则甚

2. 胸痹遇寒痛甚者,属(　　)。

   A. 寒凝心脉　　B. 热郁心脉　　C. 瘀阻心脉　　D. 痰阻心脉

3. 下列不是寒凝心脉胸痹症状的是(　　)。

   A. 胸痛彻背　　B. 受寒则甚,畏寒肢冷

C. 心悸气短　　　　　　　　　　　D. 舌苔白，脉沉紧
4. 寒凝心脉胸痹可用（　　）进行治疗。
A. 速效救心丸　　B. 冠心苏合丸　　C. 复方丹参片　　D. 银杏叶片
5. 下列不是气虚血瘀胸痹症状的是（　　）。
A. 胸部刺痛，痛有定处　　　　　　B. 胸闷憋气
C. 心悸头晕　　　　　　　　　　　D. 腰酸，耳鸣
6. 气虚血瘀胸痹可用（　　）进行治疗。
A. 舒心口服液　　　　　　　　　　B. 速效救心丸
C. 复方丹参片　　　　　　　　　　D. 麝香保心丸
7. 下列不是气阴两虚胸痹症状的是（　　）。
A. 心胸隐痛时作　　　　　　　　　B. 心悸气短，遇劳则甚
C. 胸闷痛，心悸盗汗　　　　　　　D. 舌胖大有齿痕，脉虚细缓或结代
8. 气阴两虚胸痹可用（　　）进行治疗。
A. 稳心颗粒　　　　　　　　　　　B. 舒心口服液
C. 复方丹参片　　　　　　　　　　D. 血栓心脉宁胶囊

二、简答题

1. 心血瘀阻胸痹的症状有哪些？常用哪些药物进行治疗？
2. 寒凝心脉胸痹的症状有哪些？常用哪些药物进行治疗？

三、案例分析题

1. 陈某，女，40岁，症见心胸刺痛，痛有定处，每当入夜疼痛就会加剧，胸闷不舒，呼吸不畅，舌质紫暗。

2. 李某，男，72岁，胸闷胸痛两天，今因气温骤降胸痛加剧，自服麝香保心丸未见明显缓解，伴有四肢畏寒，心悸乏力，嗳气泛恶，苔薄白，脉细沉。

3. 高某，男，76岁，反复发作胸闷气短10年，最近1周症状加重。患者有冠心病史10年，每因劳累、情绪激动出现上症，纳差，大便干，双下肢水肿，自汗，夜寐差。舌质紫黯，苔白厚，舌边有齿痕，脉沉弱。

4. 王某，男，52岁，症见胸闷如窒，时时有刺痛感，痛引肩背，且情志不遂则诸症加重，苔薄，舌质暗红，有少许瘀点，脉代。

5. 吴某，女，60岁，症见心胸隐痛时作，心悸气短，动则益甚，倦怠易汗出，舌淡胖有齿痕，脉虚细缓。

6. 唐某，男，49岁，5年前出现心前区刺痛，同时伴乏力，汗出，持续5分钟，之后常反复发作。患者体瘦高，平素脾气暴躁，亦常因发怒而诱发心绞痛，发时自觉胸闷刺痛，气短汗出，不敢活动，二便基本正常，有时大便干，余无异常。舌红苔薄，脉弦涩。

请根据患者病情，判断证型并推荐适用的中成药。

任务十

痹证荐药

 任务描述

痹证为常见病之一,本学习任务是痹证的推荐用药,要求能根据患者主诉的症状判断患者痹证的证型,并根据患者所属证型合理推荐用药及进行用药指导,做好药学服务工作。

 任务目标

知识目标

1. 识记痹证的证型和对应的主要症状。
2. 识记常用治痹证中成药的药物组成、功能主治。
3. 识记常用治痹证中成药的用法用量和使用注意。

技能目标

1. 能根据顾客主诉的症状诊断证型。
2. 能根据顾客证型正确推荐常用中成药。
3. 能根据推荐的中成药进行正确的用药指导。

思政目标

1. 通过学习中成药的严谨组方、确切疗效等,弘扬博大精深的中医药传统文化,增强中华民族的文化自信。
2. 通过细致严谨的问病售药实训练习,培养医者仁心,形成科学严谨的工作作风。
3. 通过问病售药的实训考核,培养实事求是、爱岗敬业的职业精神。

学习活动1　痹证荐药学习认知

【任务引入】

某女,45岁,前来购药,自述骨节疼痛,时轻时重,腰膝软痛。你若作为药店工作人员，应如何询问顾客的基本情况，做好用药指导？

任务须知

一、概述

（一）痹证的定义及症状

痹证是风、湿、寒、热等外邪侵袭人体，痹阻经络，使气血运行不畅所导致的疾病，以肌肉、筋骨、关节等部位疼痛、麻木、重着、肿胀、屈伸不利，甚至关节肿大灼热、变形为主要临床表现。

（二）痹证的病因病机

痹证的发生与自身体质、外界气候条件、日常生活环境等因素联系密切。因风、湿、寒、热四邪各有偏盛，故又有行痹、着痹、痛痹、热痹之分。行痹属风邪盛，以疼痛游走不定为特征；着痹属湿邪盛，以关节重着、酸痛，肌肤麻木不仁为特征；痛痹属寒邪盛，以关节痛剧、痛处不移、遇寒加重为特征；热痹属外感风湿热邪，流注关节筋骨，痹阻气血经脉，以关节红肿热痛为特征。素体本虚、卫外不固是痹证发生的内在因素，感受外邪是痹证发生的外在条件。风湿寒热等外邪滞留于关节筋骨，气血运行不畅，经脉闭阻不通，是痹证的基本病机。

（三）治痹证中成药的分类

根据痹证的病因，治痹证中成药主要分为治风寒湿痹中成药、治风湿热痹中成药、治久痹正虚中成药。

（四）痹证的药学服务

1. 本病的发生多与气候、生活环境密切相关，平素应注意保暖、防潮，避免风寒湿之邪侵入人体。

2. 日常生活中应加强个体调摄，如房事有度、饮食有常、劳逸结合、运动后不趁身热汗出之时入水洗浴等，养成起居有常、作息规律的良好习惯。

3. 积极加强体育锻炼，增强体质，提高机体对外邪的抵抗力。

二、常用治痹证中成药

（一）治风寒湿痹中成药

风寒湿痹症见肌肉关节疼痛酸麻、重着、肿胀，屈伸不利，疼痛呈游走性，或疼痛较剧、部位固定，遇阴雨寒冷则疼痛加剧，得热痛减，口淡不欲饮或喜热饮，舌质淡，苔白腻，脉弦紧。

小活络丸

【组成】胆南星、制川乌、制草乌、地龙、制乳香、制没药。

【功能与主治】祛风散寒,化痰除湿,活血止痛。用于风寒湿邪闭阻、痰瘀阻络所致的痹病,症见肢体关节疼痛,或冷痛,或刺痛,或疼痛夜甚,关节屈伸不利、麻木拘挛。

【用法与用量】黄酒或温开水送服。小蜜丸一次3 g(15丸),大蜜丸一次1丸,一日2次。

【注意】孕妇禁用。

【规格】(1)小蜜丸,每100丸重20 g。(2)大蜜丸,每丸重3 g。

【贮藏】密封。

风湿骨痛胶囊

【组成】制川乌、红花、木瓜、麻黄、制草乌、甘草、乌梅。

【功能与主治】温经散寒,通络止痛。用于寒湿闭阻经络所致的痹病,症见腰脊疼痛、四肢关节冷痛;风湿性关节炎见上述证候者。

【用法与用量】口服。一次2~4粒,一日2次。

【注意】本品含毒性药,不可多服;孕妇忌服。

【规格】每粒装0.3 g。

【贮藏】密封。

木瓜丸

【组成】木瓜、川芎、威灵仙、牛膝、当归、白芷、制狗脊、鸡血藤、海风藤、人参、制川乌、制草乌。

【功能与主治】祛风散寒,除湿通络。用于风寒湿闭阻所致的痹病,症见关节疼痛、肿胀、屈伸不利,局部畏恶风寒,肢体麻木,腰膝酸软。

【用法与用量】口服。一次30丸,一日2次。

【注意】孕妇禁用。

【贮藏】密封。

追风透骨丸

【组成】制川乌、白芷、制草乌、制香附、甘草、炒白术、制没药、麻黄、川芎、制乳香、秦艽、地龙、当归、茯苓、赤小豆、羌活、天麻、赤芍、细辛、防风、制天南星、桂枝、甘松。

【功能与主治】祛风除湿,通经活络,散寒止痛。用于风寒湿痹,肢节疼痛,肢体麻木。

【用法与用量】口服。一次6 g,一日2次。

【注意】不宜久服，属风热痹者及孕妇忌服。
【规格】每 10 丸重 1 g。
【贮藏】密封，防潮。

（二）治风湿热痹中成药

风湿热痹症见关节游走性疼痛，局部灼热红肿，得冷稍舒，痛不可触，可病及一个或多个关节，多兼有发热、汗出、恶风、口渴、烦闷不安。苔黄腻，脉滑数。

雷公藤片

【组成】雷公藤提取物。
【功能与主治】祛风除湿，消肿止痛，通经活络，清热解毒。用于治疗类风湿性关节炎。
【用法与用量】口服。一次 1~2 片，一日 2~3 次。
【注意】本品有一定毒副作用，孕妇忌服；本品对肝肾功能有影响，肝肾功能不全者忌用。
【规格】每片含雷公藤甲素 33 μg。
【贮藏】密封。

风痛安胶囊

【组成】防己、桂枝、石膏、木瓜、通草、姜黄、薏苡仁、海桐皮、忍冬藤、黄柏、滑石粉、连翘。
【功能与主治】清热利湿，活血通络。用于湿热阻络所致的痹病，症见关节红肿热痛、肌肉酸楚；风湿性关节炎见上述证候者。
【用法与用量】口服。一次 3~5 粒，一日 3 次。
【注意】孕妇、体弱年迈及脾胃虚寒者慎用。
【规格】每粒装 0.3 g。
【贮藏】密封。

三妙丸

【组成】炒苍术、炒黄柏、牛膝。
【功能与主治】清热燥湿。用于湿热下注所致的痹病，症见足膝红肿热痛、下肢沉重、小便黄少。
【用法与用量】口服。一次 6~9 g，一日 2~3 次。
【注意】孕妇慎用。
【贮藏】密封。

（三）治久痹正虚中成药

久痹正虚症见关节疼痛日久不愈，时轻时重，腰膝软痛，关节屈伸不利，或畏寒肢冷，或骨蒸潮热，心烦口干，舌质淡红，苔薄白或少津，脉沉细弱或细数。

天麻丸

【组成】天麻、独活、羌活、盐杜仲、牛膝、粉萆薢、附子（黑顺片）、当归、地黄、玄参。

【功能与主治】祛风除湿，通络止痛，补益肝肾。用于风湿瘀阻、肝肾不足所致的痹病，症见肢体拘挛、手足麻木、腰腿酸痛。

【用法与用量】口服。水蜜丸一次6g，小蜜丸一次9g，大蜜丸一次1丸，一日2~3次。

【注意】孕妇慎用。

【规格】（1）小蜜丸，每100丸重20g。（2）大蜜丸，每丸重9g。

【贮藏】密封。

舒筋健腰丸

【组成】狗脊、金樱子、鸡血藤、千斤拔、黑老虎、牛大力、蒸女贞子、蒸桑寄生、盐菟丝子、制延胡索、两面针、制乳香、制没药。

【功能与主治】补益肝肾，强健筋骨，祛风除湿、活络止痛。用于腰膝酸痛。

【用法与用量】口服。一次5g，一日3次。

【注意】孕妇禁用，有慢性肝病史及肝生化指标异常者禁用，对本品成分过敏者禁用。

【贮藏】密封。

尪痹颗粒

【组成】地黄、熟地黄、续断、附片（黑顺片）、独活、骨碎补、桂枝、淫羊藿、防风、威灵仙、皂角刺、羊骨、白芍、制狗脊、知母、伸筋草、红花。

【功能与主治】补肝肾，强筋骨，祛风湿，通经络。用于肝肾不足、风湿阻络所致的尪痹，症见肌肉、关节疼痛，局部肿大，僵硬畸形，屈伸不利，腰膝酸软，畏寒乏力；类风湿性关节炎见上述证候者。

【用法与用量】开水冲服。一次6g，一日3次。

【注意】孕妇禁用，忌食生冷食物。

【规格】（1）每袋装3g。（2）每袋装6g。

【贮藏】密封。

【任务分析与指导】

以任务引入为驱动,根据任务须知模拟药店实际工作情境,对顾客用药进行分析与指导。

药师:您好,请问有什么可以帮到您?

患者:你好!我经常会骨节疼痛,有时痛得厉害,有时比较轻,腰也会痛,请问我患的是什么病?应该吃什么药比较好?

药师:请问您的年龄?是否有高血压或其他病史?

患者:我今年45岁,没有高血压,没有其他病史。

药师:您看上去也比较瘦弱,会经常感觉没精神吗?

患者:会哟。而且有时手脚还会感觉发麻。

药师:请伸出舌头来让我看一下。

药师:舌淡红,苔薄白。您得的是痹证,但是因为长时间没有好导致身体虚弱。

患者:那我应该吃些什么药呢?

药师:我向您推荐天麻丸(从药品陈列架上的药品中推荐,可以推荐多种药品)。

患者:那请问天麻丸有什么作用?

药师:祛风除湿,通络止痛,补益肝肾。用于风湿瘀阻、肝肾不足所致的痹病,症见肢体拘挛、手足麻木、腰腿酸痛。

患者:请问应该如何服用?有什么忌口吗?

药师:口服。这是大蜜丸,一次1丸,一日2~3次。服用期间忌食辛辣油腻的食物,药物不宜久服。您的病多与气候、生活环境密切相关,平时应注意保暖、防潮、避免风寒湿之邪侵入人体。还要积极加强体育锻炼,增强体质,提高机体对外邪的抵抗力。该药品常温下密封保存即可。

药师:这盒药的价格是××元,请问您需要吗?是会员吗?如何支付?

患者:要的,不是会员,可以刷医保卡吗?

药师:可以,请慢走,祝您早日康复!

学习活动2 痹证荐药实训考评

任务实训

采用情景模拟方式,同学之间交替扮演药品销售人员和顾客,依照表3-10-1所列实训项目和要点实施痹证荐药任务实训,将相关知识摘要或过程记录填入表内。

表 3-10-1　痹证荐药实训记录

顾客 (学生姓名)		销售人员 (学生姓名)	
项目	实训要点		知识摘要/过程记录
实训准备	1. 模拟药房环境，药房应配备药品展示柜、货架、收银开票系统 2. 准备常用治痹证中成药，如天麻丸、舒筋健腰丸、小活络丸、雷公藤片、木瓜丸、三妙丸等 3. 准备工服（白大褂）、签字笔		
交流沟通	1. 记录并分析顾客主诉 2. 询问顾客基本信息，如年龄、职业、基础疾病、病史等 3. 询问顾客关键症状，如起病的缓急、病程的长短、关节疼痛的特点、痛处是否固定、疼痛的程度等 4. 在支付时应询问药品的支付方式、是否为会员、是否有医保卡等		
辨证荐药	1. 根据顾客主诉和询问症状，准确辨证 2. 根据辨证结果，向顾客介绍多种中成药的功能主治、药品价格等内容 3. 根据掌握的顾客基本信息并结合顾客的意愿推荐适合药品		
用药指导	1. 对顾客选择的药品进行服用方法、注意事项、有效期、贮藏方法等方面的用药指导 2. 提示顾客在服药期间要注意的事项，关心顾客，做好药学服务工作		

 实训考评

依照表 3-10-2 对痹证荐药任务实训完成情况进行考评，考查可否模拟实际情景在规定时间内完成痹证荐药的药学服务工作。

表 3-10-2　痹证荐药实训考评

考核内容	考核要求	考核标准	配分	得分
实训准备	准备实训中需使用的材料、设备和工具	1. 未检查药房内的药品展示柜、货架、收银开票系统是否齐全，扣 2 分 2. 未正确准备常用中成药，扣 2 分 3. 未准备工服（白大褂）、签字笔，扣 2 分 4. 未准备痹证荐药实训记录表，扣 2 分	8	
职业形象	仪容、仪表、仪态规范	1. 仪容不整洁，扣 2 分 2. 未穿工服（白大褂），扣 2 分	4	
礼貌用语	文明用语完成销售过程	1. 未使用"祝您早日康复"等用语，扣 2 分 2. 使用了"这个病很麻烦的"等用语，扣 2 分	4	
交流沟通	与顾客良好沟通	1. 未能聆听顾客主诉并记录，扣 5 分 2. 未能询问顾客基本信息，扣 5 分 3. 未能询问顾客关键症状，扣 10 分	20	

续表

考核内容	考核要求	考核标准	配分	得分
辨证荐药	根据顾客病证正确推荐中成药	1. 未能准确辨证，扣10分 2. 未能根据病证正确介绍多种常用中成药的功能主治、药品价格等内容，扣10分 3. 未能根据顾客意愿推荐适合药品，扣10分	30	
用药指导	根据推荐的中成药进行正确的用药指导	1. 未介绍药品的服用方法、注意事项、有效期等，扣10分 2. 未提示顾客药品之间的合理联用、贮藏方法，扣5分 3. 未能关心顾客，做好交流沟通，扣5分	20	
填写记录	正确填写实训记录	1. 不能合理扮演顾客和药品销售人员，扣5分 2. 不能规范书写顾客表述的痹证症状，扣5分 3. 不能正确使用导购技巧，扣2分 4. 未记录出售药品，扣2分	14	
合计			100	

【学习拓展】

痹证的预防与调摄

痹证是因正气不足，感受外在的风寒湿热之邪而成。因此，平时注意调摄、增强体质和加强病后调摄护理，便显得格外重要。在预防方面，平时应注意锻炼身体，增强机体御邪能力；创造条件，改善阴冷潮湿等不良的工作、生活环境，避免外邪入侵；一旦受寒应及时治疗，如服用姜汤、午时茶等；以上措施都有助于预防痹证的发生。在病后调摄护理方面，更需做好防寒保暖等工作；应保护病变肢体，提防跌倒等以免受伤；视病情适当对患处进行热熨、冷敷等，可配合针灸、推拿等进行治疗；对病变肢体进行功能锻炼，有助痹证康复。

思考与练习

一、选择题

1. 追风透骨丸的功能是（　　）。
   A. 壮筋骨，益气血　　　　　　B. 祛风散寒，化痰除湿
   C. 祛风除湿，通经活络　　　　D. 补益肝肾，强健筋骨

2. 风湿热痹的症状不包括（　　）。
   A. 关节疼痛　　B. 痛不可触　　C. 形瘦无力　　D. 苔黄腻

3. 适用于风湿热痹的中成药是（　　）。
   A. 舒筋健腰丸　　B. 小活络丸　　C. 追风透骨丸　　D. 雷公藤片

4. 风寒湿痹的症状不包括（   ）。
   A. 疼痛呈游走性   B. 局部红肿热痛   C. 屈伸不利   D. 肌肤麻木不仁
5. 久痹正虚的症状不包括（   ）。
   A. 遇阴雨寒冷则疼痛加剧   B. 关节疼痛
   C. 腰膝软痛   D. 舌质淡红
6. 适用于久痹正虚的中成药是（   ）。
   A. 小活络丸   B. 舒筋健腰丸   C. 追风透骨丸   D. 雷公藤片
7. 舒筋健腰丸的使用注意事项不包括（   ）。
   A. 孕妇禁用   B. 有慢性肝病史者禁用
   C. 对本品成分过敏者禁用   D. 脾胃虚寒者慎用
8. 患者骨节疼痛，时轻时重，腰膝软痛，形瘦无力，舌质淡，脉沉细无力，属于（   ）。
   A. 风寒湿痹   B. 风湿热痹   C. 久痹正虚   D. 痰瘀痹阻
9. 适用于风寒湿痹的中成药是（   ）。
   A. 舒筋健腰丸   B. 尪痹颗粒   C. 追风透骨丸   D. 雷公藤片

二、简答题

1. 简述风寒湿痹的主要症状。
2. 痹证的类型有哪些？

三、案例分析题

1. 赵某，男，37岁，一个月前到南方一洗车行打工，恰逢当地气候炎热，持续细雨绵绵。一周前突然感觉浑身发热，四肢关节肿胀疼痛并有烧灼感，不敢触摸，关节周围皮肤发红，用毛巾冷敷后疼痛明显减轻。

2. 李某，女，52岁，两个月前的清晨在结冰的河面上行走时，不小心跌入水中，被人救起后，当晚即感双膝关节剧痛难忍，活动不便，虽经药物治疗至今仍未治愈，每当遇到寒冷时双膝疼痛加重，局部保暖和揉搓后疼痛减轻。

3. 陈某，男，35岁，近些年关节部位一直疼痛反复，每次疼痛严重的时候，关节肿大，甚至强直畸形，屈伸不利，同时还会有腰膝酸痛，坐骨神经痛的症状。

请根据患者病情，判断证型并推荐适用的中成药。

任务十一

淋证荐药

 任务描述

淋证为常见病之一,本学习任务是淋证的推荐用药,要求能根据患者主诉的症状判断患者淋证的证型,并根据患者所属证型合理推荐用药及进行用药指导,做好药学服务工作。

 任务目标

知识目标

1. 识记淋证的证型和对应的主要症状。
2. 识记常用通淋中成药的药物组成、功能主治。
3. 识记常用通淋中成药的用法用量和使用注意。

技能目标

1. 能根据顾客主诉的症状诊断证型。
2. 能根据顾客证型正确推荐常用中成药。
3. 能根据推荐的中成药进行正确的用药指导。

思政目标

1. 通过学习中成药的严谨组方、确切疗效等,弘扬博大精深的中医药传统文化,增强中华民族的文化自信。
2. 通过细致严谨的问病售药实训练习,培养医者仁心,形成科学严谨的工作作风。
3. 通过问病售药的实训考核,培养实事求是、爱岗敬业的职业精神。

学习活动1 淋证荐药学习认知

【任务引入】

某女,28岁,几日前憋尿后,小便频数短涩,灼热刺痛,溺色黄赤,少腹拘急胀痛,且大便3日未解。你若作为药店工作人员,应如何询问顾客的基本情况,做好用药指导?

任务须知

一、概述

(一)淋证的定义及症状

淋证是以小便频数、淋沥涩痛,小腹拘急引痛为主症的疾病。其起病或急或缓,病程或长或短,长者久淋不已,时作时止,遇劳即发。小便频急者每日小便可达数十次,每次尿量较少,或伴有发热,小便热赤;或小便排出砂石,排尿时尿流中断,腰腹绞痛难忍;或尿中带血或夹有血块;或小便混浊如米泔、滑腻如脂膏,种种不一。病久或反复发作后,常伴有低热、腰痛、小腹坠胀、疲劳等症。

西医学所指的急慢性尿路感染、泌尿系统结核、尿路结石、急慢性前列腺炎、化学性膀胱炎、乳糜尿以及尿道综合征等,凡是具有淋证特征者,均可参照本任务内容辨证论治。

(二)淋证的病因病机

1. 外感湿热

因下阴不洁,秽浊之邪从下侵入机体,上犯膀胱,或小肠邪热、心经火热、下肢丹毒等他脏外感之热邪传入膀胱,发为淋证。

2. 饮食不节

因多食辛热肥甘,或嗜酒太过,脾胃运化失常,积湿生热,下注膀胱,发为淋证。

3. 情志失调

因情志不遂,肝气郁结,膀胱气滞,或气郁化火,气火郁于膀胱,导致淋证。

4. 禀赋不足或劳伤久病

禀赋不足,肾与膀胱先天畸形;或久病缠身、劳伤过度、房事不节、多产多育;或久淋不愈,耗伤正气;或妊娠、产后脾肾气虚,膀胱容易感受外邪,而致本病。

(三)通淋中成药的分类

由于淋证的病因不同,通淋中成药主要分为治热淋中成药、治石淋中成药、治血淋中成药、治膏淋中成药和治劳淋中成药。

(四)淋证的药学服务

1. 若服药后症状未明显改善,疼痛难忍,或者是出现尿血,应去医院就医。

2. 注意外阴清洁,不憋尿,多饮水,每2~3小时排尿一次,房事后即行排尿,防止秽浊之邪从下阴上犯膀胱。妇女在月经期、妊娠期、产后更应注意外阴卫生,以免虚体受邪。

3. 养成良好的饮食起居习惯，饮食宜清淡，忌肥腻辛辣之品、忌饮酒。

4. 避免纵欲、过劳，保持心情舒畅，以提高机体抗病能力。

二、常用治淋证中成药

（一）治热淋中成药

热淋症见小便频数短涩，灼热刺痛，溺色黄赤，少腹拘急胀痛，或有寒热、口苦、呕恶，或有腰痛拒按，或有大便秘结，苔黄腻，脉滑数。

八正颗粒

【组成】瞿麦、炒车前子、萹蓄、大黄、滑石、川木通、栀子、灯心草、甘草。

【功能与主治】清热，利尿，通淋。用于湿热下注，小便短赤，淋沥涩痛，口燥咽干。

【用法与用量】开水冲服。一次1袋，一日3次。

【规格】每袋装8 g。

【贮藏】密封，防潮。

三金片

【组成】金樱根、菝葜、羊开口、金沙藤、积雪草。

【功能与主治】清热解毒，利湿通淋，益肾。用于下焦湿热所致的热淋、小便短赤、淋沥涩痛、尿急频数，急慢性肾盂肾炎、膀胱炎、尿路感染见上述证候者，慢性非细菌性前列腺炎属肾虚湿热下注证。

【用法与用量】口服。（1）慢性非细菌性前列腺炎：大片一次3片，一日3次。疗程为4周。（2）其他适应症：小片一次5片，大片一次3片，一日3~4次。

【注意】（1）偶见血清丙氨酸氨基转移酶（ALT）、血清门冬氨酸氨基转移酶（AST）轻度升高，血尿素氮（BUN）轻度升高，血白细胞（WBC）轻度降低。（2）用药期间请注意肝、肾功能的监测。

【规格】（1）薄膜衣小片，每片重0.18 g（相当于饮片2.1 g）。（2）薄膜衣大片，每片重0.29 g（相当于饮片3.5 g）。（3）糖衣小片，片心重0.17 g（相当于饮片2.1 g）。（4）糖衣大片，片心重0.28 g（相当于饮片3.5 g）。

【贮藏】密封。

分清五淋丸

【组成】木通、盐车前子、黄芩、茯苓、猪苓、黄柏、大黄、萹蓄、瞿麦、知母、泽泻、栀子、甘草、滑石。

【功能与主治】清热泻火，利尿通淋。用于湿热下注所致的淋证，症见小便黄赤、尿频尿急、尿道灼热涩痛。

【用法与用量】口服。一次 6 g，一日 2～3 次。

【注意】孕妇慎服。

【贮藏】密闭，防潮。

癃闭舒胶囊

【组成】补骨脂、益母草、金钱草、海金沙、琥珀、山慈菇。

【功能与主治】益肾活血，清热通淋。用于肾气不足、湿热瘀阻所致的癃闭，症见腰膝酸软、尿频、尿急、尿痛、尿线细，伴小腹拘急疼痛；前列腺增生症见上述证候者。

【用法与用量】口服。一次 3 粒〔规格（1）〕或一次 2 粒〔规格（2）〕，一日 2 次。

【规格】（1）每粒装 0.3 g。（2）每粒装 0.45 g。

【贮藏】密封。

(二) 治石淋中成药

石淋症见小便涩痛，尿中夹石带血，或排尿时突然中断，尿道刺痛，窘迫难忍，或腰腹绞痛，少腹拘急，舌红，苔正常或薄黄而腻，脉弦或数。

排石颗粒

【组成】连钱草、盐车前子、忍冬藤、石韦、徐长卿、瞿麦、滑石、苘麻子、木通、甘草。

【功能与主治】清热利水，通淋排石。用于下焦湿热所致的石淋，症见腰腹疼痛、排尿不畅或伴有血尿；泌尿系结石见上述证候者。

【用法与用量】开水冲服。一次 1 袋，一日 3 次；或遵医嘱。

【规格】（1）每袋装 20 g。（2）每袋装 5 g（无蔗糖）。

【贮藏】密封。

复方金钱草颗粒

【组成】广金钱草、车前草、光石韦、玉米须。

【功能与主治】清热利湿，通淋排石。用于湿热下注所致的热淋、石淋，症见尿频、尿急、尿痛、腰痛；泌尿系结石、尿路感染见上述证候者。

【用法与用量】开水冲服。一次 1～2 袋，一日 3 次。

【规格】（1）每袋装 10 g。（2）每袋装 3 g（无蔗糖）。

【贮藏】密封。

泌石通胶囊

【组成】槲叶干浸膏、滑石粉。

【功能与主治】清热利湿，行气化瘀。用于气滞血瘀型及湿热下注型肾结石或输尿管结石，适用于结石在 1.0 cm 以下者。

【用法与用量】口服。一次 2 粒，一日 3 次。

【注意】出现胃脘不适、头眩、血压升高者应停药。孕妇慎用。

【规格】每粒装 0.45 g。

【贮藏】密封，置阴凉干燥处。

（三）治血淋中成药

血淋实证症见小便热涩刺痛，尿色深红，或夹有血块，疼痛满急加剧，或见心烦，舌苔黄，脉滑数。虚证表现为尿色淡红，尿痛涩滞不明显，腰膝酸软，神疲乏力，舌淡红，脉细数。

三清片

【组成】猪苓、茯苓、泽泻、地黄、枸杞子、车前子、白茅根、白术、陈皮、桑白皮、大腹皮、金银花、连翘、续断、藕节炭。

【功能与主治】清热利湿，凉血止血。用于下焦湿热所致急慢性肾盂肾炎、泌尿系感染引起的小便不利、恶寒发热、尿频、尿急、少腹疼痛等。

【用法与用量】口服。一次 5~8 片，一日 3 次。

【贮藏】密封。

（四）治膏淋中成药

膏淋实证症见小便混浊如米泔水，置之沉淀如絮状，上有浮油如脂，或夹有凝块，或混有血液，尿道热涩疼痛，舌红苔黄腻，脉濡数。虚证表现为病久不已，反复发作，淋出如脂，小便涩痛反见减轻，但形体日渐消瘦，头昏无力，腰膝酸软，舌淡苔腻，脉细弱无力。

萆薢分清丸

【组成】粉萆薢、石菖蒲、乌药、甘草、盐益智仁。

【功能与主治】分清化浊，温肾利湿。用于肾不化气、清浊不分所致的白浊、小便频数。

【用法与用量】口服。一次 6~9 g，一日 2 次。

【注意】忌油腻、茶、醋及辛辣刺激性物。

【规格】每 20 丸重 1 g。

【贮藏】密闭，防潮。

（五）治劳淋中成药

劳淋症见小便不甚赤涩，但淋沥不已，时作时止，遇劳即发，腰膝酸软，神疲乏力，舌质淡，脉细弱。

无比山药丸

【组成】山药、熟地黄、姜炙杜仲、肉苁蓉、蒸山茱萸、茯苓、菟丝子、巴戟天、泽泻、牛膝、蒸五味子、煅赤石脂。

【功能与主治】健脾补肾。用于脾肾两虚，食少肌瘦，腰膝酸软，目眩耳鸣。

【用法与用量】口服。一次9 g，一日2次。

【规格】每40丸重3 g。

【贮藏】密封。

【任务分析与指导】

以任务引入为驱动，根据任务须知模拟药店实际工作情境，对顾客用药进行分析与指导。

药师：您好，请问有什么可以帮到您？

患者：你好！我最近感觉排尿困难，还伴有疼痛，像针刺一样，总想去排小便，但是又排不出多少，而且尿的颜色很黄。请问，我患的是什么病？应该吃什么药比较好？

药师：请问您多大年龄？以前是否出现过这种情况？是否有其他病史（学生可补充咨询相关信息，如是否憋尿等）？

患者：我今年28岁，以前没有出现这种情况，也没有其他病史，就是前几天憋尿后开始出现不舒服的。

药师：请问是否有尿道灼热、少腹拘急胀痛、大便秘结等症状（学生可补充咨询相关信息和症状，如体温，是否口干口苦、呕恶等）？

患者：没有发热，但是口干不苦，尿道有灼热感，肚子有些不舒服，已经有3天没解大便了。

药师：您得的是淋证，属热淋。

患者：请推荐治疗的中成药给我。

药师：我向您推荐八正颗粒或三金片（从药品陈列架上的药品中推荐，可以推荐多种药品）。

患者：那就要八正颗粒，请问八正颗粒有什么作用？

药师：八正颗粒的功能是清热，利尿，通淋。用于湿热下注，小便短赤，淋沥涩痛，口燥咽干。

患者：请问应该如何服用？有什么忌口吗？

药师：服用方法是开水冲服，一次1袋，一日3次即可。服用期间忌食辛辣刺激性食物，也不要同时服用温补性的药品。该药品常温下密封保存即可。

药师：这盒药的价格是××元，请问您需要吗，是会员吗？如何支付？
患者：要的，不是会员，可以刷医保卡吗？
药师：可以，请慢走，祝您早日康复！

学习活动 2　淋证荐药实训考评

 任务实训

采用情景模拟方式，同学之间交替扮演药品销售人员和顾客，依照表 3-11-1 所列实训项目和要点实施淋证荐药任务实训，将相关知识摘要或过程记录填入表内。

表 3-11-1　　　　　　　　　　淋证荐药实训记录

顾客 （学生姓名）		销售人员 （学生姓名）	
项目	实训要点		知识摘要/过程记录
实训准备	1. 模拟药房环境，药房应配备药品展示柜、货架、收银开票系统 2. 准备常用通淋中成药，如八正颗粒、三金片、复方金钱草颗粒、泌石通胶囊、萆薢分清丸、无比山药丸等 3. 准备工服（白大褂）、签字笔		
交流沟通	1. 记录并分析顾客主诉 2. 询问顾客基本信息，如年龄、职业、基础疾病、病史等 3. 询问顾客关键症状，如是否排尿困难、小便频数短涩、灼热刺痛、尿中夹石带血等 4. 在支付时应询问药品的支付方式、是否为会员、是否有医保卡等		
辨证荐药	1. 根据顾客主诉和询问症状，准确辨证 2. 根据辨证结果，向顾客介绍多种中成药的功能主治、药品价格等内容 3. 根据掌握的顾客基本信息并结合顾客的意愿推荐适合药品		
用药指导	1. 对顾客选择的药品进行服用方法、注意事项、有效期、贮藏方法等方面的用药指导 2. 提示顾客在服药期间要注意的事项，关心顾客，做好药学服务工作		

实训考评

依照表 3-11-2 对淋证荐药任务实训完成情况进行考评，考查可否模拟实际情景在规定时间内完成淋证荐药的药学服务工作。

表 3-11-2　　　　　　　　　淋证荐药实训考评

考核内容	考核要求	考核标准	配分	得分
实训准备	准备实训中需使用的材料、设备和工具	1. 未检查药房内的药品展示柜、货架、收银开票系统是否齐全，扣2分 2. 未正确准备常用中成药，扣2分 3. 未准备工服（白大褂）、签字笔，扣2分 4. 未准备淋证荐药实训记录表，扣2分	8	
职业形象	仪容、仪表、仪态规范	1. 仪容不整洁，扣2分 2. 未穿工服（白大褂），扣2分	4	
礼貌用语	文明用语完成销售过程	1. 未使用"祝您早日康复"等用语，扣2分 2. 使用了"这个病很麻烦的"等用语，扣2分	4	
交流沟通	与顾客良好沟通	1. 未能聆听顾客主诉并记录，扣5分 2. 未能询问顾客基本信息，扣5分 3. 未能询问顾客关键症状，扣10分	20	
辨证荐药	根据顾客病证正确推荐中成药	1. 未能准确辨证，扣10分 2. 未能根据病证正确介绍多种常用中成药的功能主治、药品价格等内容，扣10分 3. 未能根据顾客意愿推荐适合药品，扣10分	30	
用药指导	根据推荐的中成药进行正确的用药指导	1. 未介绍药品的服用方法、注意事项、有效期等，扣10分 2. 未提示顾客药品之间的合理联用、贮藏方法，扣5分 3. 未能关心顾客，做好交流沟通，扣5分	20	
填写记录	正确填写实训记录	1. 不能合理扮演顾客和药品销售人员，扣5分 2. 不能规范书写顾客表述的淋证症状，扣5分 3. 不能正确使用导购技巧，扣2分 4. 未记录出售药品，扣2分	14	
合计			100	

【学习拓展】

淋证鉴别诊断

1. 淋证与癃闭

淋证小便短涩量少、排尿困难的症状与癃闭相似，但癃闭排尿时不痛，每日小便总量远远低于正常量，甚至无尿排出；而淋证排尿时疼痛，每日小便总量基本正常。

2. 血淋与尿血

两者都有小便出血、尿色红赤甚至溺出纯血等症状。其鉴别的要点是有无尿痛。一般以痛者为血淋，不痛者为尿血。

思考与练习

一、选择题

1. 淋证的主要症状是（　　）。
   A. 小便淋沥涩痛　　　　　　　　B. 小便点滴不通
   C. 阴部生疮　　　　　　　　　　D. 小便红赤而不痛
2. 三清片主要用于治疗（　　）。
   A. 血淋　　　　B. 热淋　　　　C. 膏淋　　　　D. 石淋
3. 小便混浊，乳白色，上有浮油，置之沉淀，或伴有絮状凝块物，或混有血块，尿道热涩，疼痛，尿时阻塞不畅，属（　　）。
   A. 热淋　　　　B. 膏淋　　　　C. 血淋　　　　D. 气淋
4. 小便频数短涩，淋沥刺痛，欲出未尽，或兼小腹拘急引痛，溲有砂石，属（　　）。
   A. 热淋　　　　B. 石淋　　　　C. 气淋　　　　D. 血淋
5. 小便热涩刺痛，尿色黄赤，小腹疼痛满急，可见心烦，舌苔黄，脉数，属（　　）。
   A. 热淋　　　　B. 石淋　　　　C. 气淋　　　　D. 血淋
6. 治疗热淋的中成药不包括（　　）。
   A. 八正颗粒　　　　　　　　　　B. 三金片
   C. 分清五淋丸　　　　　　　　　D. 无比山药丸
7. 治疗石淋的中成药不包括（　　）。
   A. 排石颗粒　　　　　　　　　　B. 复方金钱草颗粒
   C. 泌石通胶囊　　　　　　　　　D. 三清片
8. 八正颗粒的功能是（　　）。
   A. 清热，利尿，通淋　　　　　　B. 清热，泻火，解毒
   C. 清热，解毒，利尿　　　　　　D. 清热，利湿，排石
9. 复方金钱草颗粒的功效为（　　）。
   A. 清热利湿，通淋排石　　　　　B. 凉血止血，利水通淋
   C. 清热利湿，分清泌浊　　　　　D. 理气疏导，通淋利尿
10. 癃闭舒胶囊主要用于治疗（　　）。
    A. 热淋　　　　B. 膏淋　　　　C. 血淋　　　　D. 气淋

二、简答题

1. 血淋与石淋症状有何区别？
2. 萆薢分清丸主要用于治疗什么病证？

三、案例分析题

1. 李某，女，30岁，近日小便色黄量少，时感灼烧，并伴有刺痛，大便干结，苔黄腻，脉滑数。

2. 高某，女，60岁，近日小便有刺痛感，尿色深红，偶夹有血块，心烦，舌尖红，苔黄，脉滑数。

3. 张某，男，45岁，昨日排尿时突然中断，尿道刺痛，今早排尿时小便涩痛，尿中带血，腰腹绞痛，舌红苔白，脉弦。

4. 谢某，男，52岁，近日小便乳白混浊，上有浮油，有絮状沉淀，尿道热涩疼痛，尿时阻塞不畅，舌红苔黄腻，脉濡数。

5. 彭某，女，55岁，常年劳作，近2年来小便涩痛不甚，但淋沥不已，时作时止，遇劳即发，腰膝酸软，神疲乏力，病程缠绵，舌质淡，脉细弱。

请根据患者病情，判断证型并推荐适用的中成药。

任务十二 虚证荐药

 任务描述

虚证为常见病之一,本学习任务是虚证的推荐用药,要求能根据患者主诉的症状判断患者虚证的证型,并根据患者所属证型合理推荐用药及进行用药指导,做好药学服务工作。

 任务目标

知识目标

1. 识记虚证的证型和对应的主要症状。
2. 识记常用补虚中成药的药物组成、功能主治。
3. 识记常用补虚中成药的用法用量和使用注意。

技能目标

1. 能根据顾客主诉的症状诊断证型。
2. 能根据顾客证型正确推荐常用中成药。
3. 能根据推荐的中成药进行正确的用药指导。

思政目标

1. 通过学习中成药的严谨组方、确切疗效等,弘扬博大精深的中医药传统文化,增强中华民族的文化自信。
2. 通过细致严谨的问病售药实训练习,培养医者仁心,形成科学严谨的工作作风。
3. 通过问病售药的实训考核,培养实事求是、爱岗敬业的职业精神。

学习活动 1 虚证荐药学习认知

【任务引入】

某女,45 岁,前段时间大病初愈,常有头晕目眩,浑身无力,声音低微,自汗等症状。

你若作为药店工作人员,应如何询问顾客的基本情况,做好用药指导?

任务须知

一、概述

(一)虚证的定义及症状

虚证是指人体气血阴阳亏损、脏腑功能衰退所导致的多种虚弱、不足证候的总称,在虚劳共有特征的基础上,由于虚损性质的不同而有气虚、血虚、阴虚、阳虚之分。气虚者主要表现为面色萎黄、神疲体倦、懒言声低、自汗、脉细,血虚者主要表现为面色不华、唇甲淡白、头晕眼花、脉细,阴虚者主要表现为口干舌燥、五心烦热、盗汗、舌红苔少、脉细数,阳虚者主要表现为面色苍白、形寒肢冷、舌质淡胖有齿印、脉沉细。

(二)虚证的病因病机

虚证是由先天不足、后天失调及疾病损耗等多种原因引起的,以脏腑功能衰退,气血阴阳亏损,日久不复为主要病机。

1. 先天不足:遗传因素、早产等。
2. 后天失调:饮食失调、七情劳倦、房事过度等。
3. 疾病损耗:久病失治、久病误治等。

(三)补虚中成药的分类

由于虚证的病因不同,补虚中成药主要分为补气中成药、补血中成药、补阴中成药、补阳中成药和其他补虚中成药。

(四)虚证的药学服务

1. 补虚药物入煎剂,多宜久煎,使药味尽出。
2. 服药期间忌食油腻、辛辣、不易消化的食物。
3. 虚证患者应加强个体调摄,如房事有节、饮食有常、劳逸结合、起居作息规律化等。
4. 虚证患者应积极参加各种体育运动,以增强体质,提高机体对外邪的抵抗力。

二、常用补虚中成药

(一)补气中成药

气虚症见少气懒言,声音低微,神疲乏力,食欲不振,头晕目眩,自汗,活动时诸症加剧,舌淡苔白,脉虚无力。

四君子丸

【组成】党参、炒白术、茯苓、炙甘草。

【功能与主治】益气健脾。用于脾胃气虚,胃纳不佳,食少便溏。

【用法与用量】口服。一次3~6 g,一日3次。

【贮藏】密封，防潮。
【注意】阴虚血热者慎用。

补中益气丸

【组成】炙黄芪、党参、炙甘草、炒白术、当归、升麻、柴胡、陈皮、生姜、大枣。
【功能与主治】补中益气，升阳举陷。用于脾胃虚弱、中气下陷所致的泄泻、脱肛、阴挺，症见体倦乏力、食少腹胀、便溏久泻、肛门下坠或脱肛、子宫脱垂。
【用法与用量】口服。小蜜丸一次 9 g，大蜜丸一次 1 丸，一日 2~3 次。
【注意】本品不适用于恶寒发热表证者、暴饮暴食脘腹胀满实证者，不宜和治感冒类药同时服用，高血压患者慎服，服本药时不宜同时服用藜芦或其制剂。
【规格】大蜜丸每丸重 9 g。
【贮藏】密封。

参苓白术散

【组成】人参、茯苓、炒白术、山药、炒白扁豆、莲子、炒薏苡仁、砂仁、桔梗、甘草。
【功能与主治】补脾胃，益肺气。用于脾胃虚弱，食少便溏，气短咳嗽，肢倦乏力。
【用法与用量】口服。一次 6~9 g，一日 2~3 次。
【贮藏】密封。

人参健脾丸

【组成】人参、麸炒白术、茯苓、山药、陈皮、木香、砂仁、炙黄芪、当归、炒酸枣仁、制远志。
【功能与主治】健脾益气，和胃止泻。用于脾胃虚弱所致的饮食不化、脘闷嘈杂、恶心呕吐、腹痛便溏、不思饮食、体弱倦怠。
【用法与用量】口服。水蜜丸一次 8 g，大蜜丸一次 2 丸，一日 2 次。
【规格】大蜜丸每丸重 6 g。
【贮藏】密封。

（二）补血中成药

血虚症见面色淡白或萎黄，口唇、眼睑、爪甲色淡，心悸多梦，手足发麻，头晕眼花，妇女经血量少色淡，愆期甚或闭经，舌淡脉细。

四物合剂

【组成】当归、川芎、白芍、熟地黄。
【功能与主治】养血调经。用于血虚所致的面色萎黄、头晕眼花、心悸气短及月经不调。

【用法与用量】口服。一次10~15 mL，一日3次。

【规格】（1）每支装10 mL。（2）每瓶装100 mL。

【注意】孕妇慎用。

【贮藏】密封，置阴凉处。

健脾生血片

【组成】党参、茯苓、炒白术、甘草、黄芪、山药、炒鸡内金、醋龟甲、山麦冬、醋南五味子、龙骨、煅牡蛎、大枣、硫酸亚铁（$FeSO_4 \cdot 7H_2O$）。

【功能与主治】健脾和胃，养血安神。用于脾胃虚弱及心脾两虚所致的血虚证，症见面色萎黄或㿠白、食少纳呆、脘腹胀闷、大便不调、烦躁多汗、倦怠乏力、舌胖色淡、苔薄白、脉细弱；缺铁性贫血见上述证候者。

【用法与用量】饭后口服。周岁以内一次0.5片，一至三岁一次1片，三至五岁一次1.5片，五至十二岁一次2片，成人一次3片，一日3次；或遵医嘱，4周为一疗程。

【注意】忌茶；勿与含鞣酸药物合用；用药期间，部分患儿可出现牙齿颜色变黑的现象，停药后可逐渐消失；少数患儿服药后，可见短暂性食欲下降、恶心、呕吐、轻度腹泻，多可自行缓解。

【规格】每片重0.6 g。

【贮藏】密封。

（三）补阴中成药

阴虚症见形体消瘦，午后潮热，五心烦热，或骨蒸劳热，颧红盗汗，口燥咽干，大便干燥，尿少色黄，舌红绛少苔或无苔，脉细数。

六味地黄丸

【组成】熟地黄、酒萸肉、牡丹皮、山药、茯苓、泽泻。

【功能与主治】滋阴补肾。用于肾阴亏损，头晕耳鸣，腰膝酸软，骨蒸潮热，盗汗遗精，消渴。

【用法与用量】口服。水丸一次5 g，水蜜丸一次6 g，小蜜丸一次9 g，大蜜丸一次1丸，一日2次。

【注意】忌不易消化食物，感冒发热病人不宜服用。

【规格】大蜜丸，每丸重9 g；水丸，每袋装5 g。

【贮藏】密封。

左归丸

【组成】熟地黄、菟丝子、牛膝、龟甲胶、鹿角胶、山药、山茱萸、枸杞。

【功能与主治】滋肾补阴。用于真阴不足，腰膝酸软，盗汗，神疲口燥。

【用法与用量】口服。一次9 g，一日2次。

【注意】孕妇忌服，儿童禁用。
【贮藏】密封。

大补阴丸

【组成】熟地黄、盐知母、盐黄柏、醋龟甲、猪脊髓。
【功能与主治】滋阴降火。用于阴虚火旺，潮热盗汗，咳嗽咯血，耳鸣遗精。
【用法与用量】口服。水蜜丸一次 6 g，一日 2~3 次；大蜜丸一次 1 丸，一日 2 次。
【注意】糖尿病患者禁服；忌辛辣、生冷、油腻食物；孕妇慎用；感冒病人不宜服用，虚寒性患者不适用。
【规格】大蜜丸每丸重 9 g。
【贮藏】密封。

知柏地黄丸

【组成】知母、熟地黄、黄柏、制山茱萸、山药、牡丹皮、茯苓、泽泻。
【功能与主治】滋阴降火。用于阴虚火旺，潮热盗汗，口干咽痛，耳鸣遗精，小便短赤。
【用法与用量】口服。水蜜丸一次 6 g，小蜜丸一次 9 g，大蜜丸一次 1 丸，一日 2 次。
【规格】大蜜丸每丸重 9 g。
【贮藏】密封。

二至丸

【组成】酒女贞子、墨旱莲。
【功能与主治】补益肝肾，滋阴止血。用于肝肾阴虚，眩晕耳鸣，咽干鼻燥，腰膝酸痛，月经量多。
【用法与用量】口服。一次 9 g，一日 2 次。
【贮藏】密封。

（四）补阳中成药

阳虚症见形寒肢冷，面色㿠白，神疲乏力，腰膝酸软，小便清长或夜尿频多，大便稀溏，阳痿早泄，舌淡胖嫩，苔白滑，脉沉迟无力。

桂附地黄丸

【组成】肉桂、制附子、熟地黄、酒萸肉、牡丹皮、山药、茯苓、泽泻。
【功能与主治】温补肾阳。用于肾阳不足，腰膝酸冷，肢体浮肿，小便不利或反多，痰饮喘咳，消渴。
【用法与用量】口服。水蜜丸一次 6 g，小蜜丸一次 9 g，大蜜丸一次 1 丸，一日 2 次。

【规格】大蜜丸每丸重 9 g。
【贮藏】密封。

右归丸

【组成】熟地黄、炮附片、肉桂、山药、酒萸肉、菟丝子、鹿角胶、枸杞子、当归、盐杜仲。

【功能与主治】温补肾阳,填精止遗。用于肾阳不足,命门火衰,腰膝酸冷,精神不振,怯寒畏冷,阳痿遗精,大便溏薄,尿频而清。

【用法与用量】口服。小蜜丸一次 9 g,大蜜丸一次 1 丸,一日 3 次。

【规格】小蜜丸,每 10 丸重 1.8 g;大蜜丸,每丸重 9 g。

【贮藏】密封。

肾宝合剂

【组成】蛇床子、川芎、菟丝子、补骨脂、茯苓、红参、小茴香、五味子、金樱子、白术、当归、覆盆子、制何首乌、车前子、熟地黄、枸杞子、山药、淫羊藿、葫芦巴、黄芪、肉苁蓉、炙甘草。

【功能与主治】温补肾阳,固精益气。用于肾阳亏虚、精气不足所致的阳痿遗精、腰腿酸痛、精神不振、夜尿频多、畏寒怕冷、月经过多、白带清稀。

【用法与用量】口服。一次 10~20 mL,一日 3 次。

【注意】感冒发热期停服。

【规格】(1)每支装 10 mL。(2)每瓶装 100 mL。(3)每瓶装 150 mL。(4)每瓶装 200 mL。

【贮藏】密封,置阴凉干燥处。

五子衍宗丸

【组成】枸杞子、炒菟丝子、覆盆子、蒸五味子、盐车前子。

【功能与主治】补肾益精。用于肾虚精亏所致的阳痿不育、遗精早泄、腰痛、尿后余沥。

【用法与用量】口服。水蜜丸一次 6 g,小蜜丸一次 9 g,大蜜丸一次 1 丸,一日 2 次。

【规格】大蜜丸每丸重 9 g。

【贮藏】密封。

(五)其他补虚中成药

1. 气血双补中成药

气血两虚症见神疲乏力,劳累后心悸气短,头晕心慌,自汗,食少,还伴有面色、唇、眼睑、舌、指甲苍白不红润,肢体麻木,女性会出现月经量少、月经后延、闭经,舌质淡,脉细。

当归补血口服液

【组成】当归、黄芪。

【功能与主治】补养气血。适用于气血两虚证。

【用法与用量】口服。一次 10 mL，一日 2 次。

【注意】忌油腻食物，高血压患者慎用，本品宜饭前服用，月经提前量多、色深红或经前、经期腹痛拒按、乳房胀痛者不宜服用。

【规格】每支装 10 mL。

【贮藏】密封。

复方阿胶浆

【组成】阿胶、红参、熟地黄、党参、山楂。

【功能与主治】补气养血。用于气血两虚，头晕目眩，心悸失眠，食欲不振及白细胞减少症和贫血。

【用法与用量】口服。一次 20 mL，一日 3 次。

【规格】（1）每瓶装 20 mL。（2）每瓶装 200 mL。（3）每瓶装 250 mL。（4）每瓶装 20 mL（无蔗糖）。

【贮藏】密封。

八珍丸

【组成】党参、炒白术、茯苓、熟地黄、当归、白芍、川芎、甘草。

【功能与主治】补气益血。用于气血两虚，面色萎黄，食欲不振，四肢乏力，月经过多。

【用法与用量】口服。水蜜丸一次 6 g，大蜜丸一次 1 丸，一日 2 次。

【规格】大蜜丸每丸重 9 g。

【贮藏】密封。

十全大补丸

【组成】党参、炒白术、茯苓、炙甘草、当归、川芎、酒白芍、熟地黄、炙黄芪、肉桂。

【功能与主治】温补气血。用于气血两虚，面色苍白，气短心悸，头晕自汗，体倦乏力，四肢不温，月经量多。

【用法与用量】口服。水蜜丸一次 6 g，小蜜丸一次 9 g，大蜜丸一次 1 丸，一日 2～3 次。

【规格】小蜜丸，每 100 粒重 20 g；大蜜丸，每丸重 9 g。

【贮藏】密封。

2. 气阴双补中成药

气阴两虚症见面色苍白，食欲不振，口干咽燥，神疲乏力，手足心热，心烦不舒，头晕肢乏，舌体瘦小、干红少津，脉细弱无力。

生脉饮

【组成】红参、麦冬、五味子。

【功能与主治】益气复脉，养阴生津。用于气阴两亏，心悸气短，脉微自汗。

【用法与用量】口服。一次 10 mL，一日 3 次。

【规格】每支装 10 mL。

【贮藏】密封，置阴凉处。

【任务分析与指导】

以任务引入为驱动，根据任务须知模拟药店实际工作情境，对顾客用药进行分析与指导。

药师：您好，请问有什么可以帮到您？

患者：你好！我 3 个月前生了一场大病，出院后在家休养，但还是经常感觉头晕目眩，全身乏力，说话的声音也比以前小了。请问，我这是怎么了？应该吃什么药比较好？

药师：请问您多大年龄？之前住院是因为什么疾病？是否有糖尿病、高血压等病史（学生可补充咨询相关信息）？

患者：我今年 45 岁，有慢性支气管炎 20 年了，前段时间住院就是因为支气管炎急性发作，其他疾病没有。

药师：请问您是否白天稍活动就会出汗？平时是否怕风、容易感冒（学生可补充咨询相关信息和症状，如是否少气懒言、食欲不振等）？

患者：是的，白天动一下就出汗，而且容易感冒，不能吹风受凉，食欲差。

药师：您的情况属于气虚。

患者：请推荐治疗的中成药给我。

药师：我向您推荐四君子丸或补中益气丸（从药品陈列架上的药品中推荐，可以推荐多种药品）。

患者：就拿补中益气丸吧，请问它有什么作用？

药师：补中益气丸的功能是补中益气，升阳举陷。用于脾胃虚弱、中气下陷所致的泄泻、脱肛、阴挺，症见体倦乏力、食少腹胀、便溏久泻、肛门下坠或脱肛、子宫脱垂。

患者：请问怎么服用呢？有什么要注意的吗？

药师：口服。一次 9 g，一日 3 次即可。不宜和治感冒类药同时服用，高血压患者慎服，服本药时不宜同时服用藜芦或其制剂。平时密封保存即可。

药师：这盒药的价格是××元，请问您需要吗，是会员吗？如何支付？
患者：要的，不是会员，可以刷医保卡吗？
药师：可以，请慢走，祝您早日康复！

学习活动 2　虚证荐药实训考评

 任务实训

采用情景模拟方式，同学之间交替扮演药品销售人员和顾客，依照表 3-12-1 所列实训项目和要点实施虚证荐药任务实训，将相关知识摘要或过程记录填入表内。

表 3-12-1　　　　　　　　　虚证荐药实训记录

顾客 （学生姓名）		销售人员 （学生姓名）	
项目	实训要点	知识摘要/过程记录	
实训准备	1. 模拟药房环境，药房应配备药品展示柜、货架、收银开票系统 2. 准备常用补虚中成药，如四君子丸、补中益气丸、四物合剂、六味地黄丸、复方阿胶浆、生脉饮、八珍丸、左归丸、右归丸、五子衍宗丸等 3. 准备工服（白大褂）、签字笔		
交流沟通	1. 记录并分析顾客主诉 2. 询问顾客基本信息，如年龄、职业、基础疾病、病史等 3. 询问顾客关键症状，如是否有头晕目眩、神疲乏力、自汗等 4. 在支付时应询问药品的支付方式、是否为会员、是否有医保卡等		
辨证荐药	1. 根据顾客主诉和询问症状，准确辨证 2. 根据辨证结果，向顾客介绍多种中成药的功能主治、药品价格等内容 3. 根据掌握的顾客基本信息并结合顾客的意愿推荐适合药品		
用药指导	1. 对顾客选择的药品进行服用方法、注意事项、有效期、贮藏方法等方面的用药指导 2. 提示顾客在服药期间要注意的事项，关心顾客，做好药学服务工作		

实训考评

依照表3-12-2对虚证荐药任务实训完成情况进行考评,考查可否模拟实际情景在规定时间内完成虚证荐药的药学服务工作。

表3-12-2　　　　　　　　　　虚证荐药实训考评

考核内容	考核要求	考核标准	配分	得分
实训准备	准备实训中需使用的材料、设备和工具	1. 未检查药房内的药品展示柜、货架、收银开票系统是否齐全,扣2分 2. 未正确准备常用中成药,扣2分 3. 未准备工服(白大褂)、签字笔,扣2分 4. 未准备虚证荐药实训记录表,扣2分	8	
职业形象	仪容、仪表、仪态规范	1. 仪容不整洁,扣2分 2. 未穿工服(白大褂),扣2分	4	
礼貌用语	文明用语完成销售过程	1. 未使用"祝您早日康复"等用语,扣2分 2. 使用了"这个病很麻烦的"等用语,扣2分	4	
交流沟通	与顾客良好沟通	1. 未能聆听顾客主诉并记录,扣5分 2. 未能询问顾客基本信息,扣5分 3. 未能询问顾客关键症状,扣10分	20	
辨证荐药	根据顾客病证正确推荐中成药	1. 未能准确辨证,扣10分 2. 未能根据病证正确介绍多种常用中成药的功能主治、药品价格等内容,扣10分 3. 未能根据顾客意愿推荐适合药品,扣10分	30	
用药指导	根据推荐的中成药进行正确的用药指导	1. 未介绍药品的服用方法、注意事项、有效期等,扣10分 2. 未提示顾客药品之间的合理联用、贮藏方法,扣5分 3. 未能关心顾客,做好交流沟通,扣5分	20	
填写记录	正确填写实训记录	1. 不能合理扮演顾客和药品销售人员,扣5分 2. 不能规范书写顾客表述的虚证症状,扣5分 3. 不能正确使用导购技巧,扣2分 4. 未记录出售药品,扣2分	14	
		合计	100	

【学习拓展】

治疗虚证的建议

虚证的治疗以补益为基本原则,同时应注意以下几点。

1. 因证选药。气虚证、阳虚证、血虚证、阴虚证分别选用补气药、补阳药、补血药、补阴药。

2. 邪实而正不虚者,不宜使用补虚药。

3. 正确处理祛邪与扶正的关系,分清主次。或先攻后补,或先补后攻,或攻补兼施。

以祛邪而不伤正，补虚而不留邪为度。

4. 注意补而兼行，使补而不滞。可配伍行气药或消食药等。

思考与练习

一、选择题

1. 下列与气虚证的症状不符的是（　　）。
A. 神疲乏力，食欲不振　　　　　　B. 少气懒言，声音低微
C. 五心烦热，颧红盗汗　　　　　　D. 头晕目眩，自汗
2. 气虚可用（　　）治疗。
A. 四君子丸　　B. 四物合剂　　C. 六味地黄丸　　D. 桂附地黄丸
3. 下列与阴虚证的症状不符的是（　　）。
A. 五心烦热，口燥咽干　　　　　　B. 潮热盗汗，大便干燥
C. 尿少色黄，舌红绛少苔　　　　　D. 心悸失眠，手足发麻
4. 阴虚可用（　　）治疗。
A. 四君子丸　　B. 四物合剂　　C. 六味地黄丸　　D. 桂附地黄丸
5. 下列与血虚证的症状不符的是（　　）。
A. 面色无华或萎黄　　　　　　　　B. 唇色淡，头晕目眩
C. 五心烦热，颧红盗汗　　　　　　D. 心悸失眠，手足发麻
6. 血虚可以用（　　）治疗。
A. 四君子丸　　B. 四物合剂　　C. 六味地黄丸　　D. 桂附地黄丸
7. 下列与阳虚证的症状不符的是（　　）。
A. 畏寒肢冷，面色苍白　　　　　　B. 腰膝酸软，阳痿早泄
C. 倦怠乏力，少气懒言，自汗　　　D. 心悸失眠，手足发麻
8. 阳虚可用（　　）治疗。
A. 四君子丸　　B. 四物合剂　　C. 六味地黄丸　　D. 桂附地黄丸
9. 下列与气血两虚证的症状不符的是（　　）。
A. 神疲乏力，心悸气短　　　　　　B. 头晕心慌，自汗，食少
C. 唇甲苍白，肢体麻木　　　　　　D. 五心烦热，口燥咽干
10. 气血两虚可以用（　　）治疗。
A. 四君子丸　　　　　　　　　　　B. 四物合剂
C. 当归补血口服液　　　　　　　　D. 桂附地黄丸

二、简答题

1. 气虚的症状有哪些？
2. 血虚证常用哪些药物进行治疗？

三、案例分析题

1. 张某，男，50岁，症见全身疲倦乏力，声音低微，动则气短，容易出汗，食欲不振，食少便溏，舌淡苔白，脉虚无力。

2. 朱某，男，76岁，患有多种慢性疾病。近半年来感觉腰膝酸软，怯寒畏冷，夜尿多，黎明腹痛泄泻，终日无精打采，舌淡胖，苔白滑，脉沉细无力。

3. 熊某，女，40岁，症见面色淡白，口唇、指甲色淡，心悸多梦，常惊醒，头晕眼花，月经量少、色淡，舌淡苔白，脉细。

4. 刘某，男，63岁，近期口燥咽干，颧红，夜晚睡觉容易出汗，醒来汗止，大便干燥，尿少色黄，舌红绛少苔，脉细数。

5. 周某，女，45岁，最近感觉神疲乏力，劳累后心悸气短，头晕心慌，自汗，食欲不振，唇甲苍白，伴有肢体麻木，月经量少，舌淡苔白，脉细。

请根据患者病情，判断证型并推荐适用的中成药。

任务十三 妇科疾病荐药

 任务描述

妇科疾病是我国妇女普遍的生理问题。本学习任务是妇科疾病的推荐用药,要求能根据患者主诉的症状合理推荐用药及进行用药指导,做好药学服务工作。

 任务目标

知识目标

1. 识记常见妇科疾病和对应的主要症状。
2. 识记常用治妇科疾病中成药的药物组成、功能主治。
3. 识记常用治妇科疾病中成药的用法用量和使用注意。

技能目标

1. 能根据顾客主诉的症状正确推荐常用中成药。
2. 能根据推荐的中成药进行正确的用药指导。

思政目标

1. 通过学习中成药的严谨组方、确切疗效等,弘扬博大精深的中医药传统文化,增强中华民族的文化自信。
2. 通过细致严谨的问病售药实训练习,培养医者仁心,形成科学严谨的工作作风。
3. 通过问病售药的实训考核,培养实事求是、爱岗敬业的职业精神。

学习活动1 妇科疾病荐药学习认知

【任务引入】

郭某,女,23岁。自述平时月经规律,本次月经推后10天,经量偏少,3天即干净。

以往月经来潮时，量少，颜色较暗，夹有血块，有时小腹胀痛并伴有乳房胀痛，形体偏瘦，大便隔日1次，尿刺痛，脉沉细，舌质红，苔薄黄。你若作为药店工作人员，应如何询问顾客的基本情况，做好用药指导？

 任务须知

一、概述

（一）妇科疾病的定义及症状

妇科疾病是女性所患的生殖系统疾病的总称，会影响到女性的健康以及受孕，危害较大。妇科疾病是女性常见病、多发病。但许多妇女缺乏对妇科疾病应有的认识与对身体的保健，加之各种不良生活习惯等，使生理健康每况愈下，导致一些妇科疾病缠身，且久治不愈，给正常的生活、工作带来极大的不便。

不同病因引起的不同妇科疾病，临床表现各不相同，常见的症状有阴道异物增多、瘙痒、有异味甚至出血，以及腹部疼痛、尿频、尿急、月经周期延长、月经量多、不孕等。

（二）妇科疾病的病因病机

从中医角度讲，风、寒、暑、湿、燥、火（热）六淫邪气，皆可导致妇科疾病，但妇女以血为本，寒、热、湿邪更易与血相搏而导致妇科疾病。妇科疾病的病因病机主要分为四个方面：一是外因，以寒、湿、热邪侵犯为主，房事不节、产育过多、饮食失调、跌扑外伤等也可归纳在外因范围；二是气血失调，月经、胎孕、产育、哺乳、性生活等活动易耗血，常使机体处于血分不足、气分偏虚的状态；三是精神因素，人的精神情志（七情）变化可影响脏腑、气血的功能活动，精神情绪受到刺激，能影响冲任功能的调节，致月经不调、闭经、痛经、经前乳胀、经行吐衄等症，所谓"因郁而致病"；四是经络所伤，冲、任、督三脉同起而异行，皆络于带脉，三脉功能失常可致妇科诸疾，素体虚弱，肾、肝、心、脾的功能失调，可致气血两虚、冲任不足、带脉不固。

（三）治妇科疾病中成药的分类

由于妇科疾病的症状不同，治妇科疾病中成药主要分为治月经不调中成药、治痛经中成药、治带下病中成药、治外阴瘙痒中成药、治乳汁不下中成药。

（四）妇科疾病的药学服务

1. 在饮食上，一定要忌生冷、辛辣、油腻食物。

2. 在治疗期间应注意个人卫生，勤换洗内衣，保持外阴清洁，但避免泡澡，以淋浴为主，避免性生活。

3. 如果伴有阴道出血，或伴有尿频、尿急、尿痛等症状，应立即到医院就诊。

4. 用药部位如有烧灼感等不适症状时，应立即停药。

5. 注意防止重复感染，用药前应用开水清洗外阴，给药时应洗净双手或戴手套、指套上药。

6. 用药期间症状无缓解，应该及时到医院就诊治疗，以免耽误病情。

二、常用治妇科疾病中成药

（一）治月经不调中成药

月经不调症见月经先期、月经后期或者先后不定期，经量过多，或经量过少甚至点滴即净。

乌鸡白凤丸

【组成】乌鸡（去毛爪肠）、鹿角胶、醋鳖甲、煅牡蛎、桑螵蛸、人参、黄芪、当归、白芍、醋香附、天冬、甘草、地黄、熟地黄、川芎、银柴胡、丹参、山药、炒芡实、鹿角霜。

【功能与主治】补气养血，调经止带。用于气血两虚，身体瘦弱，腰膝酸软，月经不调，崩漏带下。

【用法与用量】口服。水蜜丸一次 6 g，小蜜丸一次 9 g，大蜜丸一次 1 丸，一日 2 次。

【规格】大蜜丸每丸重 9 g。

【贮藏】密封。

逍遥丸

【组成】柴胡、当归、白芍、炒白术、茯苓、炙甘草、薄荷。

【功能与主治】疏肝健脾，养血调经。用于肝郁脾虚所致的郁闷不舒、胸胁胀痛、头晕目眩、食欲减退、月经不调。

【用法与用量】口服。小蜜丸一次 9 g，大蜜丸一次 1 丸，一日 2 次。

【规格】小蜜丸，每 100 丸重 20 g；大蜜丸，每丸重 9 g。

【贮藏】密封。

香附丸

【组成】醋香附、当归、川芎、炒白芍、熟地黄、炒白术、砂仁、陈皮、黄芩。

【功能与主治】疏肝健脾，养血调经。用于肝郁血虚、脾失健运所致的月经不调、月经前后诸症，症见经行前后不定期、经量或多或少、有血块，经前胸闷、心烦、双乳胀痛、食欲不振。

【用法与用量】用黄酒或温开水送服。水蜜丸一次 9～13 g，大蜜丸一次 1～2 丸，一日 2 次。

【规格】水蜜丸，每 10 丸重 1 g；大蜜丸，每丸重 9 g。

【贮藏】密封。

八珍益母丸

【组成】益母草、党参、麸炒白术、茯苓、甘草、当归、酒白芍、川芎、熟地黄。

【功能与主治】益气养血，活血调经。用于气血两虚兼有血瘀所致的月经不调，症见月经周期错后、行经量少、淋漓不净、精神不振、肢体乏力。

【用法与用量】口服。水蜜丸一次6g，小蜜丸一次9g，大蜜丸一次1丸，一日2次。

【规格】水蜜丸，每10丸重1g；大蜜丸，每丸重9g。

【贮藏】密封。

益母草颗粒

【组成】益母草。

【功能与主治】活血调经。用于血瘀所致的月经不调、产后恶露不绝，症见经水量少、淋漓不净、产后出血时间过长；产后子宫复旧不全见上述证候者。

【用法与用量】开水冲服。一次1袋，一日2次。

【注意】孕妇禁用。

【规格】（1）每袋装15g。（2）每袋装5g（无蔗糖）。（3）每袋装4g（无蔗糖、甜菊素）。（4）每袋装2g（无蔗糖）。

【贮藏】密封。

（二）治痛经中成药

痛经症见经期或经行前后，出现周期性小腹疼痛，或痛引腰骶，甚至剧痛晕厥。

艾附暖宫丸

【组成】艾叶炭、醋香附、制吴茱萸、肉桂、当归、川芎、酒白芍、地黄、炙黄芪、续断。

【功能与主治】理气养血，暖宫调经。用于血虚气滞、下焦虚寒所致的月经不调、痛经，症见行经后错、经量少、有血块、小腹疼痛、经行小腹冷痛喜热、腰膝酸痛。

【用法与用量】口服。小蜜丸一次9g，大蜜丸一次1丸，一日2~3次。

【规格】大蜜丸每丸重9g。

【贮藏】密封。

少腹逐瘀丸

【组成】当归、蒲黄、醋五灵脂、赤芍、盐小茴香、醋延胡索、炒没药、川芎、肉桂、炮姜。

【功能与主治】温经活血，散寒止痛。用于寒凝血瘀所致的月经后期、痛经、产后腹痛，症见行经后错、行经小腹冷痛、经血紫暗、有血块、产后小腹疼痛喜热、拒按。

【用法与用量】温黄酒或温开水送服。一次1丸，一日2~3次。

【注意】孕妇忌服。

【规格】每丸重9g。

【贮藏】密封，置阴凉处。

妇康宁片

【组成】白芍、香附、当归、三七、醋艾炭、麦冬、党参、益母草。

【功能与主治】养血理气,活血调经。用于血虚气滞所致的月经不调,症见月经周期后错、经水量少、有血块、经期腹痛。

【用法与用量】口服。一次8片,一日2~3次;或经前4~5天服用。

【注意】孕妇慎用。

【规格】(1)薄膜衣片,每片重0.26 g。(2)糖衣片,片心重0.25 g。

【贮藏】密封。

(三)治带下病中成药

带下病以白带、黄带、赤白带为主,往往病势缠绵,不易速愈,反复发作,伴有月经不调、闭经、不孕、癥瘕等,为妇科常见病之一。

妇炎康片

【组成】赤芍、土茯苓、醋三棱、炒川楝子、醋莪术、醋延胡索、炒芡实、当归、苦参、醋香附、黄柏、丹参、山药。

【功能与主治】清热利湿,理气活血,散结消肿。用于湿热下注、毒瘀互阻所致带下病,症见带下量多、色黄、气臭,少腹痛,腰骶痛,口苦咽干;阴道炎、慢性盆腔炎见上述证候者。

【用法与用量】口服。一次6片〔规格(1)、规格(3)〕或一次3片〔规格(2)〕,一日3次。

【注意】孕妇禁用。

【规格】(1)薄膜衣片,每片重0.25 g。(2)薄膜衣片,每片重0.52 g。(3)糖衣片,片心重0.25 g。

【贮藏】密封。

妇科千金片

【组成】千斤拔、金樱根、穿心莲、功劳木、单面针、当归、鸡血藤、党参。

【功能与主治】清热除湿,益气化瘀。用于湿热瘀阻所致的带下病、腹痛,症见带下量多、色黄质稠、臭秽,小腹疼痛,腰骶酸痛,神疲乏力;慢性盆腔炎、子宫内膜炎、慢性宫颈炎见上述证候者。

【用法与用量】口服。一次6片,一日3次。

【贮藏】密封。

固经丸

【组成】盐关黄柏、酒黄芩、麸炒椿皮、醋香附、炒白芍、醋龟甲。

【功能与主治】滋阴清热,固经止带。用于阴虚血热,月经先期,经血量多、色紫黑、赤白带下。

【用法与用量】口服。一次6 g,一日2次。

【贮藏】密闭,防潮。

花红片

【组成】一点红、白花蛇舌草、鸡血藤、桃金娘根、白背叶根、地桃花、菥蓂。

【功能与主治】清热解毒,燥湿止带,祛瘀止痛。用于湿热瘀滞所致带下病、月经不调,症见带下量多、色黄质稠、小腹隐痛、腰骶酸痛、经行腹痛;慢性盆腔炎、附件炎、子宫内膜炎见上述证候者。

【用法与用量】口服。一次4~5片,一日3次,7天为一疗程,必要时可连服2~3个疗程,每疗程之间停药3天。

【规格】薄膜衣片,每片重0.29 g;糖衣片,片心重0.28 g。

【贮藏】密封。

千金止带丸

【组成】党参、炒白术、当归、白芍、川芎、醋香附、木香、砂仁、盐小茴香、醋延胡索、盐杜仲、续断、盐补骨脂、鸡冠花、青黛、炒椿皮、煅牡蛎。

【功能与主治】健脾补肾,调经止带。用于脾肾两虚所致的月经不调、带下病,症见月经先后不定期、量多或淋漓不净、色淡无块,或带下量多、色白清稀、神疲乏力、腰膝酸软。

【用法与用量】口服。一次6~9 g,一日2~3次。

【贮藏】密闭,防潮。

(四)治外阴瘙痒中成药

外阴瘙痒症见妇女外阴及阴道瘙痒,甚则痒痛难忍,坐卧不宁,或伴带下增多。

洁尔阴泡腾片

【组成】蛇床子、艾叶、独活、石菖蒲、苍术、薄荷、黄柏、黄芩、苦参、地肤子、茵陈、土荆皮、栀子、山银花。

【功能与主治】清热燥湿,杀虫止痒。用于妇女湿热带下,症见阴部瘙痒红肿,带下量多、色黄或如豆渣状,口苦口干,尿黄便结;霉菌性、滴虫性及非特异性阴道炎见上述证候者。

【用法与用量】冲洗患部后,洗净手及外阴部,取平卧位或适当体位,戴上消毒指套用手或送药器将药片送至阴道深部后穹窿处。每晚1片,严重者可早、晚各放1片,或遵医嘱,7日为一疗程。

【注意】外服药,禁止内服。经期、孕期妇女禁用。

【规格】每片重0.3 g。

【贮藏】密封，防潮。

（五）治乳汁不下中成药

乳汁不下多因产后肝郁或气血亏虚，导致少乳、无乳或乳汁不通等。

通乳颗粒

【组成】黄芪、熟地黄、通草、瞿麦、路路通、天花粉、党参、漏芦、川芎、当归、酒白芍、王不留行、柴胡、烫穿山甲、鹿角霜。

【功能与主治】益气养血，通络下乳。用于产后气血亏损，乳少，无乳，乳汁不通。

【用法与用量】口服。一次 30 g 或 10 g（无蔗糖），一日 3 次。

【规格】（1）每袋装 15 g。（2）每袋装 30 g。（3）每袋装 5 g（无蔗糖）。

【贮藏】密封。

下乳涌泉散

【组成】柴胡、当归、白芍、地黄、川芎、炒王不留行、穿山甲、通草、漏芦、麦芽、天花粉、白芷、桔梗、甘草。

【功能与主治】养血催乳。主治产后少乳。

【用法与用量】水煎服。一次 1 袋，水煎 2 次，煎液混合后分 2 次服。

【注意】恶露过多时不宜服用。孕妇忌用。

【规格】每袋装 30 g。

【贮藏】密封。

【任务分析与指导】

以任务引入为驱动，根据任务须知模拟药店实际工作情境，对顾客用药进行分析与指导。

药师：您好，请问有什么可以帮到您？

患者：你好！我平时月经规律，本次月经推后 10 天，经量偏少，3 天干净。我经期这几天食欲也不是很好。请问，我患的是什么病？应该吃什么药比较好？

药师：请问您多大年龄？是否有其他病史（学生可补充咨询相关信息，如是否有性生活史等）？

患者：我今年 23 岁，没有其他病史，也没有男朋友。

药师：请问月经来之前是否有乳房胀痛、烦躁易怒等症状（学生可补充咨询相关信息和症状，如经期是否伴有小腹疼痛、腰骶坠痛等）？

患者：月经之前有出现乳房胀痛，身体比较怕冷。脾气比较暴躁，和其他人说几句话有不如意的地方就很容易发怒。并且在月经期间经常伴有小腹疼痛。

药师：您这是月经不调的表现。

患者：我应该吃什么药呢？

药师：我向您推荐逍遥丸或香附丸（从药品陈列架上的药品中推荐，可以推荐多种药品）。

患者：那就要香附丸，请问香附丸有什么作用？

药师：疏肝健脾，养血调经。用于肝郁血虚、脾失健运所致的月经不调、月经前后诸症。

患者：请问应该如何服用？有什么忌口吗？

药师：服用方法是用黄酒或温开水送服。水蜜丸一次9~13 g，一日2次。服用期间忌食辛辣油腻的食物。该药品常温下密封保存即可。

药师：这盒药的价格是××元，请问您需要吗，是会员吗？如何支付？

患者：要的，不是会员，可以刷医保卡吗？

药师：可以，请慢走，祝您早日康复！

学习活动2　妇科疾病荐药实训考评

任务实训

采用情景模拟方式，同学之间交替扮演药品销售人员和顾客，依照表3-13-1所列实训项目和要点实施妇科疾病荐药任务实训，将相关知识摘要或过程记录填入表内。

表3-13-1　　　　　　　　　妇科疾病荐药实训记录

顾客 （学生姓名）		销售人员 （学生姓名）	
项目	实训要点		知识摘要/过程记录
实训准备	1. 模拟药房环境，药房应配备药品展示柜、货架、收银开票系统 2. 准备常用治妇科疾病中成药，如乌鸡白凤丸、逍遥丸、香附丸、艾附暖宫丸、八珍益母丸、花红片、妇科千金片、通乳颗粒、洁尔阴泡腾片等 3. 准备工服（白大褂）、签字笔		
交流沟通	1. 记录并分析顾客主诉 2. 询问顾客基本信息，如年龄、职业、基础疾病、病史等 3. 询问顾客关键症状，如痛经需询问疼痛时间、部位、性质、是否喜按等；月经不调需询问月经是否规律，月经量、色、质等；以及外阴是否瘙痒、白带颜色是否正常 4. 在支付时应询问药品的支付方式、是否为会员、是否有医保卡等		
推荐用药	1. 根据顾客主诉和询问症状，向顾客介绍多种中成药的功能主治、药品价格等内容 2. 根据掌握的顾客基本信息并结合顾客的意愿推荐适合药品		

续表

项目	实训要点	知识摘要/过程记录
用药指导	1. 对顾客选择的药品进行服用方法、注意事项、有效期、贮藏方法等方面的用药指导 2. 提示顾客在服药期间要注意的事项，关心顾客，做好药学服务工作	

实训考评

依照表3-13-2对妇科疾病荐药任务实训完成情况进行考评，考查可否模拟实际情景在规定时间内完成妇科疾病荐药的药学服务工作。

表 3-13-2　　　　　　　　　　妇科疾病荐药实训考评

考核内容	考核要求	考核标准	配分	得分
实训准备	准备实训中需使用的材料、设备和工具	1. 未检查药房内的药品展示柜、货架、收银开票系统是否齐全，扣2分 2. 未正确准备常用中成药，扣2分 3. 未准备工服（白大褂）、签字笔，扣2分 4. 未准备妇科疾病荐药实训记录表，扣2分	8	
职业形象	仪容、仪表、仪态规范	1. 仪容不整洁，扣2分 2. 未穿工服（白大褂），扣2分	4	
礼貌用语	文明用语完成销售过程	1. 未使用"祝您早日康复"等用语，扣2分 2. 使用了"这个病很麻烦的"等用语，扣2分	4	
交流沟通	与顾客良好沟通	1. 未能聆听顾客主诉并记录，扣5分 2. 未能询问顾客基本信息，扣5分 3. 未能询问顾客关键症状，扣10分	20	
推荐用药	根据顾客病证正确推荐中成药	1. 未能根据病证正确介绍多种常用中成药的功能主治、药品价格等内容，扣15分 2. 未能根据顾客意愿推荐适合药品，扣15分	30	
用药指导	根据推荐的中成药进行正确的用药指导	1. 未介绍药品的服用方法、注意事项、有效期等，扣10分 2. 未提示顾客药品之间的合理联用、贮藏方法，扣5分 3. 未能关心顾客，做好交流沟通，扣5分	20	
填写记录	正确填写实训记录	1. 不能合理扮演顾客和药品销售人员，扣5分 2. 不能规范书写顾客表述的妇科疾病症状，扣5分 3. 不能正确使用导购技巧，扣2分 4. 未记录出售药品，扣2分	14	
合计			100	

【学习拓展】

妇科用药常识

妇女具有月经、妊娠、哺乳等不同于男性的生理活动，所以在用药方面亦与男性有所不同，在以下时期用药尤须注意。

1. 月经期

在正常的情况下，妇女到14岁左右便开始出现周期性子宫出血，即月经。通常每个月行经一次，每次经期为3～5天。在此期间应防止滥用药物，尤其是避免应用过寒、过热和影响凝血功能的药物及激素类药物，防止打乱月经周期，引起月经不调。

2. 妊娠期

妊娠期妇女更应慎重用药，在此时期药物不但对自己有影响，还可通过胎盘进入胎儿体内，从而影响胎儿的生长发育，甚至造成畸形和死胎。在妊娠期使用中药也应注意禁用毒性较强或药性猛烈的药，以免造成中毒或死胎。慎用那些容易引起流产或出血的药。在使用中成药时，应注意药品包装盒或药品说明书，如注有孕妇禁用或孕妇忌用，则不能使用，以免招致损害。妇女临产时应注意不用吗啡，以免抑制胎儿的呼吸中枢，造成出生后新生儿窒息，危及新生儿生命。

3. 哺乳期

哺乳期妇女应注意不用减少乳汁分泌的药，更应注意用药后对乳儿的影响。有些药物通过乳汁排泄，被乳儿吃入常可导致不良反应，有的还可导致乳儿中毒。如果妇女在哺乳期患病，必须用药治疗，则哺乳时间应避开药物在乳汁中浓度的高峰期，最好在服用或注射药物前哺乳，因为这时乳汁中的药物浓度比较低。如果每天服药一次，最好在睡前服药，夜里可以用奶瓶喂奶。因患某些严重疾病，急需应用对乳儿有影响的药物进行治疗时，应先断奶再用药治疗。

思考与练习

一、选择题

1. 下列不是主要导致妇科疾病的外邪是（　　　）。

   A. 寒邪　　　　B. 湿邪　　　　C. 热邪　　　　D. 风邪

2. 月经不调可用（　　　）进行治疗。

   A. 逍遥丸　　　B. 妇科千金片　　C. 通乳颗粒　　D. 千金止带丸

3. 月经不调的症状为（　　　）。

   A. 外阴及阴道瘙痒，甚则痒痛难忍，坐卧不宁

   B. 月经先期、月经后期或者先后不定期，经量过多，或经量过少甚至点滴即净

   C. 产后肝郁或气血亏虚，导致少乳、无乳或乳汁不通

   D. 以白带、黄带、赤白带为主，往往病势缠绵，不易速愈，反复发作

4. 乌鸡白凤丸的功能是（　　）。
   A. 清热燥湿，杀虫止痒　　　　　　B. 健脾补肾，调经止带
   C. 补气养血，调经止带　　　　　　D. 疏肝健脾，养血调经
5. 千金止带丸的用法与用量是（　　）。
   A. 口服。一次6~9 g，一日2~3次
   B. 口服。一次6 g，一日2次
   C. 口服。一次6片，一日3次
   D. 温黄酒或温开水送服。一次1丸，一日2~3次
6. 固经丸主治的带下病属（　　）证。
   A. 阴虚血热　　　B. 血虚气滞　　　C. 下焦虚寒　　　D. 寒凝血瘀
7. 艾附暖宫丸除了暖宫调经外还可（　　）。
   A. 散寒止痛　　　B. 补气养血　　　C. 散寒活血　　　D. 理气养血
8. 下列中成药中孕妇禁用的是（　　）。
   A. 益母草颗粒　　B. 通乳颗粒　　　C. 妇康宁片　　　D. 千金止带丸
9. 八珍益母丸的功能是（　　）。
   A. 补气养血，调经止带　　　　　　B. 滋阴清热，养血调经
   C. 益气养血，活血调经　　　　　　D. 疏肝健脾，养血调经

二、简答题

1. 妇科疾病的病因病机是什么？
2. 带下病的主要症状有哪些？

三、案例分析题

1. 仲某，女，20岁，学生。行经腹痛5年。患者14岁月经初潮，周期正常，但每于经前、经期小腹胀痛拒按，平素性情抑郁，经前1周即出现胸胁乳房胀痛。就诊时正值行经第一天，量不多，色紫暗有血块，块下痛减，伴急躁易怒，乳房胀痛，舌紫暗，脉弦。

2. 范某，女，18岁，学生。行经腹痛2年。患者近2年来，每于经期第2天开始出现下腹疼痛剧烈，经色暗红，有血块，排出血块及腐肉片样物后腹痛减轻，伴面色苍白，汗出肢冷，恶心呕吐，经前乳房胀痛，心烦急躁。就诊时正值经期第2天，小腹疼痛剧烈难忍。

3. 宋某，女，40岁，农民。半年多来，白带量多，色白，质稀薄，无特殊气味，伴身疲倦怠，四肢不温，纳少便溏，时感两足跗肿，面色萎黄，舌质淡胖，苔白腻，脉缓弱。

4. 裴某，女，27岁。自述母乳喂养，昨起双乳胀痛、乳汁不通，两侧腋下副乳腺增大伴胀痛。夜寐欠安，二便调和，舌淡红，苔薄白，脉细。

5. 王某，女，37岁，初诊时阴部瘙痒3月余，平素脾气急躁，夜寐不安，心烦口苦，小便短赤。苔黄，脉滑数。

请根据患者症状，推荐适用的中成药，并说明理由。

任务十四

外科疾病荐药

 任务描述

外科疾病是常见多发病之一，本学习任务是外科疾病的推荐用药，要求能根据患者主诉的症状合理推荐用药及进行用药指导，做好药学服务工作。

 任务目标

知识目标

1. 识记常见外科疾病和对应的主要症状。
2. 识记常用治外科疾病中成药的药物组成、功能主治。
3. 识记常用治外科疾病中成药的用法用量和使用注意。

技能目标

1. 能根据顾客主诉的症状正确推荐常用中成药。
2. 能根据推荐的中成药进行正确的用药指导。

思政目标

1. 通过学习中成药的严谨组方、确切疗效等，弘扬博大精深的中医药传统文化，增强中华民族的文化自信。
2. 通过细致严谨的问病售药实训练习，培养医者仁心，形成科学严谨的工作作风。
3. 通过问病售药的实训考核，培养实事求是、爱岗敬业的职业精神。

学习活动1　外科疾病荐药学习认知

【任务引入】

陈某，男，32岁，做饭时不慎被沸油烫伤了右腿。局部出现红肿疼痛，有大小不等的水疱并伴有明显的皮肤损伤。你若作为药店工作人员，应如何询问顾客的基本情况，做好用药指导？

 任务须知

一、概述

（一）外科疾病的定义及症状

中医外科是以中医药理论为指导，研究外科疾病发生、发展及其防治规律的一门临床学科。中医外科历史悠久，在历代医事制度上的分科变革较多，加之外科专著所收载的疾病范围亦有差别，因此传统外科范围划分界限并不明确，主要包括在体表或发于脏腑，凭肉眼可见，局部有形可征，需要以外治为主要疗法的疾病。包括疮疡、跌扑闪挫、金刃损伤、水火烫伤、虫兽咬伤等。随着社会的进步与学术的发展，现代中医外科的范围有所调整，原来的金刃损伤、跌扑闪挫等疾病先后分化归属相关专科。

（二）外科疾病的病因病机

外科疾病的致病因素有外感六淫、感受特殊之毒、外来伤害、情志内伤、饮食不节、劳伤虚损、痰饮瘀血脓毒等。各种因素可以单独致病，也可以几种同时致病，并且内伤和外感常常相合而成。各种因素侵袭作用于机体，与机体正气相争，邪胜正负引起气血凝滞，经络阻塞，营气不从，脏腑失和，导致阴阳失调，产生各种病理变化，从而发生外科疾病。

经络分布于人体各部，内源于脏腑，外通于皮、肉、筋、骨等处，具有运行气血、联络人体内外器官的作用，各种致病因素引起局部气血凝滞后，会导致经络阻塞，从而反映到体表，产生局部的红肿热痛和功能障碍。病邪炽盛，可通过经络的传导，由外传里，内侵脏腑；脏腑内在的病变，也可由里出表。邪正斗争过程中，可产生一系列的全身症状，如形寒、发热、头昏、头痛、骨节酸楚、食欲不振、大便秘结、小便短赤、苔或白或黄、脉或紧或数，甚则出现烦躁不安、神昏谵语、舌黄糙或灰腻、舌质红绛、脉洪数或弦数等。

（三）治外科疾病中成药的分类

常见的治外科疾病中成药包括治虫蚕伤中成药、治冻伤中成药、治疖肿中成药、治手足皲裂中成药、治水火烫伤中成药、治痔疮中成药等。

（四）外科疾病的药学服务

1. 出现水火烫伤、冻伤等现象应及时就医，尤其是自行用药无效和症状加重的患者。

2. 治痔疮中成药虽能缓解、消除痔疮的症状，但不能根治痔疮。因此，如用药后症状不能缓解或有所加重时，应到医院诊治，必要时进行手术治疗。

3. 注意环境卫生，防止蚊虫滋生。野外游玩、工作时，尽量穿长衣长裤，防止蚊虫叮咬。

4. 部分治外科疾病中成药对皮肤有一定的刺激性，会使易感人群出现过敏、瘙痒等问题。在使用过程中，应及时观察，若出现上述现象，及时停药并就医。

5. 在饮食方面应限制可能诱发或加重疾病的辛辣、油腻、刺激的食物，忌烟、忌酒，不要喝浓茶、浓咖啡以及刺激性饮品，多食蔬菜、水果。

6. 若出现焦虑、抑郁等心理问题，应接受必要的心理辅导。

二、常用治外科疾病中成药

（一）治虫蜇伤中成药

虫蜇伤是指虫类通过其毒刺、毒毛刺蜇或口器刺吮而造成的人体损伤，症见被蜇处有痛痒感及灼热感，轻者局部出现中心有瘀点的红斑、丘疹，严重者皮肤大片潮红、肿胀，常有水疱，伴有头晕、恶心、呕吐、恶寒发热、脉细弱、血压下降，甚至危及生命。

季德胜蛇药片

【组成】重楼、干蟾皮、蜈蚣、地锦草等。

【功能与主治】清热解毒，消肿止痛。用于毒蛇、毒虫咬伤。

【用法与用量】口服：第一次20片，以后每隔6小时续服10片，危急重症者将剂量增加10~20片并适当缩短服药间隔时间。不能口服药者，可行鼻饲法给药。外用：被毒虫咬伤后，以本品和水外搽，即可消肿止痛。

【注意】孕妇忌用。脾胃虚寒者慎用。肝肾功能不全者慎用。本品不可过服、久服。若用药后出现皮肤过敏反应，需及时停用。忌食辛辣、油腻食物。

【规格】每片重0.4 g。

【贮藏】密封。

风油精

【组成】薄荷脑、樟脑、桉油、丁香酚、水杨酸甲酯。

【功能与主治】消炎、镇痛、清凉、止痒、驱风。用于伤风感冒引起的头痛、头晕以及由关节痛、牙痛、腹部胀痛和蚊虫叮咬、晕车等引起的不适。

【用法与用量】外用：涂擦于患处。口服：一次4~6滴。

【规格】（1）每瓶装3 mL。（2）每瓶装6 mL。

【贮藏】密封。

（二）治冻伤中成药

治冻伤中成药用于治疗冻疮，即西医学中的冻伤。局部性冻伤者病情较轻，以局部肿胀、麻木、痛痒、青紫，或起水疱，甚则破溃成疮为主症；全身性冻伤者病情较重，以体温下降、四肢僵硬，甚则阳气亡绝为主要特征。

风痛灵

【组成】乳香、没药、血竭、麝香草脑、冰片、樟脑、薄荷脑、氯仿、香精、丁香罗勒油、水杨酸甲酯。

【功能与主治】活血散瘀，消肿止痛。用于扭挫伤痛，风湿痹痛，冻疮红肿。

【用法与用量】外用。适量涂擦于患处，一日数次。或均匀喷涂于所备敷贴的吸附层上，再贴于患处。必要时用湿毛巾热敷后涂擦，以增强疗效，但以患者皮肤能耐受为度。

【规格】（1）每瓶装 6 mL。（2）每瓶装 9 mL。（3）每瓶装 25 mL。

【贮藏】密封。

（三）治疖肿中成药

治疖肿中成药用于余毒未清所致的疮疡，症见疮面晦暗，脓少而薄，闷胀疼痛或微痛，兼见气虚、阴虚，病程久，经常反复发作。体质虚弱者易发本病。

如意金黄散

【组成】姜黄、大黄、黄柏、苍术、厚朴、陈皮、甘草、生天南星、白芷、天花粉。

【功能与主治】清热解毒，消肿止痛。用于热毒瘀滞肌肤所致疮疡肿痛、丹毒流注，症见肌肤红、肿、热、痛，亦可用于跌打损伤。

【用法与用量】外用。红肿、烦热、疼痛，用清茶调敷；漫肿无头，用醋或葱酒调敷，亦可用植物油或蜂蜜调敷。一日数次。

【注意】外用药，不可内服。

【贮藏】密封。

连翘败毒丸

【组成】金银花、连翘、大黄、紫花地丁、蒲公英、栀子、白芷、黄芩、赤芍、浙贝母、桔梗、玄参、木通、防风、白鲜皮、甘草、蝉蜕、天花粉。

【功能与主治】清热解毒，消肿止痛。用于疮疖溃烂，灼热发烧，流脓流水，丹毒疱疹，疥癣瘙痒。

【用法与用量】口服。一次 1 袋，一日 1 次。

【规格】每袋装 9 g。

【贮藏】密封。

三黄膏

【组成】黄柏、黄芩、黄连、栀子。

【功能与主治】清热解毒，消肿止痛。用于疮疡肿毒，红热焮痛，烧、烫伤。

【用法与用量】摊于纱布上贴于患处或直接涂患处。每隔 1~2 日换药 1 次。

【注意】外用药，禁止内服；忌食辛辣食物；重度烧伤或皮肤破溃患者慎用。

【贮藏】密封。

（四）治手足皲裂中成药

手足皲裂症见沿皮纹发展的深浅、长短不一的裂隙，皮损可从无任何感觉到轻度刺痛或中度触痛乃至灼痛，并伴有出血。

紫归治裂膏

【组成】紫草、当归、白蔹、甘草、冰片、二甲基亚砜。

【功能与主治】活血、生肌、止痛。用于手足皲裂。

【用法与用量】贴患处，2～3天换1次药。

【注意】孕妇慎用；皲裂较大时敷药时可能有疼痛，疼痛不剧烈者可继续用。

【贮藏】密封，置阴凉处。

（五）治水火烫伤中成药

水火烫伤症见烫伤处皮肤红肿、发热，疼痛难忍，有明显水疱，甚至焦黑、坏死。全身常无明显表现，但严重者可出现休克或呼吸、心跳停止。

京万红软膏

【组成】地榆、地黄、当归、桃仁、黄连、木鳖子、罂粟壳、血余、棕榈、半边莲、土鳖虫、白蔹、黄柏、紫草、金银花、红花、大黄、苦参、五倍子、槐米、木瓜、苍术、白芷、赤芍、黄芩、胡黄连、川芎、栀子、乌梅、冰片、血竭、乳香、没药。

【功能与主治】活血解毒，消肿止痛，去腐生肌。用于轻度水火烫伤、疮疡肿痛、创面溃烂。

【用法与用量】用生理盐水清理创面，涂敷本品或将本品涂于消毒纱布上，敷盖创面，用消毒纱布包扎，一日1次。

【注意】孕妇慎用。

【规格】（1）每支装10 g。（2）每支装20 g。（3）每瓶装30 g。（4）每瓶装50 g。

【贮藏】密封，遮光，置阴凉干燥处。

紫花烧伤软膏

【组成】紫草、地黄、熟地黄、冰片、黄连、花椒、甘草、当归。

【功能与主治】清热凉血，化瘀解毒，止痛生肌。用于Ⅰ、Ⅱ度以下烧伤或烫伤。

【用法与用量】外用，清创后将药膏均匀涂敷于创面，一日1～2次。采用湿润暴露疗法，必要时特殊部位可用包扎疗法或遵医嘱。

【注意】忌食辛辣食物。

【规格】（1）每支装20 g。（2）每支装40 g。

【贮藏】密封，置阴凉处。

（六）治痔疮中成药

治痔疮中成药用于治疗湿热下注引起的痔疮，症见便血色鲜、量较多，肛内肿物外脱，肛门灼热、坠胀，苔薄黄腻，脉弦数。

马应龙麝香痔疮膏

【组成】人工麝香、人工牛黄、珍珠、煅炉甘石粉、硼砂、冰片、琥珀。

【功能与主治】清热燥湿,活血消肿,去腐生肌。用于湿热瘀阻所致的各类痔疮、肛裂,症见大便出血,或疼痛、有下坠感;亦用于肛周湿疹。

【用法与用量】外用。涂擦患处。

【注意】孕妇禁用。

【贮藏】遮光,密闭。

消痔软膏

【组成】熊胆粉、地榆、冰片。

【功能与主治】凉血止血,消肿止痛。用于炎性、血栓性外痔及Ⅰ、Ⅱ期内痔属风热瘀阻或湿热壅滞证。

【用法与用量】外用,用药前用温水清洗局部。治疗内痔:将注入头轻轻插入肛内,把药膏推入肛内。治疗外痔:将药膏均匀涂敷患处,外用清洁纱布覆盖。一次2~3 g,一日2次。

【注意】忌食辛辣、厚味食物。

【规格】(1)每支装2.5 g。(2)每支装5 g。

【贮藏】密闭,置干燥处。

地榆槐角丸

【组成】地榆炭、蜜槐角、炒槐花、大黄、黄芩、地黄、当归、赤芍、红花、防风、荆芥穗、麸炒枳壳。

【功能与主治】疏风凉血,泻热润燥。用于脏腑实热、大肠火盛所致的肠风便血、痔疮肛瘘,湿热便秘、肛门肿痛。

【用法与用量】口服。水蜜丸一次5 g,大蜜丸一次1丸,一日2次。

【注意】忌食辛辣。孕妇忌服。

【规格】水蜜丸,每100丸重10 g;大蜜丸,每丸重9 g。

【贮藏】密闭,防潮。

【任务分析与指导】

以任务引入为驱动,根据任务须知模拟药店实际工作情境,对顾客用药进行分析与指导。

药师:您好,请问有什么可以帮到您?

患者:你好!我前两天在厨房做饭的时候不慎被沸油烫伤了右大腿,请问,我应该用什么药比较好?

药师:请问您多大年龄?是否有用药过敏史(学生可补充咨询相关信息,如是否已经使用过其他药物等)?

患者:我今年32岁,之前没有对什么药物过敏。

药师：请问是否可以让我看一下您烧伤的位置（学生可补充咨询相关信息，如是否有明显疼痛感）？

患者：可以的。

药师：您的伤口烧伤皮肤损至真皮组织，局部有红肿，有大小不等的水疱，判断您这是Ⅱ度烧烫伤。

患者：请推荐治疗的中成药给我。

药师：我向您推荐京万红软膏或紫花烧伤软膏（从药品陈列架上的药品中推荐，可以推荐多种药品）。

患者：那就要京万红软膏，请问京万红软膏有什么作用？

药师：活血解毒，消肿止痛，去腐生肌。用于轻度水、火烫伤，疮疡肿痛，创面溃烂。

患者：请问应该如何使用？有什么忌口吗？

药师：用生理盐水清理创面，涂敷本品或将本品涂于消毒纱布上，敷盖创面，用消毒纱布包扎，一日1次。用药期间忌食辛辣刺激和生冷、油腻的食物，并注意加强营养，补充新鲜蔬菜和水果。该药品常温下密封保存即可。

药师：这盒药的价格是××元，请问您需要吗，是会员吗？如何支付？

患者：要的，不是会员，可以刷医保卡吗？

药师：可以，请慢走，祝您早日康复！

学习活动2　外科疾病荐药实训考评

 任务实训

采用情景模拟方式，同学之间交替扮演药品销售人员和顾客，依照表3-14-1所列实训项目和要点实施外科疾病荐药任务实训，将相关知识摘要或过程记录填入表内。

表3-14-1　　　　　　　　外科疾病荐药实训记录

顾客 （学生姓名）		销售人员 （学生姓名）	
项目	实训要点		知识摘要/过程记录
实训准备	1. 模拟药房环境，药房应配备药品展示柜、货架、收银开票系统 2. 准备常用治外科疾病中成药，如季德胜蛇药片、如意金黄散、京万红软膏、马应龙麝香痔疮膏、紫归治裂膏、风痛灵等 3. 准备工服（白大褂）、签字笔		

续表

项目	实训要点	知识摘要/过程记录
交流沟通	1. 记录并分析顾客主诉 2. 询问顾客基本信息，如年龄、职业、基础疾病、病史等 3. 询问顾客关键症状，如皮肤暴露面是否有瘙痒感及灼热感，局部皮肤是否出现肿胀、麻木、痛痒、青紫或者发热，是否疼痛难忍，是否有明显水疱或者存在疮疡，是否有便血及肛门灼热等现象 4. 在支付时应询问药品的支付方式、是否为会员、是否有医保卡等	
推荐用药	1. 根据顾客主诉和询问症状，向顾客介绍多种中成药的功能主治、药品价格等内容 2. 根据掌握的顾客基本信息并结合顾客的意愿推荐适合药品	
用药指导	1. 对顾客选择的药品进行服用方法、注意事项、有效期、贮藏方法等方面的用药指导 2. 提示顾客在用药期间要注意的事项，关心顾客，做好药学服务工作	

 实训考评

依照表 3-14-2 对外科疾病荐药任务实训完成情况进行考评，考查可否模拟实际情景在规定时间内完成外科疾病荐药的药学服务工作。

表 3-14-2　　　　　　　　　　外科疾病荐药实训考评

考核内容	考核要求	考核标准	配分	得分
实训准备	准备实训中需使用的材料、设备和工具	1. 未检查药房内的药品展示柜、货架、收银开票系统是否齐全，扣 2 分 2. 未正确准备常用中成药，扣 2 分 3. 未准备工服（白大褂）、签字笔，扣 2 分 4. 未准备外科疾病荐药实训记录表，扣 2 分	8	
职业形象	仪容、仪表、仪态规范	1. 仪容不整洁，扣 2 分 2. 未穿工服（白大褂），扣 2 分	4	
礼貌用语	文明用语完成销售过程	1. 未使用"祝您早日康复"等用语，扣 2 分 2. 使用了"这个病很麻烦的"等用语，扣 2 分	4	
交流沟通	与顾客良好沟通	1. 未能聆听顾客主诉并记录，扣 5 分 2. 未能询问顾客基本信息，扣 5 分 3. 未能询问顾客关键症状，扣 10 分	20	
推荐用药	根据顾客病证正确推荐中成药	1. 未能根据病证正确介绍多种常用中成药的功能主治、药品价格等内容，扣 15 分 2. 未能根据顾客意愿推荐适合药品，扣 15 分	30	
用药指导	根据推荐的中成药进行正确的用药指导	1. 未介绍药品的服用方法、注意事项、有效期等，扣 10 分 2. 未提示顾客药品之间的合理联用、贮藏方法，扣 5 分 3. 未能关心顾客，做好交流沟通，扣 5 分	20	

续表

考核内容	考核要求	考核标准	配分	得分
填写记录	正确填写实训记录	1. 不能合理扮演顾客和药品销售人员，扣5分 2. 不能规范书写顾客表述的外科疾病症状，扣5分 3. 不能正确使用导购技巧，扣2分 4. 未记录出售药品，扣2分	14	
		合计	100	

【学习拓展】

烧烫伤

烧烫伤是指火焰、热水（油）、蒸气、电流、激光、放射线、化学物质等强热作用于人体引起的组织损伤。轻者仅皮肉损伤。重者可因火毒炽盛，伤津耗液，损伤阳气，致气阴两伤；或因火毒侵入营血，内攻脏腑，使脏腑失和，阴阳平衡失调，导致死亡。

烧烫伤一般分为3度，分别采用不同的救护措施。Ⅰ度烧烫伤只损伤皮肤表层，表现为皮肤变红，并有刺痛感，局部轻度红肿，无水疱，疼痛明显。处理时应立即脱去烧烫伤部位衣物，将创面置冷水下冲洗半小时，再用药物涂擦创面。Ⅱ度烧烫伤是真皮损伤，表现为局部红肿疼痛，有大小不等的水疱，大水疱可用消毒针刺破边缘放水，涂上药物后包扎，松紧要适度。Ⅲ度烧烫伤是皮下组织、脂肪、肌肉、骨骼都有损伤，创面呈灰色或红褐色，处理时应用干净敷料包住创面，及时送医院治疗。

中医认为烧烫伤的治则应该以清热、解毒、滋阴为主，严重者需回阳救逆、凉血清营。治疗Ⅰ度、Ⅱ度烧烫伤主要以保护皮肤为主，用各种油质敷料覆盖创面，促进创面的愈合。严重烧烫伤需要控制感染、保护创面、切痂植皮、防治并发症等。

思考与练习

一、选择题

1. 如意金黄散治疗红肿、烦热、疼痛时用（　　）调敷。

    A. 醋　　　　　　B. 葱酒　　　　　　C. 蜂蜜　　　　　　D. 清茶

2. 如意金黄散的功能是（　　）。

    A. 解毒，祛腐，生肌　　　　　　　　B. 辟瘟解毒，消肿止痛

    C. 清热解毒，消肿止痛　　　　　　　D. 清热解毒，凉血化瘀

3. 三黄膏的药物组成是（　　）。

    A. 金银花、黄柏、黄芩、黄连　　　　B. 大黄、黄芩、黄连、栀子

C. 黄柏、黄芩、黄连、栀子　　　　　D. 黄柏、黄芩、黄连、连翘

4. 用于治疗手足皲裂的中成药是（　　）。
   A. 季德胜蛇药片　　　　　　　　　B. 紫归治裂膏
   C. 连翘败毒丸　　　　　　　　　　D. 消痔软膏

5. 地榆槐角丸的功能不包括（　　）。
   A. 凉血　　　B. 生肌　　　C. 泻热　　　D. 润燥

6. 某患者，男，40岁，患疮疡，症见局部红肿热痛，疮疡未溃，应选用能清热解毒，消肿止痛的药物治疗，可选用（　　）。
   A. 紫归治裂膏　　B. 风油精　　C. 连翘败毒丸　　D. 风痛灵

7. 地榆槐角丸的主治病证不包括（　　）。
   A. 脾虚便秘　　B. 痔疮肛瘘　　C. 湿热便秘　　D. 肛门肿痛

8. 下列中成药孕妇禁用的是（　　）。
   A. 紫花烧伤软膏　　　　　　　　　B. 马应龙麝香痔疮膏
   C. 消痔软膏　　　　　　　　　　　D. 连翘败毒丸

二、简答题

1. 简述治外科疾病中成药的分类。
2. 简述治水火烫伤中成药的使用注意事项。

三、案例分析题

1. 鲁某，男，56岁。于一天前被蜈蚣咬伤左食指中段，初感麻木，后刺痛，肿势增剧，夜亦难眠，小便黄，大便燥结。

2. 范某，男，22岁。数年来，每逢冬季双手背部冻伤，双手肿胀、裂口、疼痛，手不能持物及参加劳动。今冬手背冻伤又发，局部肿胀疼痛，遇热痒痛交作，影响睡眠，食欲不振，大便不调，小便正常，面黄，舌苔白，脉沉细。

3. 周某，男，60岁。颈后、背、臀几个月来遍发疖肿，常此愈彼起，今夏开始连续不断。目前左面颊处肿胀疼痛，脓头未出。颈后及臀多处红色丘疹瘙痒。大小便正常，苔薄滑腻，脉弦滑。

4. 谢某，女，48岁。手起皲裂10余年，每年秋冬加重。现双手及足跟部有大小不等裂口，深至肌肉，双足跟更甚，行走时出血，痛苦难忍。

5. 刘某，男，17岁。昨天下午被开水烫伤右手，局部皮肤红肿，发热，疼痛难忍，并有明显水疱，舌红，苔薄黄，脉弦数。

6. 谭某，男，34岁。症见大便带血、滴血或喷射状出血，血色鲜红，或有肛门瘙痒，舌红，苔薄白或薄黄，脉浮数。

请根据患者症状，推荐适用的中成药，并说明理由。

任务十五

骨伤科疾病荐药

 任务描述

本学习任务是骨伤科疾病的推荐用药,要求能根据患者主诉的症状合理推荐用药及进行用药指导,做好药学服务工作。

 任务目标

知识目标

1. 识记骨伤科疾病的分类和对应的主要症状。
2. 识记常用治骨伤科疾病中成药的药物组成、功能主治。
3. 识记常用治骨伤科疾病中成药的用法用量和使用注意。

技能目标

1. 能根据顾客主诉的症状正确推荐常用中成药。
2. 能根据推荐的中成药进行正确的用药指导。

思政目标

1. 通过学习中成药的严谨组方、确切疗效等,弘扬博大精深的中医药传统文化,增强中华民族的文化自信。
2. 通过细致严谨地问病售药实训练习,培养医者仁心,形成科学严谨的工作作风。
3. 通过问病售药的实训考核,培养实事求是、爱岗敬业的职业精神。

学习活动1 骨伤科疾病荐药学习认知

【任务引入】

李某,男,38岁。自诉在健身房锻炼时,不慎将脚扭伤,有疼痛感,但休息后缓解。

近期又发现疼痛加剧,而且做一些活动还会受限。你若作为药店工作人员,应如何询问顾客的基本情况,做好用药指导?

 任务须知

一、概述

(一)骨伤科疾病的定义及症状

骨伤科是研究和防治人体皮肉、筋骨、气血脏腑、经络损伤与疾患的一门学科,在古代属"疡医"的范畴,又有"金疡""接骨""正骨""伤科"等不同称谓。中医骨伤科主治范围非常广,常见疾病主要有扭挫伤筋,症见局部肿胀、青紫、疼痛,关节运动障碍等;或跌打损伤、筋伤骨折,如骨裂、脱臼、骨折等,症见局部肿胀、青紫、疼痛,或破损出血,或移位畸形,不能弯曲、伸展,转侧等功能障碍。

(二)骨伤科疾病的病因病机

骨伤科疾病的病因主要有两个方面。一是外因,指外界因素作用于人体而引起损伤,主要包括外力的伤害、外感六淫和邪毒感染。外力的伤害主要是由直接暴力、间接暴力、肌肉过度强烈收缩等造成;外感六淫可引起筋骨、关节疾患,导致关节疼痛或活动不利;而外伤后再感受邪毒,或邪毒从伤口乘虚而入,郁而化热,热盛肉腐,附骨成脓,脓毒不泄,蚀筋破骨,则可引起局部和全身感染,出现各种变证。二是内因,指人体内部因素的变化导致损伤。主要包括年龄因素、体质因素、局部解剖结构、先天因素、病理因素、七情内伤等方面。

人是一个内外统一的整体,脏腑、气血、津液通过经络联系全身的皮肉筋骨等组织,它们之间保持着平衡、联系、依存、制约,在生理、病理变化方面有着不可分割的联系。骨伤的发生发展是内外因素综合作用的结果,辨治局部皮肉筋骨损伤的同时,应重视损伤引起的气血、津液、脏腑、经络功能的病理变化,认识损伤的本质和病理现象的因果关系。局部与整体的统一,是治疗骨伤科疾病的原则。

(三)治骨伤科疾病中成药的分类

根据服用方式分类,可将常见的治骨伤科疾病中成药分为内服中成药、外服中成药、内服兼外用中成药等。

(四)骨伤科疾病的药学服务

1. 服用治骨伤科疾病中成药应"中病即止";含有毒性成分的中成药应按说明书中的用量服用,不宜长期服用,不可超量服用。

2. 当同时还服用其他药物特别是还同时服用西药时,一定要耐心听取药师的提示与建议,保证联合用药的安全性。

3. 过敏体质者服用此类中成药时要特别注意观察自身的变化，一旦出现不适反应，要及时停药并去医院检查，防止不良事件的发生。

4. 服用含有矿物类成分的治骨伤科疾病中成药易伤胃，所以脾胃虚弱者要特别注意，最好在饭后服用，以减少对胃部的刺激。

5. 若出现焦虑、抑郁等心理问题，应接受必要的心理辅导。

二、常用治骨伤科疾病中成药

（一）内服中成药

骨伤科内服中成药主要用于治疗气滞血瘀所致的骨伤科疾病，症见患处有明显的针刺感，皮肤麻木，肌肉力量减弱，可见肿胀与皮下瘀青，影响患处正常的活动。

活血止痛散

【组成】当归、三七、制乳香、冰片、土鳖虫、煅自然铜。

【功能与主治】活血散瘀，消肿止痛。用于跌打损伤，瘀血肿痛。

【用法与用量】用温黄酒或温开水送服。一次1.5 g，一日2次。

【注意】孕妇禁用。

【贮藏】密封。

接骨七厘片

【组成】炒乳香、炒没药、当归、土鳖虫、烫骨碎补、硼砂、龙血竭、煅自然铜、酒大黄。

【功能与主治】活血化瘀，接骨止痛。用于跌打损伤，续筋接骨，血瘀疼痛。

【用法与用量】口服。一次5片，一日2次，温开水或黄酒送服。

【注意】孕妇忌用。

【贮藏】密封。

三七片

【组成】三七。

【功能与主治】散瘀止血，消肿止痛。用于咯血，吐血，衄血，便血，崩漏，外伤出血，胸腹刺痛，跌扑肿痛。

【用法与用量】口服。小片一次4~12片，大片一次2~6片，一日3次。

【注意】孕妇忌服。

【规格】（1）每片含三七0.25 g（小片）。（2）每片含三七0.5 g（大片）。

【贮藏】密封。

跌打丸

【组成】三七、当归、白芍、赤芍、桃仁、红花、血竭、北刘寄奴、烫骨碎补、续断、苏木、牡丹皮、制乳香、制没药、姜黄、醋三棱、防风、甜瓜子、炒枳实、桔梗、甘草、木通、煅自然铜、土鳖虫。

【功能与主治】活血散瘀，消肿止痛。用于跌打损伤，筋断骨折，瘀血肿痛，闪腰岔气。

【用法与用量】口服。小蜜丸一次 3 g，大蜜丸一次 1 丸，一日 2 次。

【注意】孕妇禁用。

【规格】小蜜丸，每 10 丸重 2 g；大蜜丸，每丸重 3 g。

【贮藏】密封。

（二）外用中成药

骨伤科外用中成药主要用于治疗扭挫伤痛。症见局部肿胀、青紫、疼痛，关节运动障碍等。

正骨水

【组成】九龙川、木香、海风藤、土鳖虫、豆豉姜、大皂角、香加皮、莪术、买麻藤、过江龙、香樟、徐长卿、降香、两面针、碎骨木、羊耳菊、虎杖、五味藤、千斤拔、朱砂根、横经席、穿壁风、鹰不扑、草乌、薄荷脑、樟脑。

【功能与主治】活血祛瘀，舒筋活络，消肿止痛。用于跌打扭伤，骨折脱位以及体育运动前后消除疲劳。

【用法与用量】用药棉蘸药液轻搽患处；重症者用药液湿透药棉敷患处 1 小时，每日 2～3 次。

【注意】忌内服；不能搽入伤口；用药过程中如有瘙痒起疹，暂停使用。

【规格】（1）每瓶装 12 mL。（2）每瓶装 30 mL。（3）每瓶装 45 mL。（4）每瓶装 88 mL。

【贮藏】密封，置阴凉处。

骨友灵搽剂

【组成】红花、制川乌、制何首乌、续断、威灵仙、醋延胡索、防风、鸡血藤、蝉蜕。

【功能与主治】活血化瘀，消肿止痛。用于瘀血阻络所致的骨性关节炎、软组织损伤，症见关节肿胀、疼痛、活动受限。

【用法与用量】外用，涂于患处，热敷 20～30 分钟，一次 2～5 mL，一日 2～3 次，14

天为一疗程，间隔一周，一般用药两个疗程或遵医嘱。

【注意】孕妇禁用；使用过程中皮肤出现发痒、发热及潮红时，应停用。

【规格】（1）每瓶装 10 mL。（2）每瓶装 20 mL。（3）每瓶装 40 mL。（4）每瓶装 50 mL。（5）每瓶装 60 mL。（6）每瓶装 100 mL。

【贮藏】密封，置阴凉处。

正红花油

【组成】白樟油、桂叶油、桂醛油、松节油、水杨酸甲酯。

【功能与主治】祛风止痛。可用于风湿性骨关节痛，跌打损伤，感冒头痛，蚊虫叮咬。

【用法与用量】外用。擦于患处，一日 4~6 次。

【贮藏】密封，避光。

（三）内服兼外用中成药

本类中成药适用于瘀血阻络所致的损伤。症见伤处疼痛、肿胀、青紫，或伤处出血、疼痛、畸形，活动受限，舌质紫暗，脉弦涩。

七厘散

【组成】血竭、制乳香、制没药、红花、儿茶、冰片、人工麝香、朱砂。

【功能与主治】化瘀消肿，止痛止血。用于跌扑损伤，血瘀疼痛，外伤出血。

【用法与用量】口服，一次 1~1.5 g，一日 1~3 次；外用，调敷患处。

【注意】孕妇禁用。

【规格】（1）每瓶装 1.5 g。（2）每瓶装 3 g。

【贮藏】密封，置阴凉处。

云南白药

【组成】三七、重楼等。

【功能与主治】化瘀止血，活血止痛，解毒消肿。用于跌打损伤，瘀血肿痛，吐血、咯血、便血、痔血、崩漏下血，手术出血，疮疡肿毒及软组织挫伤，闭合性骨折，支气管扩张及肺结核咯血，溃疡病出血，以及皮肤感染性疾病。

【用法与用量】刀、枪、跌打诸伤，无论轻重，出血者用温开水送服；瘀血肿痛与未流血者用酒送服；妇科各症，用酒送服，但月经过多、红崩，用温水送服。毒疮初起，服 0.25 g，另取药粉，用酒调匀，敷患处，如已化脓，只需内服。其他内出血各症均可内服。

口服。一次 0.25~0.5 g，一日 4 次（二至五岁按 1/4 剂量服用，六至十二岁按 1/2 剂量服用）。

凡遇较重的跌打损伤可先服保险子一粒,轻伤及其他病症不必服。

【注意】孕妇忌用;服药一日内,忌食蚕豆、鱼类及酸冷食物。

【规格】每瓶装 4 g,保险子 1 粒。

【贮藏】密封,置干燥处。

治伤胶囊

【组成】生关白附、防风、羌活、虎掌南星(姜矾制)、白芷。

【功能与主治】祛风散结,消肿止痛。用于跌打损伤所致之外伤红肿,内伤胁痛。

【用法与用量】口服,用温黄酒或温开水送服,一次 4~6 粒,一日 1~2 次,或遵医嘱。外用,取内容物用白酒或醋调敷患处。

【注意】孕妇禁服;本品药性剧烈,必须按规定剂量服用。

【规格】每粒装 0.25 g。

【贮藏】密封。

【任务分析与指导】

以任务引入为驱动,根据任务须知模拟药店实际工作情境,对顾客用药进行分析与指导。

药师:您好,请问有什么可以帮到您?

患者:你好!我上周在健身房锻炼身体的时候,不慎将脚扭伤,当时有些疼痛,休息后缓解。但是,最近两天每次在进行锻炼的时候都会再次出现疼痛的现象,而且做一些活动还会受限。请问,我患的是什么病?应该吃什么药比较好?

药师:请问您多大年龄?是否有用药过敏史(学生可补充咨询相关信息,如是否在长时间运动后,之前扭伤部位疼痛会加重等)?

患者:我今年 38 岁,没有其他用药过敏的现象。

药师:请问是否在运动后有心悸、乏力、酸软等症状(学生可补充咨询相关信息和症状,如是否食欲不振)?

患者:会出现心慌、心脏跳动不适,而且还总是感觉没有力气。

药师:您这是瘀血阻络所致的骨伤。

患者:请推荐治疗的中成药给我。

药师:我向您推荐七厘散或云南白药(从药品陈列架上的药品中推荐,可以推荐多种药品)。

患者:那就要七厘散,请问七厘散有什么作用?

药师:七厘散的功能是化瘀消肿,止痛止血。用于跌扑损伤,血瘀疼痛,外伤出血。

患者:请问应该如何服用?有什么忌口吗?

药师:可口服可外用。口服,一次 1~1.5 g,一日 1~3 次;外用,调敷患处。该药品密封置阴凉处即可。

药师：这盒药的价格是××元，请问您需要吗，是会员吗？如何支付？

患者：要的，不是会员，可以刷医保卡吗？

药师：可以，请慢走，祝您早日康复！

学习活动 2　骨伤科疾病荐药实训考评

任务实训

采用情景模拟方式，同学之间交替扮演药品销售人员和顾客，依照表 3-15-1 所列实训项目和要点实施骨伤科疾病荐药任务实训，将相关知识摘要或过程记录填入表内。

表 3-15-1　　　　　　　　骨伤科疾病荐药实训记录

顾客 （学生姓名）		销售人员 （学生姓名）	
项目	实训要点		知识摘要/过程记录
实训准备	1. 模拟药房环境，药房应配备药品展示柜、货架、收银开票系统 2. 准备常用治骨伤科疾病中成药，如活血止痛散、正骨水、骨友灵搽剂、七厘散、云南白药、接骨七厘片等 3. 准备工服（白大褂）、签字笔		
交流沟通	1. 记录并分析顾客主诉 2. 询问顾客基本信息，如年龄、职业、基础疾病、病史等 3. 询问顾客关键症状，如是否有外伤，局部是否有肿胀、青紫或者针刺感等 4. 在支付时应询问药品的支付方式、是否为会员、是否有医保卡等		
推荐用药	1. 根据顾客主诉和询问症状，向顾客介绍多种中成药的功能主治、药品价格等内容 2. 根据掌握的顾客基本信息并结合顾客的意愿推荐适合药品		
用药指导	1. 对顾客选择的药品进行服用方法、注意事项、有效期、贮藏方法等方面的用药指导 2. 提示顾客在用药期间要注意的事项，关心顾客，做好药学服务工作		

实训考评

依照表3-15-2对骨伤科疾病荐药任务实训完成情况进行考评,考查可否模拟实际情景在规定时间内完成骨伤科疾病荐药的药学服务工作。

表3-15-2　　　　　　　　　　骨伤科疾病荐药实训考评

考核内容	考核要求	考核标准	配分	得分
实训准备	准备实训中需使用的材料、设备和工具	1. 未检查药房内的药品展示柜、货架、收银开票系统是否齐全,扣2分 2. 未正确准备常用中成药,扣2分 3. 未准备工服(白大褂)、签字笔,扣2分 4. 未准备骨伤科疾病荐药实训记录表,扣2分	8	
职业形象	仪容、仪表、仪态规范	1. 仪容不整洁,扣2分 2. 未穿工服(白大褂),扣2分	4	
礼貌用语	文明用语完成销售过程	1. 未使用"祝您早日康复"等用语,扣2分 2. 使用了"这个病很麻烦的"等用语,扣2分	4	
交流沟通	与顾客良好沟通	1. 未能聆听顾客主诉并记录,扣5分 2. 未能询问顾客基本信息,扣5分 3. 未能询问顾客关键症状,扣10分	20	
推荐用药	根据顾客病证正确推荐中成药	1. 未能根据病证正确介绍多种常用中成药的功能主治、药品价格等内容,扣15分 2. 未能根据顾客意愿推荐适合药品,扣15分	30	
用药指导	根据推荐的中成药进行正确的用药指导	1. 未介绍药品的服用方法、注意事项、有效期等,扣10分 2. 未提示顾客药品之间的合理联用、贮藏方法,扣5分 3. 未能关心顾客,做好交流沟通,扣5分	20	
填写记录	正确填写实训记录	1. 不能合理扮演顾客和药品销售人员,扣5分 2. 不能规范书写顾客表述的骨伤科疾病症状,扣5分 3. 不能正确使用导购技巧,扣2分 4. 未记录出售药品,扣2分	14	
合计			100	

【学习拓展】

骨伤科疾病的治疗注意事项

治骨伤科疾病中成药大多辛散苦泄,活血通脉,有伤津、堕胎之弊,故孕妇及月经过多者禁用,阴虚津亏者慎用。个别中成药含有毒中药,不宜过量或久服。

此外,在处理骨伤科疾病患者时应注意,凡有内外出血者,宜先止血,再用活血散瘀舒筋之法活血消肿止痛,促进损伤愈合。保证患者充分休息,让损伤的组织充分愈合。损伤早期,若属开放性损伤则应及时处理伤口,尽量做到一期缝合,以免感染;皮肤无破损者则应及时用冰袋或湿冷毛巾冷敷，24小时内无需其他药物治疗，24小时后可适当应用内服或外用药，必要时可热敷患处。

思考与练习

一、选择题

1. 云南白药的功能是（　　　）。
   A. 活血化瘀，消肿止痛　　　　　　B. 化瘀消肿，止痛止血
   C. 化瘀止血，活血止痛　　　　　　D. 舒筋活血，散瘀止痛
2. 七厘散的组成中不含（　　　）。
   A. 血竭、红花　　B. 乳香、没药　　C. 牛黄、樟脑　　D. 儿茶、冰片
3. 能活血化瘀、接骨止痛的中成药是（　　　）。
   A. 七厘散　　　B. 接骨七厘片　　C. 活血止痛散　　D. 云南白药
4. 跌打损伤、闪腰岔气、骨折筋伤、瘀血肿痛宜选用的中成药是（　　　）。
   A. 跌打丸　　　B. 接骨七厘片　　C. 七厘散　　　D. 活血止痛散
5. 跌打损伤、瘀血肿痛、吐血、咯血、便血、痔血等宜选用的中成药是（　　　）。
   A. 接骨七厘片　B. 七厘散　　　　C. 正骨水　　　D. 云南白药
6. 治伤胶囊的功能是（　　　）。
   A. 活血化瘀，接骨续筋　　　　　　B. 祛风散结，消肿止痛
   C. 活血止痛，解毒消肿　　　　　　D. 舒经活络，活血散瘀
7. 内含朱砂不宜久服的中成药是（　　　）。
   A. 接骨七厘片　B. 跌打丸　　　　C. 七厘散　　　D. 活血止痛散
8. 宜用黄酒或温开水送服的是（　　　）。
   A. 正骨水　　　B. 跌打丸　　　　C. 七厘散　　　D. 活血止痛散

二、简答题

1. 骨伤科疾病的病因病机是什么？
2. 治骨伤科疾病中成药的使用注意事项有哪些？

三、案例分析题

1. 李某，男，16岁。昨天下午因外伤出现右足踝局部青紫，痛如针刺，焮肿闷胀，不敢触碰，活动受限，舌红，苔薄黄，脉弦涩。

2. 吕某，男，34岁。因骑电动车不慎摔倒伤至左上肢，一周后肿胀未减轻，疼痛更甚。左前臂严重肿胀，瘀血青紫，局部压痛，活动受限，脉沉实。

3. 王某，男，23岁，酒精过敏者。3天前因搬家时不注意造成腰部扭伤，疼痛，咳嗽或活动时疼痛明显，不能俯仰、转侧，局部无红肿。后又因下楼梯时滑倒，导致脚踝处红肿疼痛。

请根据患者症状，推荐适用的中成药，并说明理由。

任务十六

皮肤病荐药

 任务描述

皮肤病是常见多发病之一,本学习任务是皮肤病的推荐用药,要求能根据患者主诉的症状合理推荐用药及进行用药指导,做好药学服务工作。

 任务目标

知识目标

1. 识记常见皮肤病和对应的主要症状。
2. 识记常用治皮肤病中成药的药物组成、功能主治。
3. 识记常用治皮肤病中成药的用法用量和使用注意。

技能目标

1. 能根据顾客主诉的症状正确推荐常用中成药。
2. 能根据推荐的中成药进行正确的用药指导。

思政目标

1. 通过学习中成药的严谨组方、确切疗效等,弘扬博大精深的中医药传统文化,增强中华民族的文化自信。
2. 通过细致严谨的问病售药实训练习,培养医者仁心,形成科学严谨的工作作风。
3. 通过问病售药的实训考核,培养实事求是、爱岗敬业的职业精神。

学习活动1 皮肤病荐药学习认知

【任务引入】

某男,55岁,高温天气时从事户外工作,劳作后发现皮肤发红,出现针头大小的红色丘疹，有的密集成片，有的丘疹呈脓性，并出现瘙痒、阵感灼痛的症状，故来药店购药。你若作为药店工作人员，应如何询问顾客的基本情况，做好用药指导？

 任务须知

一、概述

（一）皮肤病的定义及症状

皮肤病发生于皮肤，是严重影响人体健康的常见病、多发病之一。皮肤位于体表，所以皮肤病多是肉眼可见、有局部症状可凭的。皮肤病大多症状较轻，但少数较重者甚至可以危及生命。

对皮肤病的认识，不能局限于局部，而应从整体着眼，本着"有诸内，必形诸外"的基本思想，透过表面皮损的形态、大小、数量、色泽等，把握机体阴阳失衡、脏腑失和、气血津液不调等内部状态，由外而内，内外兼顾，整体参详。皮肤病常出现瘙痒、疼痛、红肿、脱屑，长有小疙瘩、小水疱、出血点等症状，临床诊断应该通过四诊获得的资料，判断人体正气的盈亏、病邪的盛衰、疾病的浅深等情况，进行综合分析。

（二）皮肤病的病因病机

皮肤病的病因病机较为复杂，但归纳起来不外乎外因、内因二类。外因主要是风、湿、热、虫、毒，内因主要是七情内伤、饮食劳倦、禀赋不足、肝肾亏损、脏腑致病等。其病机主要为气血不和，脏腑失调，邪毒结聚，而致生风、生湿、化热、化燥、伤阴、致虚、致瘀等。

（三）治皮肤病中成药的分类

根据常见皮肤病，可将治皮肤病中成药分为治痹子中成药、治痤疮中成药、治皮肤瘙痒中成药、治脚湿气中成药等。

（四）皮肤病的药学服务

1. 出现皮肤病应及时就医，尤其是自行用药无效和症状加重的患者。

2. 在饮食方面应限制可能诱发或加重皮肤病的辛辣、油腻、刺激性的食物，忌烟、忌酒，禁食鱼、虾等海产品，不要喝浓茶、浓咖啡等刺激性饮品，多食蔬菜、水果，适当吃一些动物脏器、瘦肉等。

3. 尽量避免皮肤长时间在强烈的日光下和寒冷、炎热、大风等恶劣的气候下暴露；忌用过热的水烫洗患处；禁止用手搔抓患处（如掀皮屑、挤水疱、搔抓皮肤等），否则更容易使皮肤受伤，病情加重，甚至引发感染、中毒。

4. 注意规避导致皮肤病的过敏原，如规避粉尘，湿冷、燥热或有化学性刺激的环境；注意不要服用易导致过敏的药物。

5. 贴身衣物以纯棉、宽松为宜；应避免摩擦患处；注意保持适宜的环境温度、湿度，勤换衣物和床单等。

6. 生活有规律,心平气和,避免精神过度紧张。长时间工作后一定要注意休息,进行调整。

7. 若出现焦虑、抑郁等心理问题,应接受必要的心理辅导。

二、常用治皮肤病中成药

（一）治痱子中成药

痱子症见初期皮肤发红,然后出现针头大小的红色丘疹或疱疹,密集成片,其中有些丘疹呈脓性,生痱子处剧痒、疼痛,有时还会有一阵阵灼痛感。

止痒消炎水

【组成】苦参、白鲜皮、蛇床子、薄荷脑、冰片、水杨酸、麝香草酚。

【功能与主治】消炎、止痒。用于夏季皮炎、痱子、皮肤瘙痒等。

【用法与用量】外用,涂抹患处,一日数次。

【注意】外用药,切勿口服。

【贮藏】密封,置阴凉处（不超过20℃）。

（二）治痤疮中成药

痤疮症见黑头、粉刺及皮脂溢出,还常有丘疹、结节、脓疱、脓肿、窦道或瘢痕等。本病是一种累及毛囊、皮脂腺的慢性炎症性皮肤病,好发于颜面、胸、背部,多见于青春期男女。

复方珍珠暗疮片

【组成】山银花、蒲公英、黄芩、黄柏、猪胆粉、地黄、玄参、水牛角浓缩粉、山羊角、当归尾、赤芍、酒大黄、川木通、珍珠层粉、北沙参。

【功能与主治】清热解毒,凉血消斑。用于血热蕴阻肌肤所致的粉刺、湿疮,症见颜面部红斑、粉刺疙瘩、脓疱,或皮肤红斑丘疹、瘙痒；痤疮、红斑丘疹性湿疹见上述证候者。

【用法与用量】口服。一次4片,一日3次。

【注意】孕妇及脾胃虚寒者慎服；忌食辛辣、油腻及海鲜之品。

【规格】薄膜衣片,每片重0.33 g；糖衣片,片心重0.3 g。

【贮藏】密封。

清热暗疮片

【组成】金银花、大黄浸膏、穿心莲浸膏、人工牛黄、蒲公英浸膏、珍珠层粉、山豆根浸膏、甘草、栀子浸膏。

【功能与主治】清热解毒,凉血散瘀。用于痤疮。

【用法与用量】口服。一次2~4片,一日3次,14天为一疗程。

【注意】孕妇禁用，脾胃虚寒症见腹痛、喜暖、泄泻者禁用，脾胃虚弱者慎用，忌烟酒、辛辣、油腻食物。

【规格】薄膜衣片，每片重 0.21 g。

【贮藏】密封，防潮。

当归苦参丸

【组成】当归、苦参。

【功能与主治】凉血，祛湿。用于血燥湿热引起的头面生疮，粉刺疙瘩，湿疹刺痒，酒糟鼻赤。

【用法与用量】口服。一次 6 g，一日 2 次。

【注意】孕妇、哺乳期妇女慎用，儿童、年老体弱者或患有其他疾病者应在医师指导下服用，如有多个结节、囊肿、脓疱等严重症状者应去医院就诊，不宜与温热性药物同时服用，忌烟酒、辛辣、油腻食物。

【贮藏】密封。

消痤丸

【组成】升麻、柴胡、麦冬、野菊花、黄芩、玄参、石膏、石斛、龙胆、大青叶、金银花、竹茹、蒲公英、淡竹叶、夏枯草、紫草。

【功能与主治】清热利湿，解毒散结。用于湿热毒邪聚结肌肤所致的粉刺，症见颜面皮肤光亮油腻、黑头粉刺、脓疱、结节，伴有口苦、口黏、大便干；痤疮见上述证候者。

【用法与用量】口服。一次 30 粒，一日 3 次。

【注意】孕妇及脾胃虚寒者慎用，忌食辛辣、油腻之品。

【规格】每 10 丸重 2 g。

【贮藏】密封。

金花消痤丸

【组成】炒栀子、金银花、炒黄芩、酒大黄、黄连、桔梗、薄荷、黄柏、甘草。

【功能与主治】清热泻火，解毒消肿。用于肺胃热盛所致的痤疮、口舌生疮、胃火牙痛、咽喉肿痛、目赤、便秘、尿黄赤等。

【用法与用量】口服。一次 4 g，一日 3 次。

【注意】孕妇、哺乳期妇女及脾胃虚寒者慎用；服药后出现胃脘不适、食欲减少，或大便溏软者，应减量或停服；感冒时不宜服用。

【贮藏】密封。

（三）治皮肤瘙痒中成药

皮肤瘙痒症见阵发性瘙痒，无原发性皮损，由于连续反复搔抓，出现抓痕、表皮剥脱和血痂，日久皮肤可出现肥厚、苔藓样变、色素沉着以及湿疹样变。

二妙丸

【组成】炒苍术、炒黄柏。

【功能与主治】燥湿清热。用于湿热下注，足膝红肿热痛，下肢丹毒，白带，阴囊湿痒。

【用法与用量】口服。一次6~9g，一日2次。

【规格】每袋装6克。

【贮藏】密封。

丹皮酚软膏

【组成】丹皮酚、丁香油。

【功能与主治】抗过敏，消炎止痒。用于各种湿疹、皮炎、皮肤瘙痒、蚊臭虫叮咬红肿等各种皮肤疾患，对过敏性鼻炎和感冒也有一定效果。

【用法与用量】外用，涂敷患处，一日2~3次；防治感冒可涂鼻下上唇处，鼻炎涂鼻腔内。

【注意】本品为外用药，禁止内服。

【贮藏】密封，置阴凉处保存。

湿毒清胶囊

【组成】地黄、当归、丹参、蝉蜕、苦参、白鲜皮、甘草、黄芩、土茯苓。

【功能与主治】养血润肤，祛风止痒。用于血虚风燥所致的风瘙痒，症见皮肤干燥、脱屑、瘙痒，伴有抓痕、血痂、色素沉着；皮肤瘙痒症见上述证候者。

【用法与用量】口服。一次3~4粒，一日3次。

【注意】孕妇及过敏体质者慎用，忌食辛辣、海鲜之品。

【规格】每粒装0.5g。

【贮藏】密封。

皮肤康洗液

【组成】金银花、蒲公英、马齿苋、土茯苓、大黄、赤芍、地榆、蛇床子、白鲜皮、甘草。

【功能与主治】清热解毒，凉血除湿，杀虫止痒。主治湿热阻于皮肤所致湿疹，症见瘙痒、红斑、丘疹、渗出、水疱、糜烂和湿热下注所致阴痒，白带过多。皮肤湿疹及各类阴道炎见上述证候者。

【用法与用量】皮肤湿疹：取适量药液直接涂抹于患处，有糜烂面者可稀释5倍量后湿敷，一日2次。妇科病：先用清水冲洗阴道，取适量药液用温开水稀释5~10倍，用阴道冲洗器将药液注入阴道内保留几分钟；或坐浴。一日2次。或遵医嘱。

【注意】本品为外用药，勿口服；月经期妇女及酒精过敏者禁用；若有皮肤过敏反应，立即停用。

【贮藏】密封，置阴凉干燥处。

（四）治脚湿气中成药

脚湿气症见足趾间有小水疱，痒甚，擦破后则流水，局部可有脱屑或结痂。因反复趾间湿烂，故又称"水渍疮"。本病生于足趾，因湿热下注或接触湿毒邪气而发。

癣宁搽剂

【组成】土荆皮、关黄柏、白鲜皮、徐长卿、苦参、石榴皮、洋金花、南天仙子、地肤子、樟脑。

【功能与主治】清热除湿，杀虫止痒，有较强的抗真菌作用。用于脚癣、手癣、体癣、股癣等皮肤癣症。

【用法与用量】外用，涂擦或喷于患处。一日2~3次。

【贮藏】密封。

复方土槿皮酊

【组成】土槿皮、苯甲酸、水杨酸。

【功能与主治】杀菌，止痒。适用于趾痒、皮肤瘙痒、一般癣疾。

【用法与用量】外用，涂患处，一日1~2次。

【注意】孕妇、儿童禁用。水疱型、糜烂型手足癣禁用。

【贮藏】遮光，密封保存。

癣湿药水

【组成】土荆皮、蛇床子、大风子仁、百部、防风、当归、凤仙透骨草、侧柏叶、吴茱萸、花椒、蝉蜕、斑蝥。

【功能与主治】祛风除湿，杀虫止痒。用于风湿虫毒所致的鹅掌风、脚湿气，症见皮肤丘疹、水疱、脱屑，伴有不同程度瘙痒。

【用法与用量】外用。擦于洗净的患处，一日3~4次；治疗灰指甲应先除去空松部分，使药易渗入。

【注意】切忌入口，严防触及眼、鼻、口腔等黏膜处。

【贮藏】密封。

【任务分析与指导】

以任务引入为驱动，根据任务须知模拟药店实际工作情境，对顾客用药进行分析与指导。

药师：您好，请问有什么可以帮到您？

患者：你好！我肘窝、腋窝发红，脖子和后背也起了好多红疹子，很痒，还有一阵阵灼痛，请问，我患的是什么病？应该吃什么药比较好？

药师：请问您多大年龄了？是否有高血压，是否有其他病史（学生可补充咨询相关信息，如是否从事特殊职业等）？

患者：我今年55岁，没有高血压，没有其他病史。

药师：请问您还有其他不适吗？

患者：没有。

药师：请问您是什么时候出现这些症状的？

患者：今天在外面正常工作，很热，出了很多汗，下午四五点开始出现这些症状。

药师：您是因为在高温闷热环境下工作，出汗过多且不易蒸发导致的痱子。

患者：请推荐治疗的中成药给我。

药师：我向您推荐止痒消炎水（从药品陈列架上的药品中推荐，可以推荐多种药品）。

患者：好的，请问这个药有什么作用？

药师：止痒消炎水的功能是消炎、止痒，用于夏季皮炎，痱子，皮肤瘙痒等。

患者：我要止痒消炎水，请问应该如何使用？有什么忌口吗？

药师：止痒消炎水的使用方法是外用，涂抹患处。用药期间忌食辛辣、油腻、刺激的食物。注意衣着宜宽大以便散热，勤换内衣，勤洗澡，但忌用热水洗烫。保持皮肤清洁、干燥，应避免搔抓，以防继发感染。此外药品还需要密封保存。

药师：这盒药的价格是××元，请问您需要吗？是会员吗？如何支付？

患者：要的，不是会员，可以刷医保卡吗？

药师：可以，请慢走，祝您早日康复！

学习活动2　皮肤病荐药实训考评

 任务实训

采用情景模拟方式，同学之间交替扮演药品销售人员和顾客，依照表3-16-1所列实训项目和要点实施皮肤病荐药任务实训，将相关知识摘要或过程记录填入表内。

表 3-16-1　　　　　　　　　　皮肤病荐药实训记录

顾客 (学生姓名)		销售人员 (学生姓名)	
项目	实训要点		知识摘要/过程记录
实训准备	1. 模拟药房环境，药房应配备药品展示柜、货架、收银开票系统 2. 准备常用治皮肤病中成药，如止痒消炎水、丹皮酚软膏、复方珍珠暗疮片、癣湿搽剂、皮肤康洗液、二妙丸等 3. 准备工服（白大褂）、签字笔		
交流沟通	1. 记录并分析顾客主诉 2. 询问顾客基本信息，如年龄、职业、基础疾病、病史等 3. 询问顾客关键症状，如是否有丘疹、瘙痒、疼痛、红肿、脱屑等 4. 在支付时应询问药品的支付方式、是否为会员、是否有医保卡等		
推荐用药	1. 根据顾客主诉和询问症状，向顾客介绍多种中成药的功能主治、药品价格等内容 2. 根据掌握的顾客基本信息并结合顾客的意愿推荐适合药品		
用药指导	1. 对顾客选择的药品进行服用方法、注意事项、有效期、贮藏方法等方面的用药指导 2. 提示顾客在用药期间要注意的事项，关心顾客，做好药学服务工作		

实训考评

依照表 3-16-2 对皮肤病荐药任务实训完成情况进行考评，考查可否模拟实际情景在规定时间内完成皮肤病荐药的药学服务工作。

表 3-16-2　　　　　　　　　　皮肤病荐药实训考评

考核内容	考核要求	考核标准	配分	得分
实训准备	准备实训中需使用的材料、设备和工具	1. 未检查药房内的药品展示柜、货架、收银开票系统是否齐全，扣 2 分 2. 未能正确准备常用中成药，扣 2 分 3. 未准备工服（白大褂）、签字笔，扣 2 分 4. 未准备皮肤病荐药实训记录表，扣 2 分	8	
职业形象	仪容、仪表、仪态规范	1. 仪容不整洁，扣 2 分 2. 未穿工服（白大褂），扣 2 分	4	
礼貌用语	文明用语完成销售过程	1. 未使用"祝您早日康复"等用语，扣 2 分 2. 使用了"这个病很麻烦的"等不恰当用语，扣 2 分	4	
交流沟通	与顾客良好沟通	1. 未能聆听顾客主诉并记录，扣 5 分 2. 未能询问顾客基本信息，扣 5 分 3. 未能询问顾客关键症状，扣 10 分	20	

续表

考核内容	考核要求	考核标准	配分	得分
推荐用药	根据顾客病证正确推荐中成药	1. 未能根据病证正确介绍多种常用中成药的功能主治、药品价格等内容，扣15分 2. 未能根据顾客意愿推荐适合药品，扣15分	30	
用药指导	根据推荐的中成药进行正确的用药指导	1. 未介绍药品的服用方法、注意事项、有效期等，扣10分 2. 未提示顾客药品之间的合理联用、贮藏方法，扣5分 3. 未能关心顾客，做好交流沟通，扣5分	20	
填写记录	正确填写实训记录	1. 不能合理扮演顾客和药品销售人员，扣5分 2. 不能规范书写顾客表述的皮肤病症状，扣5分 3. 不能正确使用导购技巧，扣2分 4. 未记录出售药品，扣2分	14	
合计			100	

【学习拓展】

痱子和湿疹的区别

1. 发生范围不同

痱子多见于小儿及妇女，但是湿疹可见于任何年龄及性别；痱子的发生和季节有着密切的关系，湿疹和季节关系不大。

2. 病变类型不同

痱子表现为针头大的丘疹或疱疹，发生时有小水疱，周围有很狭的红晕；而湿疹为多型性皮疹，会出现红斑、丘疹、水疱、糜烂、结痂、鳞屑、苔藓样变等多种损害，这是区分两者的一个重要的标准。

3. 病因不同

痱子是在高温潮湿环境下，汗液大量分泌，表皮角质浸渍变软，以及细菌繁殖，致使汗腺闭塞，汗液潴留而形成的；湿疹则是各种内外因素刺激引起的。

4. 分型不同

痱子可分为红痱、白痱，在天气转凉后很快消退，但遇热可复发，延误病期。湿疹分急性湿疹、亚急性湿疹、慢性湿疹，病程较长，一般2~3周可恢复，慢性者可数月乃至数年而不愈，较易复发。

思考与练习

一、选择题

1. 下列不属于皮肤病内因的是（　　）。
A. 七情内伤　　　B. 肝肾亏损　　　C. 脏腑致病　　　D. 蚊虫叮咬

2. 下列关于皮肤病的说法错误的是（　　）。
  A. 患者在饮食方面应限制可能诱发或加重皮肤病的辛辣、油腻、刺激性的食物，忌烟、忌酒，不要喝浓茶、浓咖啡等刺激性饮品，多食蔬菜、水果
  B. 在日常生活方面，需注意避免熬夜
  C. 注意规避导致患者皮肤病的过敏原，如规避粉尘，湿冷、燥热或有化学性刺激的环境，注意不要服用易导致过敏的药物
  D. 患者应多参与户外活动，多晒太阳
3. 止痒消炎水可以用于治疗（　　）。
  A. 脚湿气　　　　B. 痱子　　　　C. 手足皲裂　　　　D. 冻疮
4. 下列需要置于阴凉处密封保存的中成药是（　　）。
  A. 止痒消炎水　　B. 二妙丸　　C. 复方珍珠暗疮片　　D. 当归苦参丸
5. 能抗过敏，消炎止痒的中成药是（　　）。
  A. 湿毒清胶囊　　B. 丹皮酚软膏　　C. 皮肤康洗液　　D. 复方土槿皮酊
6. 清热暗疮片可以治疗（　　）。
  A. 皮肤瘙痒　　B. 痤疮　　　　C. 手足皲裂　　　　D. 痱子
7. 二妙丸可以治疗（　　）。
  A. 冻伤　　　　B. 痤疮　　　　C. 皮肤瘙痒　　　　D. 痱子
8. 不可内服的中成药是（　　）。
  A. 二妙丸　　　B. 湿毒清胶囊　　C. 皮肤康洗液　　D. 当归苦参丸
9. 能治疗痤疮的中成药是（　　）。
  A. 当归苦参丸　B. 丹皮酚软膏　　C. 二妙丸　　　　D. 皮肤康洗液

二、简答题

1. 痱子的主要症状有哪些？如何避免痱子的发生？
2. 请为皮肤病患者提供一些生活建议。

三、案例分析题

1. 某男，49岁。夏天劳作后皮肤发红，出现针头大小的红色丘疹，有的密集成片，有的丘疹呈脓性，有时还会有一阵阵灼痛感。
2. 某女，17岁。面部粉刺多，油性皮脂，有脓疱。
3. 某男，69岁。近段时间皮肤干燥、蜕皮，皮肤瘙痒。
4. 某男，32岁。足底及足跟部皮肤发红、瘙痒、可见抓痕，趾间皮肤破溃，足底可见针尖大小的水疱，足底脱皮。

请根据患者症状，推荐适用的中成药。

任务十七 五官科疾病荐药

任务描述

五官科疾病是常见多发病之一,本学习任务是五官科疾病的推荐用药,要求能根据患者主诉的症状合理推荐用药及进行用药指导,做好药学服务工作。

任务目标

知识目标

1. 识记常见五官科疾病和对应的主要症状。
2. 识记常用治五官科疾病中成药的药物组成、功能主治。
3. 识记常用治五官科疾病中成药的用法用量和使用注意。

技能目标

1. 能根据顾客主诉的症状正确推荐常用中成药。
2. 能根据推荐的中成药进行正确的用药指导。

思政目标

1. 通过学习中成药的严谨组方、确切疗效等,弘扬博大精深的中医药传统文化,增强中华民族的文化自信。
2. 通过细致严谨的问病售药实训练习,培养医者仁心,形成科学严谨的工作作风。
3. 通过问病售药的实训考核,培养实事求是、爱岗敬业的职业精神。

学习活动1 五官科疾病荐药学习认知

【任务引入】

某女,26岁,教师。素体虚弱,近日咽喉肿痛,声音嘶哑,口干舌燥,有"呃""咯"

动作并有口腔溃疡,希望通过药物消除病症,故来药店咨询购药。你若作为药店工作人员,应如何询问顾客的基本情况,做好用药指导?

 任务须知

一、概述

(一)五官科疾病的定义及症状

五官科疾病包括眼病、鼻病、口疮、喉病、耳病,症状繁多。

常见的眼病可分为沙眼、针眼、眼内翳障、迎风流泪、视疲劳等多种。中医认为心热眼多眵,肝热眼多泪,风胜则眼痒,火胜则眼红,湿胜则眼赤烂,热胜则眼珠胀痛,脾热则眼毛倒睫,肾水亏则瞳仁缩小。

中医将鼻病分为鼻窒、鼻渊、鼻鼽三类,临床以鼻痒、鼻塞、流涕等为主要症状。

口疮是指口腔黏膜发生的浅表溃疡,呈圆形或椭圆形,伴烧灼样疼痛。小儿口疮由疳积所致,则为"口疳"。

喉间肿痛,名曰喉痹,可分为急性和慢性,急性喉痹以咽喉痛为主要症状,重者声音嘶哑甚至呼吸困难;慢性喉痹主要表现为咽干、微痛,常有"吭""咯"的动作。

耳鸣指自觉耳内鸣响的听觉幻觉,可分为虚实两种类型。虚证常伴有头晕目眩、腰痛等症状,诊脉多细弱;实证则耳中暴鸣如钟鼓之声。耳聋指听力减退,可分为虚实两种类型。虚证耳聋发病较缓慢,初起听力减退,称为"重听";实证耳聋发病骤然,称为"暴聋"。

(二)五官科疾病的病因病机

人体的五脏、五官、前后二阴、皮肉筋骨脉等,都通过经络相互联系,成为不可分割的一个有机整体。五官的疾患,可由脏腑功能失调引起;而机体脏腑功能失调,也会在五官等体表器官表现出来。

眼病的病因复杂,除因眼与外界直接接触,可因外界因素致病外,同样也可因机体的内在因素影响而发病。肺开窍于鼻,咽喉为肺胃之上口,故多从肺调治。但在临床中,因肝病致耳鼻咽喉功能障碍者众多,如慢性咽炎、暴聋、鼻窦炎、癔病性失音等。口疮多因脾胃积热,也有因体质素虚,虚火上炎而致。喉痹多由邪热内结,气血瘀滞痹阻所致。虚证耳鸣是由于肾阴亏损,虚火上炎所致;实证耳鸣多因暴怒伤肝,致肝、胆之火上逆所致。虚证耳聋病因为下元亏损,肾精不足;实证耳聋多因外伤、外感风火,或内火上炎所致。耳鸣和耳聋在临床上可单独出现,亦可同时出现。耳为肾的外窍,胆及三焦等经脉会于耳中,所以一般耳病与此三者关系最为密切。

(三)治五官科疾病中成药的分类

按照五官进行分类,可将常用治五官科疾病中成药分为治眼病中成药、治鼻病中成药、治口疮中成药、治喉病中成药、治耳病中成药。

（四）五官科疾病的药学服务

1. 鼻中隔偏曲、鼻息肉患者不适于自己选择用药。

2. 反复发作者、儿童、老年人、孕妇和哺乳期妇女不适于自己选择用药，宜在医师指导下选择用药或去医院进行诊治。

3. 牙痛原因不明、慢性牙痛、牙痛剧烈者，宜在医师指导下选择用药或去医院进行诊治。

4. 突发性耳聋及对自身病情不了解者不适于自己选择用药，宜去医院进行诊治。

5. 患上眼疾要及时医治，同时注意不要将病菌传染给他人。

二、常用治五官科疾病中成药

（一）治眼病中成药

常见眼病有沙眼、针眼、眼内翳障、迎风流泪、视疲劳等。

明目上清丸

【组成】桔梗、熟大黄、天花粉、石膏、麦冬、玄参、栀子、盐蒺藜、蝉蜕、甘草、陈皮、菊花、盐车前子、当归、黄芩、赤芍、黄连、麸炒枳壳、薄荷、连翘、荆芥。

【功能与主治】清热散风，明目止痛。用于暴发火眼。

【用法与用量】口服。一次9 g，一日1～2次。

【注意】孕妇、年老体弱者、白内障患者忌服。

【规格】每袋装9 g。

【贮藏】密封。

明目地黄丸

【组成】熟地黄、酒萸肉、牡丹皮、山药、茯苓、泽泻、枸杞子、菊花、当归、白芍、蒺藜、煅石决明。

【功能与主治】滋肾，养肝，明目。用于肝肾阴虚，目涩畏光，视物模糊，迎风流泪。

【用法与用量】口服。水蜜丸一次6 g，小蜜丸一次9 g，大蜜丸一次1丸，一日2次。

【规格】大蜜丸每丸重9 g。

【贮藏】密封。

龙胆泻肝丸

【组成】龙胆、柴胡、黄芩、炒栀子、泽泻、木通、盐车前子、酒当归、地黄、炙甘草。

【功能与主治】清肝胆，利湿热。用于肝胆湿热，头晕目赤，耳鸣耳聋，耳肿疼痛，胁痛口苦，尿赤涩痛，湿热带下。

【用法与用量】口服。小蜜丸一次6～12 g（30～60丸），大蜜丸一次1～2丸，一日

2 次。

【注意】孕妇慎用。

【规格】小蜜丸,每 100 丸重 20 g;大蜜丸,每丸重 6 g。

【贮藏】密封。

石斛夜光丸

【组成】石斛、人参、山药、茯苓、甘草、肉苁蓉、枸杞子、菟丝子、地黄、熟地黄、五味子、天冬、麦冬、苦杏仁、防风、川芎、麸炒枳壳、黄连、牛膝、菊花、盐蒺藜、青葙子、决明子、水牛角浓缩粉、山羊角。

【功能与主治】滋阴补肾,清肝明目。用于肝肾两亏,阴虚火旺,内障目暗,视物昏花。

【用法与用量】口服。水蜜丸一次 7.3 g,小蜜丸一次 12 g,大蜜丸一次 2 丸,一日 2 次。

【规格】大蜜丸每丸重 5.5 g。

【贮藏】密封。

黄连羊肝丸

【组成】黄连、胡黄连、黄芩、黄柏、龙胆、柴胡、醋青皮、木贼、密蒙花、芜蔚子、炒决明子、煅石决明、夜明砂、鲜羊肝。

【功能与主治】泻火明目。用于肝火旺盛,目赤肿痛,视物昏暗,羞明流泪。

【用法与用量】口服。一次 9 g,一日 1~2 次。

【注意】忌生冷刺激食物,忌鱼、虾等腥物。

【贮藏】密封。

(二)治鼻病中成药

鼻病症见鼻痒、鼻塞、流涕等。

鼻窦炎口服液

【组成】辛夷、荆芥、薄荷、桔梗、竹叶柴胡、苍耳子、白芷、川芎、黄芩、栀子、茯苓、川木通、黄芪、龙胆草。

【功能与主治】疏散风热,清热利湿,宣通鼻窍。用于风热犯肺、湿热内蕴所致的鼻塞不通、流黄稠涕,以及急慢性鼻炎、鼻窦炎见上述证候者。

【用法与用量】口服。一次 10 mL,一日 3 次;20 天为一疗程。

【规格】每支装 10 mL。

【贮藏】密封,遮光,置阴凉处。

辛夷鼻炎丸

【组成】辛夷、薄荷、紫苏叶、甘草、广藿香、苍耳子、鹅不食草、板蓝根、山白芷、防风、鱼腥草、菊花、三叉苦。

【功能与主治】祛风宣窍，清热解毒。用于风热上攻、热毒蕴肺所致的鼻塞、鼻流清涕或浊涕、发热、头痛，以及慢性鼻炎、过敏性鼻炎、神经性头痛见上述证候者。

【用法与用量】口服。一次3 g，一日3次。

【规格】每10丸重0.75 g。

【贮藏】密封。

鼻炎康片

【组成】广藿香、苍耳子、鹅不食草、麻黄、野菊花、当归、黄芩、猪胆粉、薄荷油、马来酸氯苯那敏。

【功能与主治】清热解毒，宣肺通窍，消肿止痛。用于风邪蕴肺所致的急慢性鼻炎、过敏性鼻炎。

【用法与用量】口服。一次4片，一日3次。

【注意】孕妇及高血压患者慎用，用药期间不宜驾驶车辆、操作机器及高空作业等，忌食辛辣食物，不宜过量、久服。

【规格】每片重0.37 g（含马来酸氯苯那敏1 mg）。

【贮藏】密封。

鼻渊舒胶囊

【组成】苍耳子、辛夷、薄荷、白芷、黄芩、栀子、柴胡、细辛、川芎、黄芪、川木通、桔梗、茯苓。

【功能与主治】疏风清热，祛湿通窍。用于鼻炎、鼻窦炎属肺经风热及胆腑郁热证者。

【用法与用量】口服。一次3粒，一日3次。7天为一疗程或遵医嘱。

【规格】每粒装0.3 g。

【贮藏】密封。

千柏鼻炎片

【组成】千里光、卷柏、羌活、决明子、麻黄、川芎、白芷。

【功能与主治】清热解毒，活血祛风，宣肺通窍。用于风热犯肺、内郁化火、凝滞气血所致的鼻塞、鼻痒气热、流涕黄稠，或持续鼻塞、嗅觉迟钝；急慢性鼻炎、急慢性鼻窦炎见上述证候者。

【用法与用量】口服。一次3~4片，一日3次。

【规格】薄膜衣片每片重0.44 g。

【贮藏】密封。

（三）治口疮中成药

口疮症见口腔黏膜发生浅表溃疡，呈圆形或椭圆形，伴烧灼样疼痛。

口腔溃疡散

【组成】青黛、枯矾、冰片。

【功能与主治】清热，消肿，止痛。用于火热内蕴所致的口舌生疮、黏膜破溃、红肿灼痛，以及复发性口疮、急性口炎见上述证候者。

【用法与用量】用消毒棉球蘸药擦患处。一日 2~3 次。

【规格】每瓶装 3 g。

【贮藏】密封。

桂林西瓜霜

【组成】西瓜霜、煅硼砂、黄柏、黄连、山豆根、射干、浙贝母、青黛、冰片、无患子果（炭）、大黄、黄芩、甘草、薄荷脑。

【功能与主治】清热解毒，消肿止痛。用于风热上攻、肺胃热盛所致的乳蛾、喉痹、口糜，症见咽喉肿痛、喉核肿大、口舌生疮、牙龈肿痛或出血；急慢性咽炎、扁桃体炎、口腔炎、口腔溃疡、牙龈炎见上述证候者及轻度烫伤（表皮未破）者。

【用法与用量】外用，喷、吹或敷于患处，一次适量，一日数次；重症者兼服，一次 1~2 g，一日 3 次。

【规格】（1）每瓶装 1 g。（2）每瓶装 2 g。（3）每瓶装 2.5 g。（4）每瓶装 3 g。

【贮藏】密闭。

西瓜霜润喉片

【组成】西瓜霜、冰片、薄荷素油、薄荷脑。

【功能与主治】清音利咽，消肿止痛。用于防治咽喉肿痛，声音嘶哑，喉痹，喉痛，喉蛾，口糜，口舌生疮，牙痛；急慢性咽喉炎，急性扁桃体炎，口腔溃疡，口腔炎，牙龈肿痛。

【用法与用量】含服。每小时含化 2~4 片〔规格（1）、规格（2）〕或每小时含化 1~2 片〔规格（3）〕。

【规格】（1）每片重 0.6 g。（2）每片重 0.6 g（无蔗糖）。（3）每片重 1.2 g。

【贮藏】密封，避光。

复方草珊瑚含片

【组成】肿节风浸膏、薄荷脑、薄荷素油。

【功能与主治】疏风清热，消肿止痛，清利咽喉。用于外感风热所致的喉痹，症见咽喉肿痛、声哑失音；急性咽喉炎见上述证候者。

【用法与用量】含服。一次 2 片〔规格（1）〕或一次 1 片〔规格（2）〕，每隔 2 小时 1

次，一日6次。

【规格】（1）每片重0.44 g。（2）每片重1.0 g。

【贮藏】密封。

口炎清颗粒

【组成】天冬、麦冬、玄参、山银花、甘草。

【功能与主治】滋阴清热，解毒消肿。用于阴虚火旺所致的口腔炎症。

【用法与用量】口服。一次2袋，一日1~2次。

【规格】（1）每袋装10 g。（2）每袋装3 g（无蔗糖）。

【贮藏】密封。

（四）治喉病中成药

喉病症见咽喉肿痛，吞咽阻塞不利。

咽立爽口含滴丸

【组成】艾片、艾纳香油、薄荷素油、薄荷脑、甘草酸单铵盐。

【功能与主治】疏风散热，消肿止痛，清利咽喉。用于急性咽炎、慢性咽炎急性发作、咽痛、咽黏膜红肿、咽干、口臭等症。

【用法与用量】含服，一次2~4丸，一日4次。

【规格】每丸重0.025 g。

【贮藏】密封。

金果饮

【组成】地黄、玄参、西青果、蝉蜕、麦冬、胖大海、南沙参、太子参、陈皮、薄荷素油。

【功能与主治】养阴生津，清热利咽。用于肺热阴伤所致的咽部红肿、咽痛、口干咽燥，以及急慢性咽炎见上述证候者。亦可用于放疗引起的咽干不适。

【用法与用量】口服。一次15 mL，一日3次或遵医嘱。

【注意】忌食辛辣、油腻、厚味食物。

【规格】（1）每支装15 mL。（2）每瓶装90 mL。（3）每瓶装165 mL。（4）每支装15 mL（无蔗糖）。

【贮藏】密封。

清咽丸

【组成】桔梗、北寒水石、薄荷、诃子肉、甘草、乌梅肉、青黛、煅硼砂、冰片。

【功能与主治】清热利咽，生津止渴。用于肺胃热盛所致的咽喉肿痛、声音嘶哑、口舌干燥、咽下不利。

【用法与用量】口服或含化。小蜜丸一次 6 g,大蜜丸一次 1 丸,一日 2～3 次。
【注意】忌烟、酒、辛辣之物。
【规格】小蜜丸,每 30 丸重 6 g;大蜜丸,每丸重 6 g。
【贮藏】密封,置阴凉干燥处。

复方鱼腥草片

【组成】鱼腥草、黄芩、板蓝根、连翘、金银花。
【功能与主治】清热解毒。用于外感风热所致的急喉痹、急乳蛾,症见咽部红肿、咽痛;急性咽炎、急性扁桃体炎见上述证候者。
【用法与用量】口服。一次 4～6 片,一日 3 次。
【规格】薄膜衣片每片重 0.35 g。
【贮藏】密封。

黄氏响声丸

【组成】薄荷、浙贝母、连翘、蝉蜕、胖大海、酒大黄、川芎、方儿茶、桔梗、诃子肉、甘草、薄荷脑。
【功能与主治】疏风清热,化痰散结,利咽开音。用于风热外束、痰热内盛所致的急慢性喉痹,症见声音嘶哑、咽喉肿痛、咽干灼热、咽中有痰、寒热头痛、便秘尿赤;急慢性喉炎及声带小结、声带息肉初起见上述证候者。
【用法与用量】口服。一次 8 丸〔规格（1）〕或一次 6 丸〔规格（2）〕或一次 20 丸〔规格（3）〕,一日 3 次,饭后服用;儿童减半。
【注意】胃寒便溏者慎用。
【规格】(1) 炭衣丸,每丸重 0.1 g。(2) 炭衣丸,每丸重 0.133 g。(3) 糖衣丸,每瓶装 400 丸。
【贮藏】密封。

（五）治耳病中成药

耳病症见患者自觉有蝉鸣或其他各种声响,或患者听力减退。

耳聋左慈丸

【组成】煅磁石、熟地黄、制山茱萸、牡丹皮、山药、茯苓、泽泻、竹叶柴胡。
【功能与主治】滋肾平肝。用于肝肾阴虚,耳鸣耳聋,头晕目眩。
【用法与用量】口服。水蜜丸一次 6 g,大蜜丸一次 1 丸,一日 2 次。
【规格】(1) 水蜜丸,每 10 丸重 1 g。(2) 水蜜丸,每 15 丸重 3 g。(3) 大蜜丸,每丸重 9 g。
【贮藏】密封。

耳聋丸

【组成】龙胆、黄芩、地黄、泽泻、木通、栀子、当归、九节菖蒲、甘草、羚羊角。

【功能与主治】清肝泻火，利湿通窍。用于肝胆湿热所致的头晕头痛、耳聋耳鸣、耳内流脓。

【用法与用量】口服。小蜜丸一次7g，大蜜丸一次1丸，一日2次。

【注意】忌食辛辣食物。

【规格】小蜜丸，每45丸重7g；大蜜丸，每丸重7g。

【贮藏】密封。

滴耳油

【组成】核桃油、黄柏、五倍子、薄荷素油、冰片。

【功能与主治】清热解毒，消肿止痛。用于肝经湿热上攻，耳鸣耳聋，耳内生疮，肿痛刺痒，破流脓水，久不收敛。

【用法与用量】滴耳用，先搽净脓水，每次2~3滴，一日3~5次。

【注意】凡耳病如化脓性中耳炎出现头痛重者忌用；忌辛辣、鱼腥食物。

【贮藏】避光，密封。

【任务分析与指导】

以任务引入为驱动，根据任务须知模拟药店实际工作情境，对顾客用药进行分析与指导。

药师：您好，请问有什么可以帮到您？

患者：你好！我近两日用嗓过度，咽喉肿痛，声音嘶哑，常感口干舌燥、吞咽阻塞不利，请问，我患的是什么病？应该吃什么药比较好？

药师：请问您年龄多大？是否长期用嗓？是否有高血压或其他病史（学生可补充咨询相关信息，如是否怀孕等）？

患者：我今年26岁，职业是教师，所以经常用嗓，没有高血压，没有其他病史。

药师：请问是否有其他不适症状？

患者：牙龈有一处米粒大的溃疡，很疼。

药师：请您张开嘴让我帮您看一下咽部和溃疡的情况。

患者：好的。

药师：我观察到您的咽部红肿，牙龈有一处溃疡，并留意您有"吭""咯"动作，加上您长期用嗓过度，判断您得的是慢性咽炎和口腔溃疡。

患者：请推荐治疗的中成药给我。

药师：我向您推荐清咽丸和口腔溃疡散。

患者：好的，请问清咽丸和口腔溃疡散分别有什么作用？

药师：清咽丸能清热利咽，生津止渴，用于肺胃热盛所致的咽喉肿痛、声音嘶哑、口舌干燥、咽下不利。口腔溃疡散能清热，消肿，止痛。用于火热内蕴所致的口舌生疮、黏膜破溃、红肿灼痛。

患者：请问应该如何服用？有什么忌口吗？

药师：清咽丸的服用方法是口服或含化，小蜜丸一次6g，大蜜丸一次1丸，一日2～3次，推荐您含化效果更好。口腔溃疡散则是用消毒棉球蘸药擦患处，一日2～3次。用药期间忌烟、酒、辛辣之物。

药师：这两盒药的价格是××元，请问您是会员吗？如何支付？

患者：不是会员，可以刷医保卡吗？

药师：可以，请慢走，祝您早日康复！

学习活动2　五官科疾病荐药实训考评

 任务实训

采用情景模拟方式，同学之间交替扮演药品销售人员和顾客，依照表3-17-1所列实训项目和要点实施五官科疾病荐药任务实训，将相关知识摘要或过程记录填入表内。

表3-17-1　　　　　　　　　五官科疾病荐药实训记录

顾客 （学生姓名）		销售人员 （学生姓名）	
项目	实训要点		知识摘要/过程记录
实训准备	1. 模拟药房环境，药房应配备药品展示柜、货架、收银开票系统 2. 准备常用治五官科疾病中成药，如口腔溃疡散、金果饮、清咽丸、滴耳油、复方鱼腥草片、黄氏响声丸等 3. 准备工服（白大褂）、签字笔		
交流沟通	1. 记录并分析顾客主诉 2. 询问顾客基本信息，如年龄、职业、基础疾病、病史等 3. 询问顾客关键症状，如眼病是否有目赤肿痛、干涩畏光、视物模糊、迎风流泪等症状；鼻病是否有鼻痒、鼻塞、流涕等症状；口疮是否有黏膜破溃等症状；喉病是否长期用嗓，是否有咽喉肿痛、声音嘶哑等症状；耳病是否有耳聋耳鸣、耳内流脓等症状 4. 在支付时应询问药品的支付方式、是否为会员、是否有医保卡等		

续表

项目	实训要点	知识摘要/过程记录
推荐用药	1. 根据顾客主诉和询问症状，向顾客介绍多种中成药的功能主治、药品价格等内容 2. 根据掌握的顾客基本信息并结合顾客的意愿推荐适合药品	
用药指导	1. 对顾客选择的药品进行服用方法、注意事项、有效期、贮藏方法等方面的用药指导 2. 提示顾客在用药期间要注意的事项，关心顾客，做好药学服务工作	

 实训考评

依照表3-17-2对五官科疾病荐药任务实训完成情况进行考评，考查可否模拟实际情景在规定时间内完成五官科疾病荐药的药学服务工作。

表3-17-2　　　　　　　　　　五官科疾病荐药实训考评

考核内容	考核要求	考核标准	配分	得分
实训准备	准备实训中需使用的材料、设备和工具	1. 未检查药房内的药品展示柜、货架、收银开票系统是否齐全，扣2分 2. 未能正确准备常用中成药，扣2分 3. 未准备工服（白大褂）、签字笔，扣2分 4. 未准备五官科疾病荐药实训记录表，扣2分	8	
职业形象	仪容、仪表、仪态规范	1. 仪容不整洁，扣2分 2. 未穿工服（白大褂），扣2分	4	
礼貌用语	文明用语完成销售过程	1. 未使用"祝您早日康复"等用语，扣2分 2. 使用了"这个病很麻烦的"等不恰当用语，扣2分	4	
交流沟通	与顾客良好沟通	1. 未能聆听顾客主诉并记录，扣5分 2. 未能询问顾客基本信息，扣5分 3. 未能询问顾客关键症状，扣10分	20	
推荐用药	根据顾客病证正确推荐中成药	1. 未能根据病证正确介绍多种常用中成药的功能主治、药品价格等内容，扣15分 2. 未能根据顾客意愿推荐适合药品，扣15分	30	
用药指导	根据推荐的中成药进行正确的用药指导	1. 未介绍药品的服用方法、注意事项、有效期等，扣10分 2. 未提示顾客药品之间的合理联用、贮藏方法等，扣5分 3. 未能关心顾客，做好交流沟通，扣5分	20	
填写记录	正确填写实训记录	1. 不能合理扮演顾客和药品销售人员，扣5分 2. 不能规范书写顾客表述的五官科疾病症状，扣5分 3. 不能正确使用导购技巧，扣2分 4. 未记录出售药品，扣2分	14	
合计			100	

【学习拓展】

五官科常见疾病

近视在儿童青少年中非常普遍，据统计儿童青少年近视率在50％以上。中医认为近视与肝肾不足、气血不充有关。预防上应补益肝肾为主。

麦粒肿是眼睑腺体由细菌感染引起的急性化脓性炎症。发生在睑缘毛囊皮脂腺的称外麦粒肿，发生在睑板腺的称内麦粒肿。发病早期，眼睑局部红肿、疼痛，有硬节和触痛，数天后出现黄色脓点，破溃排脓后可自愈。中医认为，麦粒肿为风热挟肝火上攻所致，治疗上以清肝泻火、解毒为法。

慢性鼻炎是鼻黏膜和黏膜下层的慢性炎症。表现为鼻黏膜慢性充血肿胀者，称慢性单纯性鼻炎；若发展为鼻黏膜和鼻甲增生肥厚，称慢性肥厚性鼻炎；若鼻黏膜深红色，表面干燥无光，鼻道有丝状分泌物，称慢性干燥性鼻炎。慢性鼻炎常由急性鼻炎的反复发作，或外界物理、化学因素的长期刺激所引起。临床症状主要为鼻塞、流涕，鼻涕可为黏液性或脓性，可伴有头痛、头晕及嗅觉减退等症状。

牙痛是口腔科常见症状，发生的原因较多，龋齿、牙周炎、冠周炎等都可引起牙痛。中医认为牙痛为虫蛀或胃火上扰所致。

耳痛分耳内或耳周疼痛，临床上分为原发性耳痛和继发性耳痛。原发性耳痛系耳部疾患所致，如耳廓外伤、外耳道疖、弥漫性外耳道炎、急性中耳炎及中耳乳突炎。继发性耳痛由发生于邻近或远隔器官的疾病引起，如扁桃体炎、颞颌关节炎等口腔科疾病。

思考与练习

一、选择题

1. 中医认为肝热（　　）。
 A. 眼多眵　　　　B. 眼多泪　　　　C. 眼痒　　　　D. 眼红
2. 明目上清丸的功能是（　　）。
 A. 清热散风，明目止痛　　　　B. 清风散热，明目退翳
 C. 滋阴补肾，清肝明目　　　　D. 清热解痉，去翳明目
3. 白内障患者忌服的中成药是（　　）。
 A. 明目上清丸　　B. 明目地黄丸　　C. 龙胆泻肝丸　　D. 石斛夜光丸
4. 能清肝胆，利湿热的中成药是（　　）。
 A. 珍视明滴眼液　B. 黄连羊肝丸　　C. 石斛夜光丸　　D. 龙胆泻肝丸
5. 辛夷鼻炎丸的功能是（　　）。

A. 清热利湿，宣通鼻窍 　　　　　B. 清热解痉，去翳明目
C. 祛风宣窍，清热解毒 　　　　　D. 泻火明目，清热解毒

6. 下列不属于口腔溃疡散组成的是（　　）。

A. 青黛　　　　B. 薄荷　　　　C. 枯矾　　　　D. 冰片

7. 下列需要避光保存的中成药是（　　）。

A. 桂林西瓜霜 　　　　　B. 复方草珊瑚含片
C. 西瓜霜润喉片 　　　　D. 口炎清颗粒

8. 下列可以用于治疗急性咽炎、慢性咽炎急性发作、咽痛、咽黏膜红肿、咽干、口臭等症的中成药是（　　）。

A. 咽立爽口含滴丸 　　　　B. 金果饮
C. 复方草珊瑚含片 　　　　D. 清咽丸

9. 耳聋左慈丸的功能是（　　）。

A. 滋肾平肝 　　　　　　　B. 清肝泻火，利湿通窍
C. 疏风解表，清热解毒 　　D. 解表通里，清热解毒

10. 耳聋丸的用法用量是（　　）。

A. 口服。小蜜丸一次 7 g，大蜜丸一次 1 丸，一日 1 次
B. 口服。小蜜丸一次 7 g，大蜜丸一次 1 丸，一日 2 次
C. 口服。小蜜丸一次 12 g，大蜜丸一次 1 丸，一日 1 次
D. 口服。小蜜丸一次 12 g，大蜜丸一次 1 丸，一日 2 次

二、简答题

1. 急性喉痹和慢性喉痹有何区别？
2. 常见的眼病有哪些？

三、案例分析题

1. 王某，女，32 岁。早上起床后头眩晕，耳鸣，并发现眼睛通红，畏光，流泪不止，无溃烂。

2. 李某，男，27 岁。昨日游泳后感觉耳朵发痒，未进行处理，今日出现流脓症状。

3. 林某，男，29 岁。昨日外感风热后咽喉肿痛，扁桃体肿大。

4. 张某，男，18 岁。有鼻炎史，今日起床后出现流鼻涕、鼻塞、嗅觉减弱等症状，并伴有头晕。

5. 刘某，男，40 岁。昨日吃麻辣火锅后，口腔黏膜发生浅表溃疡，呈圆形或椭圆形，伴有烧灼样疼痛。

请根据患者症状，推荐适用的中成药。

任务十八 儿科疾病荐药

 任务描述

儿童的生长发育是一个动态、连续的过程，不同年龄阶段的儿童生理、病理和心理特点各异，在发病原因、疾病过程等方面与成年人更有不同之处，因此在疾病的预防和治疗上需充分考虑年龄因素。本学习任务是常见儿科疾病的推荐用药，要求能根据患儿的症状判断患儿的证型，并根据患儿所属证型合理推荐用药及进行用药指导，做好药学服务工作。

 任务目标

知识目标

1. 识记常见儿科疾病和对应的主要症状。
2. 识记常用治儿科疾病中成药的药物组成、功能主治。
3. 识记常用治儿科疾病中成药的用法用量和使用注意。

技能目标

1. 能根据顾客主诉的症状诊断证型。
2. 能根据顾客证型正确推荐常用中成药。
3. 能根据推荐的中成药进行正确的用药指导。

思政目标

1. 通过学习中成药的严谨组方、确切疗效等，弘扬博大精深的中医药传统文化，增强中华民族的文化自信。
2. 通过细致严谨的问病售药实训练习，培养医者仁心，形成科学严谨的工作作风。
3. 通过问病售药的实训考核，培养实事求是、爱岗敬业的职业精神。

学习活动1　儿科疾病荐药学习认知

【任务引入】

某患儿，男，5岁，近两日食欲不振，精神萎靡，偶有腹痛，大便水样，泻下急迫，量多次频，气味秽臭，小便短黄。你若作为药店工作人员，应如何询问顾客的基本情况，做好用药指导？

任务须知

一、概述

（一）儿科的定义及小儿生理特点

儿科是全面研究小儿身心发育、保健以及疾病防治的综合医学科学。凡涉及儿童和青少年的健康与卫生问题都属于儿科范围。

小儿正处在生长发育之中，其各个脏腑的组织与生理功能尚未发育完善，在形体、生理等方面都与成人不同，因此，绝不能简单地将小儿看作成人的缩影。小儿的生理特点有两个方面，一是生机蓬勃，发育迅速；二是脏腑娇嫩，形气未充。了解这些生理特点，对于掌握小儿生长发育规律，指导小儿保健、疾病防治，有着重要的意义。

（二）儿科疾病的病因病机

儿科疾病病因具有儿科自身的特点。小儿抵抗外邪的能力差，适应环境变化的能力不足，在外多伤于六淫及疫疠之邪，在内多伤于乳食。先天因素致病是儿科疾病特有的病因，情志失调致病相对略少，意外性伤害和医源性伤害需要引起重视。

小儿在病理方面，也有着与成人不同的特点。小儿患病后病情变化迅速，易热易寒，易虚易实，既易伤阴又易损阳，脾常不足，肝常有余；同时由于小儿生长发育功能旺盛，组织再生和修复能力较强，脏气清灵，易趋康复。

（三）治儿科疾病中成药的分类

儿科常见疾病包括消化系统疾病和呼吸系统疾病，尤以感冒多见。辨证准确，治疗及时，护理合宜，则小儿每能转安，迅速康复。根据儿科常见疾病可将治儿科疾病中成药分为小儿止泻中成药、治小儿厌食中成药、小儿消食中成药、治小儿感冒咳嗽中成药、治小儿虫证中成药等。

（四）儿科疾病的药学服务

1. 在疾病初起阶段，可及时为患儿选购非处方药服用，有助于恢复患儿的食欲。
2. 病程久而不愈者，病情重、并发症多者，婴幼儿出现积滞者应在医师指导下选择用药或去医院进行诊治。

3. 气管有异物、急性喉炎、肺炎出现咳嗽、慢性咳嗽患者应在医师指导下选择用药或去医院进行诊治。

4. 有惊厥史、出现并发症或重症、慢性病患儿感冒宜在医师指导下选择用药或去医院进行诊治。

5. 小儿体内各组织器官未发育完全，生理功能尚未成熟，解毒功能也较差，所以用药时家长切不可将大人的药给小儿服用。

6. 家长应按照说明书正确计算用药的剂量或遵医嘱，不可随意增加或减少药量。

7. 同类药品切勿重复给药，以防发生不良反应或中毒。

8. 家长须注意小儿服药时间。

二、常用治儿科疾病中成药

（一）小儿止泻中成药

小儿泄泻症见大便次数增多，粪质稀薄或如水样。西医称泄泻为腹泻，发于婴幼儿者称婴幼儿腹泻。本病以2岁以下的小儿最为多见。虽一年四季均可发生，但以夏、秋季发病率为高，秋、冬季发生的泄泻，容易引起流行。

小儿脾常不足，感受外邪、内伤乳食或脾肾阳虚，均可导致脾胃运化功能失调而发生泄泻。轻者治疗得当，预后良好；重者易见气阴两伤，甚至阴竭阳脱；久泻迁延不愈者，则易转为疳证或出现慢惊风。治疗泄泻，以运脾化湿为基本治则。

根据小儿泄泻的病因，可将小儿止泻中成药分为治小儿脾虚泄泻中成药、治小儿湿热泄泻中成药、治小儿寒湿泄泻中成药。

1. 治小儿脾虚泄泻中成药

小儿脾虚泄泻症见泄泻病程迁延，时轻时重，反复发作，大便稀薄，色淡不臭，夹有不消化乳食，多于食后泄泻，多食多泻，食欲不振，面色萎黄，神疲倦怠，形体消瘦，舌淡苔白，指纹淡，脉缓等。部分小儿体质较弱，易脾虚泄泻。

龙牡壮骨颗粒

【组成】党参、黄芪、山麦冬、醋龟甲、炒白术、山药、醋南五味子、龙骨、煅牡蛎、茯苓、大枣、甘草、乳酸钙、炒鸡内金、维生素D_2、葡萄糖酸钙。

【功能与主治】强筋壮骨，和胃健脾。用于治疗和预防小儿佝偻病、软骨病，对小儿多汗、夜惊、食欲不振、消化不良、发育迟缓也有治疗作用。

【用法与用量】开水冲服。二岁以下一次5 g或3 g（无蔗糖），二至七岁一次7.5 g或4.5 g（无蔗糖），七岁以上一次10 g或6 g（无蔗糖），一日3次。

【规格】（1）每袋装5 g。（2）每袋装3 g（无蔗糖）。

【贮藏】密封。

启脾丸

【组成】人参、麸炒白术、茯苓、甘草、陈皮、山药、炒莲子、炒山楂、炒六神曲、炒麦芽、泽泻。

【功能与主治】健脾和胃。用于脾胃虚弱，消化不良，腹胀便溏。

【用法与用量】口服。小蜜丸一次3 g（15丸），大蜜丸一次1丸，一日2~3次；三岁以内小儿酌减。

【注意】服药期间忌食生冷、油腻之品。

【规格】小蜜丸，每100丸重20 g；大蜜丸，每丸重3 g。

【贮藏】密封。

小儿健脾贴膏

【组成】丁香、吴茱萸、五倍子、磁石、冰片、人工麝香。

【功能与主治】疏通经络，温中健脾。用于小儿消化不良。

【用法与用量】穴位贴敷。取穴足三里、天枢、中脘、关元，久泻者加贴脾俞穴。一日1次。

【注意】本品为外用贴剂，不能内服；治疗3~5日症状未见好转，应及时到医院咨询医师；一定要明确穴位的准确部位，敷贴剂对患儿的皮肤不起过敏反应者为佳。

【规格】每贴0.4 g。

【贮藏】密封。

2. 治小儿湿热泄泻中成药

小儿湿热泄泻症见大便水样，或如蛋花汤样，泻下急迫，量多次频，气味秽臭，或见少许黏液，腹痛时作，食欲不振，或伴呕恶，神疲乏力，或发热烦闹，口渴，小便短黄，舌红，苔黄腻，脉滑数。夏天感染细菌所致的泄泻往往是湿热泄泻。

小儿泻速停颗粒

【组成】地锦草、儿茶、乌梅、焦山楂、茯苓、白芍、甘草。

【功能与主治】清热利湿，健脾止泻，缓急止痛。用于小儿湿热壅遏大肠所致的泄泻，症见大便稀薄如水样、腹痛、纳差；小儿秋季腹泻及迁延性、慢性腹泻见上述证候者。

【用法与用量】口服。六个月以下，一次1.5~3 g，六个月至一岁以内，一次3~6 g，一至三岁，一次6~9 g，三至七岁，一次10~15 g，七至十二岁，一次15~20 g，一日3~4次；或遵医嘱。

【注意】忌食生冷油腻；腹泻严重，有较明显脱水表现者应及时就医。

【规格】（1）每袋装3 g。（2）每袋装5 g。（3）每袋装10 g。

【贮藏】密封。

葛根芩连丸

【组成】葛根、黄芩、黄连、炙甘草。

【功能与主治】解肌透表,清热解毒,利湿止泻。用于湿热蕴结所致的泄泻腹痛、便黄而黏、肛门灼热及风热感冒所致的发热恶风、头痛身痛。

【用法与用量】口服。一次3袋,小儿一次1袋,一日3次;或遵医嘱。

【规格】每袋装1 g。

【贮藏】密封。

香连片

【组成】萸黄连、木香。

【功能与主治】清热化湿,行气止痛。用于大肠湿热所致的痢疾,症见大便脓血、里急后重、发热腹痛;肠炎、细菌性痢疾见上述证候者。

【用法与用量】口服。一次5片〔规格(2)、规格(4)〕,一日3次;小儿一次2~3片〔规格(1)、规格(3)〕,一日3次。

【规格】(1)薄膜衣小片,每片重0.1 g(相当于饮片0.35 g)。(2)薄膜衣大片,每片重0.3 g(相当于饮片1 g)。(3)糖衣小片,片心重0.1 g(相当于饮片0.35 g)。(4)糖衣大片,片心重0.3 g(相当于饮片1 g)。

【贮藏】密封。

3. 治小儿寒湿泄泻中成药

小儿寒湿泄泻症见泻下清稀,如水样,色淡臭气轻,腹痛肠鸣,脘闷纳少,畏寒,鼻塞头痛,肢体酸痛,苔白或白腻,脉浮等。

小儿四症丸

【组成】紫苏叶、麸炒白术、茯苓、姜厚朴、陈皮、法半夏、麸炒六神曲、桔梗、砂仁、白芷、朱砂、琥珀等21味。

【功能与主治】健脾消导,止泻。用于小儿麦秋泄泻,呕吐腹痛,身热尿少。

【用法与用量】口服。一次1丸,一日2次,周岁以内酌减。

【规格】每丸重3 g。

【贮藏】密封。

(二)治小儿厌食中成药

小儿厌食症见食欲减退,不思饮食,腹胀,面色萎黄,精神不振,便溏或大便不成形,舌淡苔黄,脉软。体内缺锌、不良的饮食习惯、不正确的喂养方法及急慢性疾病等,均可导致厌食的发生。本病多发于学龄前儿童。

小儿化食口服液

【组成】焦六神曲、焦山楂、焦麦芽、焦槟榔、醋莪术、麸炒三棱、大黄、炒牵牛子。

【功能与主治】消食化滞，泻火通便。用于食滞化热所致的积滞，症见厌食、烦躁、恶心呕吐、口渴、脘腹胀满、大便干燥。

【用法与用量】口服。三岁以上每次 10 mL，一日 2 次。

【注意】忌食辛辣油腻。

【规格】每支装 10 mL。

【贮藏】密封，置阴凉处。

儿康宁糖浆

【组成】党参、黄芪、白术、茯苓、山药、薏苡仁、麦冬、制何首乌、大枣、焦山楂、炒麦芽、桑枝。

【功能与主治】益气健脾，消食开胃。用于脾胃气虚所致的厌食，症见食欲不振、消化不良、面黄身瘦、大便稀溏。

【用法与用量】口服。一次 10 mL，一日 3 次，20～30 天为一疗程。

【规格】（1）每支装 10 mL。（2）每瓶装 150 mL。

【贮藏】密封，置阴凉处。

（三）小儿消食中成药

小儿积滞症见食不能消化，嗳气酸馊，肚腹胀满，大便干燥或时干时稀，舌苔厚腻，脉滑。本病是饮食不当，影响到小儿的消化功能，使食物停滞胃肠所导致的一种胃肠道疾患。若积滞日久化热，还可出现夜卧不宁、睡喜伏卧、辗转反侧、手足心热、排气恶臭等症状。

本病在婴幼儿中发病率较高，多由小儿吃东西不知自节，或喂养不当，或过食生冷瓜果及难以消化的食物，造成食物停滞于肠胃，损伤脾胃。

根据小儿积滞的病因，可将小儿消食中成药分为治小儿乳食内积中成药、治小儿脾虚夹积中成药等。

1. 治小儿乳食内积中成药

小儿乳食内积症见食欲不振或拒食，脘腹胀满，疼痛拒按；或有嗳腐恶心，呕吐酸馊乳食，烦躁哭闹，夜卧不安，低热，肚腹热甚，大便秽臭，舌红苔腻。小儿伤于乳者，多因乳哺不节，食乳过量或乳液变质，冷热不调，停积脾胃，壅而不化，成为乳积。治乳食内积之实证以消食导滞为主。

小儿消食片

【组成】炒鸡内金、山楂、炒六神曲、炒麦芽、槟榔、陈皮。

【功能与主治】消食化滞，健脾和胃。用于食滞肠胃所致积滞，症见食少、便秘、脘腹胀满、面黄肌瘦。

【用法与用量】口服或咀嚼。一至三岁一次 2~4 片，三至七岁一次 4~6 片，成人一次 6~8 片〔规格（1）〕或一至三岁一次 2~3 片，三至七岁一次 3~5 片，成人一次 5~6 片〔规格（2）〕；一日 3 次。

【规格】（1）每片重 0.3 g。（2）薄膜衣片，每片重 0.4 g。

【贮藏】密封。

王氏保赤丸

【组成】黄连、大黄等经加工制成的小丸。

【功能与主治】祛滞，健脾，祛痰。用于小儿乳滞疳积、痰厥惊风、喘咳痰鸣、乳食减少、吐泻发热、大便秘结、四时感冒以及脾胃虚弱、发育不良等症，成人肠胃不清、痰食阻滞者亦有疗效。

【用法与用量】可在哺乳时将丸附着于乳头上，与乳汁一同吸下。若哺乳期已过，可将丸药嵌在小块柔软易消化食物中一齐服下。六个月以内婴儿每服 5 丸；六个月至二周岁，每超过一个月加 1 丸；二至七岁，每超过半岁加 5 丸；七至十四岁，每次服 60 丸；成人，每次服 120 丸。轻症一日 1 次，重症一日 2 次或遵医嘱。

【规格】每 120 丸重 0.3 g。

【贮藏】密封。

2. 治小儿脾虚夹积中成药

小儿脾虚夹积症见神倦乏力，面色萎黄，形体消瘦，夜寐不安，不思乳食，食则饱胀，腹满喜按，呕吐酸馊乳食，大便溏薄、夹有乳凝块或食物残渣，舌淡红，苔白腻，脉沉细而滑。

治脾虚夹积之虚中夹实证以健脾消食，消补兼施为法。积重而脾虚轻者，宜消中兼补；积轻而脾虚甚者，则补中兼消，扶正为主，消积为辅，正所谓"养正而积自除"。

健儿消食口服液

【组成】黄芪、炒白术、陈皮、麦冬、黄芩、炒山楂、炒莱菔子。

【功能与主治】健脾益胃，理气消食。用于小儿饮食不节损伤脾胃引起的纳呆食少，脘胀腹满，手足心热，自汗乏力，大便不调，以至厌食、恶食。

【用法与用量】口服。三岁以内一次 5~10 mL，三岁以上一次 10~20 mL，一日 2 次，用时摇匀。

【规格】每支装 10 mL。

【贮藏】密封，置阴凉处。

化积口服液

【组成】茯苓（去皮）、海螵蛸、炒鸡内金、醋三棱、醋莪术、红花、槟榔、雷丸、鹤虱、使君子仁。

【功能与主治】健脾导滞，化积除痞。用于脾胃虚弱所致的疳积，症见面黄肌瘦、腹胀腹痛、厌食或食欲不振、大便失调。

【用法与用量】口服。周岁以内一次 5 mL，一日 2 次；二至五岁，一次 10 mL，一日 2 次；五岁以上，一次 10 mL，一日 3 次；或遵医嘱。

【规格】每支装 10 mL。

【贮藏】密封，置阴凉处。

小儿香橘丸

【组成】木香、陈皮、米泔水炒苍术、炒白术、茯苓、甘草、白扁豆（去皮）、麸炒山药、莲子、麸炒薏苡仁、炒山楂、炒麦芽、麸炒六神曲、姜厚朴、麸炒枳实、醋香附、砂仁、法半夏、泽泻。

【功能与主治】健脾和胃，消食止泻。用于脾虚食滞所致的呕吐便泻、脾胃不和、身热腹胀、面黄肌瘦、不思饮食。

【用法与用量】口服。一次 1 丸，一日 3 次；周岁以内小儿酌减。

【规格】每丸重 3 g。

【贮藏】密封。

(四) 治小儿感冒咳嗽中成药

小儿感冒症见发热恶寒、头痛鼻塞、流涕咳嗽、喷嚏等，是小儿常见的外感性疾病之一。感冒可分为两种，普通感冒为感受风邪所致，一般病邪轻浅，以肺系症状为主，不造成流行；时行感冒为感受时邪病毒所致，病邪较重，具有流行特征。

本病发病率占儿科疾病发病率首位，可发生于任何年龄的小儿，但五个月以内小儿较少发病。本病一年四季均可发病，以冬、春多见，在季节变换、气候骤变时发病率高。小儿因其生理病理特点，患感冒时易于出现夹痰、夹滞、夹惊等兼夹证。

小儿咳嗽症见发热恶寒、咳嗽痰黄、呼吸气促等，是小儿常见的外感性疾病之一。其病因病机与小儿感冒有相似之处，外因亦是感受外邪，内因则是肺脾虚弱。病位主要在肺、脾。

感受外邪主要为感受风邪。小儿冷暖不知自调，风邪致病，首犯肺卫。肺主气，司呼吸，肺为邪侵，壅阻肺络，气机不宣，肃降失司，肺气上逆，则为咳嗽。风为百病之长，常夹寒夹热，而致临床有风寒、风热之区别。小儿脾虚生痰，上贮于肺，致肺之清肃失司而发为咳嗽。或禀赋不足，素体虚弱，若外感咳嗽日久不愈，进一步耗伤气阴，发展为内伤咳嗽。

根据小儿感冒咳嗽的病因，可将治小儿感冒咳嗽中成药分为治小儿风热感冒中成药、治小儿风寒感冒中成药、治小儿暑邪感冒中成药、治小儿风热犯肺咳嗽中成药、治小儿风寒袭肺咳嗽中成药、治小儿痰热壅肺咳嗽中成药等。

1. 治小儿风热感冒中成药

小儿风热感冒症见发热重，恶风，有汗或无汗，头痛，鼻塞流脓涕，喷嚏，咳嗽，痰黄黏，咽红或肿，口干而渴，舌质红，苔薄白或黄，脉浮数。

小儿感冒颗粒

【组成】广藿香、菊花、连翘、大青叶、板蓝根、地黄、地骨皮、白薇、薄荷、石膏。

【功能与主治】疏风解表，清热解毒。用于小儿风热感冒，症见发热重、头胀痛、咳嗽痰黏、咽喉肿痛；流行性感冒见上述证候者。

【用法与用量】开水冲服。周岁以内一次 6 g，一至三岁一次 6~12 g，四至七岁一次 12~18 g，八至十二岁一次 24 g，一日 2 次。

【规格】每袋装 12 g。

【贮藏】密封。

小儿豉翘清热颗粒

【组成】连翘、淡豆豉、薄荷、荆芥、炒栀子、大黄、青蒿、赤芍、槟榔、厚朴、黄芩、半夏、柴胡、甘草。

【功能与主治】疏风解表，清热导滞。用于小儿风热感冒夹滞证，症见发热咳嗽，鼻塞流涕，咽红肿痛，纳呆口渴，脘腹胀满，便秘或大便酸臭，溲黄。

【用法与用量】开水冲服。六个月至一岁一次 1~2 g，一至三岁一次 2~3 g，四至六岁一次 3~4 g，七至九岁一次 4~5 g，十岁以上一次 6 g，一日 3 次。

【规格】(1) 每袋装 2 g。(2) 每袋装 4 g。(3) 每袋装 2 g（无蔗糖）。(4) 每袋装 4 g（无蔗糖）。

【贮藏】密封。

安儿宁颗粒

【组成】天竺黄、红花、人工牛黄、岩白菜、甘草、高山辣根菜、洪连、檀香、唐古特乌头。

【功能与主治】清热祛风，化痰止咳。用于小儿风热感冒，咳嗽有痰，发热咽痛；上呼吸道感染见上述证候者。

【用法与用量】开水冲服。周岁以内一次 1.5 g，一至五岁一次 3 g，五岁以上一次 6 g，一日 3 次。

【规格】每袋装 3 g。

【贮藏】密封。

小儿热速清口服液

【组成】柴胡、黄芩、板蓝根、葛根、金银花、水牛角、连翘、大黄。

【功能与主治】清热解毒，泻火利咽。用于小儿外感风热所致的感冒，症见高热、头痛、咽喉肿痛、鼻塞流涕、咳嗽、大便干结。

【用法与用量】口服。周岁以内一次 2.5~5 mL，一至三岁一次 5~10 mL，三至七岁一次 10~15 mL，七至十二岁一次 15~20 mL，一日 3~4 次。

【注意】如病情较重或服药 24 小时后疗效不明显者，可酌情增加剂量。

【规格】每支装 10 mL。

【贮藏】密封，避光。

小儿清热止咳合剂（小儿清热止咳口服液）

【组成】麻黄、炒苦杏仁、石膏、甘草、黄芩、板蓝根、北豆根。

【功能与主治】清热宣肺，平喘，利咽。用于小儿外感风热所致的感冒，症见发热恶寒、咳嗽痰黄、气促喘息、口干音哑、咽喉肿痛。

【用法与用量】口服。一至二岁一次 3~5 mL，三至五岁一次 5~10 mL，六至十四岁一次 10~15 mL，一日 3 次。用时摇匀。

【规格】（1）每支装 10 mL。（2）每瓶装 100 mL。（3）每瓶装 120 mL。

【贮藏】密封。

2. 治小儿风寒感冒中成药

小儿风寒感冒症见恶寒发热，无汗，头痛，鼻塞流涕，喷嚏，咳嗽，喉痒，舌偏淡，苔薄白，脉浮紧。本病多发生在初冬至冬末初春之时。

小儿至宝丸

【组成】紫苏叶、广藿香、薄荷、羌活、陈皮、制白附子、胆南星、炒芥子、川贝母、槟榔、炒山楂、茯苓、炒六神曲、炒麦芽、琥珀、冰片、天麻、钩藤、炒僵蚕、蝉蜕、全蝎、人工牛黄、雄黄、滑石、朱砂。

【功能与主治】疏风镇惊，化痰导滞。用于小儿风寒感冒，停食停乳，发热鼻塞，咳嗽痰多，呕吐泄泻。

【用法与用量】口服。一次 1 丸，一日 2~3 次。

【规格】每丸重 1.5 g。

【贮藏】密封。

解肌宁嗽丸

【组成】紫苏叶、前胡、葛根、苦杏仁、桔梗、制半夏、陈皮、浙贝母、天花粉、枳壳、茯苓、木香、玄参、甘草。

【功能与主治】解表宣肺，止咳化痰。用于外感风寒、痰浊阻肺所致的小儿感冒发热、咳嗽痰多。

【用法与用量】口服。小儿周岁一次半丸，二至三岁一次 1 丸，一日 2 次。

【规格】每丸重 3 g。

【贮藏】密封。

3. 治小儿暑邪感冒中成药

小儿暑邪感冒症见发热无汗，头痛鼻塞，身重困倦，咳嗽不剧，胸闷泛恶，食欲不振，或有呕吐泄泻，舌质红，苔黄腻，脉数。本病多发生于夏季气候炎热之时。

金银花露

【组成】金银花。

【功能与主治】清热解毒。用于暑热内犯肺胃所致的中暑、痱疹、疖肿，症见发热口渴、咽喉肿痛、痱疹鲜红、头部疖肿。

【用法与用量】口服。一次 60~120 mL，一日 2~3 次。

【规格】（1）每瓶装 60 mL、100 mL、150 mL、340 mL（无蔗糖）。（2）每瓶装 60 mL、100 mL、150 mL、340 mL（含蔗糖）。（3）每瓶装 100 mL、300 mL（含蔗糖）。

【贮藏】密封，置阴凉处。

香苏正胃丸

【组成】广藿香、紫苏叶、香薷、陈皮、姜厚朴、麸炒枳壳、砂仁、炒白扁豆、炒山楂、炒六神曲、炒麦芽、茯苓、甘草、滑石、朱砂。

【功能与主治】解表化湿，和中消食。用于小儿暑湿感冒，症见头痛发热、停食停乳、腹痛胀满、呕吐泄泻、小便不利。

【用法与用量】口服。一次 1 丸，一日 1~2 次；周岁以内小儿酌减。

【规格】每丸重 3 g。

【贮藏】密封。

4. 治小儿风热犯肺咳嗽中成药

小儿风热犯肺咳嗽症见咳嗽不爽，痰黄黏稠，不易咳出，口渴咽痛，鼻流浊涕，伴有发热头痛，恶风，微汗出，舌质红，苔薄黄，脉浮数，指纹红紫。

清宣止咳颗粒

【组成】桑叶、薄荷、炒苦杏仁、桔梗、白芍、枳壳、陈皮、紫菀、甘草。

【功能与主治】疏风清热，宣肺止咳。用于小儿外感风热咳嗽，症见咳嗽、咳痰、发热或鼻塞、流涕、微恶风寒、咽红或痛、苔薄黄。

【用法与用量】开水冲服。一至三岁一次 5 g，四至六岁一次 7.5 g，七至十四岁一次 10 g，一日 3 次。

【规格】每袋装 10 g。

【贮藏】密封。

小儿清肺化痰口服液

【组成】麻黄、前胡、黄芩、炒紫苏子、石膏、炒苦杏仁、南葶苈子、竹茹。

【功能与主治】清热化痰，止咳平喘。用于小儿风热犯肺所致的咳嗽，症见呼吸气促、咳嗽痰喘、喉中作响。

【用法与用量】口服。周岁以内一次 3 mL，一至五岁一次 10 mL，五岁以上一次 15~20 mL，一日 2~3 次，用时摇匀。

【注意】脾虚泄泻者慎用。

【规格】每支装 10 mL。

【贮藏】密封。

5. 治小儿风寒袭肺咳嗽中成药

小儿风寒袭肺咳嗽症见咳嗽频作，咽痒声重，痰白清稀，鼻塞流涕，恶寒少汗，或有发热头痛，全身酸痛，舌苔薄白，脉浮紧，指纹浮红。

宝咳宁颗粒

【组成】紫苏叶、桑叶、前胡、浙贝母、麻黄、桔梗、制天南星、陈皮、炒苦杏仁、黄芩、青黛、天花粉、麸炒枳壳、炒山楂、甘草、人工牛黄。

【功能与主治】清热解表，止嗽化痰。用于小儿外感风寒、内热停食引起的头痛身烧、咳嗽痰盛、气促作喘、咽喉肿痛、烦躁不安。

【用法与用量】开水冲服。一次半袋，一日 2 次；周岁以内小儿酌减。

【规格】每袋装 5 g。

【贮藏】密封。

杏苏止咳颗粒

【组成】苦杏仁、陈皮、紫苏叶、前胡、桔梗、甘草。

【功能与主治】宣肺散寒，止咳祛痰。用于风寒感冒咳嗽，气逆。

【用法与用量】开水冲服。一次 1 袋，一日 3 次；小儿酌减。

【规格】每袋装 12 g。

【贮藏】密封。

6. 治小儿痰热壅肺咳嗽中成药

小儿痰热壅肺咳嗽症见咳嗽痰黄，稠黏难咳，面赤唇红，口苦作渴，或有发热、烦躁不宁，尿少色黄，舌红苔黄腻，脉滑数，指纹色紫。

小儿止嗽糖浆

【组成】玄参、麦冬、胆南星、杏仁水、焦槟榔、桔梗、竹茹、桑白皮、天花粉、川贝母、瓜蒌子、甘草、炒紫苏子、知母、紫苏叶油。

【功能与主治】润肺清热，止嗽化痰。用于小儿痰热内蕴所致的发热、咳嗽、黄痰、咳吐不爽、口干舌燥、腹满便秘、久嗽痰盛。

【用法与用量】口服。一次 10 mL，一日 2 次；周岁以内酌减。

【规格】(1) 每瓶装 10 mL。(2) 每瓶装 120 mL。
【贮藏】密封，置阴凉干燥处。

小儿宣肺止咳颗粒

【组成】麻黄、竹叶、防风、西南黄芩、桔梗、芥子、苦杏仁、葶苈子、马兰、黄芪、山药、山楂、甘草。

【功能与主治】宣肺解表，清热化痰。用于小儿外感咳嗽、痰热壅肺所致的咳嗽痰多、痰黄黏稠、咳痰不爽。

【用法与用量】用温开水冲服。一岁以内一次1/3袋，一至三岁一次2/3袋，四至七岁一次1袋，八至十四岁一次1.5袋，一日3次。3天为一疗程。

【规格】每袋装 8 g（每 1 g 相当于饮片 1.79 g）。

【贮藏】密封。

（五）小儿驱虫中成药

小儿蛔虫证轻者时有绕脐疼痛，食欲不振，日渐消瘦或无症状；重者面黄形瘦，脐腹疼痛，时作时止，精神萎靡，睡眠不佳，嗜食异物，大便时下蛔虫等。治当安蛔驱虫，调理脾胃。

小儿蛲虫证轻者肛门瘙痒，睡眠不安或无明显症状；重者虫积日久，小儿肛门周围及会阴部奇痒，精神烦躁，夜寐不安，形瘦面黄，恶心腹痛，尿频遗尿。治当杀虫止痒，内服配合外治。

虫证尤其是肠道寄生虫病为小儿常见病。常见寄生虫包括蛔虫、蛲虫、钩虫等，病因主要是小儿没有良好的卫生习惯，平时不洗手，吸吮手指或进食不洁食品，致使虫卵进入肠道内生长繁殖，消耗营养，分泌毒素，危害健康。平时要教育小儿爱清洁、讲卫生，养成良好的卫生习惯，做到饭前便后要洗手。加强粪便管理，减少污染。

肥儿丸

【组成】煨肉豆蔻、木香、炒六神曲、炒麦芽、胡黄连、槟榔、使君子仁。

【功能与主治】健胃消积，驱虫。用于小儿消化不良，虫积腹痛，面黄肌瘦，食少腹胀泄泻。

【用法与用量】口服。一次1~2丸，一日1~2次；三岁以内小儿酌减。

【规格】每丸重 3 g。

【贮藏】密封。

蛲虫药膏

【组成】百部浸膏、甲紫。

【功能与主治】驱杀蛲虫。用于蛲虫的治疗。

【用法与用量】每晚临睡前，用温水将肛门周围洗净，将射管装在管口，轻轻插入肛门中，挤压铅管后端，将药膏挤出。

【规格】每支装 10 g。

【贮藏】密封，置阴凉干燥处。

【任务分析与指导】

以任务引入为驱动，根据任务须知模拟药店实际工作情境，对顾客用药进行分析与指导。

药师：您好，请问有什么可以帮到您？

患儿家长：你好！我儿子肚子疼，大便水样，量多次频，气味秽臭。请问，我儿子患的是什么病？应该吃什么药比较好？

药师：请问您儿子几岁了？精神好吗？食欲怎么样？吃得多不多？

患儿家长：我儿子今年5岁了，没什么精神，这几天吃得很少。

药师：请问孩子肚子是一直痛还是偶尔痛？小便怎么样？是否有发热？

患儿家长：偶尔痛，小便短黄，没有发热。

药师：您儿子得的是湿热泄泻。

患儿家长：请推荐治疗的中成药给我。

药师：我向您推荐小儿泻速停颗粒。

患儿家长：好的，请问小儿泻速停颗粒有什么作用？

药师：小儿泻速停颗粒可以清热利湿，健脾止泻，缓急止痛，用于小儿湿热壅遏大肠所致的泄泻，症见大便稀薄如水样、腹痛、纳差。

患儿家长：请问应该如何服用？有什么忌口吗？

药师：服用方法是温开水冲服，您儿子5岁，一次10~15 g，一日3~4次即可。服用期间忌食生冷油腻，腹泻严重，有较明显脱水表现的话应及时就医。

药师：这盒药的价格是××元，请问您是会员吗？如何支付？

患儿家长：不是会员，可以刷医保卡吗？

药师：可以，请慢走，祝您早日康复！

学习活动2　儿科疾病荐药实训考评

任务实训

采用情景模拟方式，同学之间交替扮演药品销售人员和顾客，依照表3-18-1所列实训项目和要点实施儿科疾病荐药任务实训，将相关知识摘要或过程记录填入表内。

表 3-18-1　　　　　　　　　　儿科疾病荐药实训记录

顾客 （学生姓名）		销售人员 （学生姓名）	
项目	实训要点	知识摘要/过程记录	
实训准备	1. 模拟药房环境，药房应配备药品展示柜、货架、收银开票系统 2. 准备常用治儿科疾病中成药，如龙牡壮骨颗粒、小儿泻速停颗粒、葛根芩连丸、小儿四症丸、小儿化食口服液、小儿消食片、小儿健脾贴膏、小儿至宝丸、宝咳宁颗粒、小儿止嗽糖浆、肥儿丸等 3. 准备工服（白大褂）、签字笔		
交流沟通	1. 记录并分析顾客主诉 2. 询问顾客基本信息，如年龄、职业、基础疾病、病史等 3. 询问顾客关键症状，如有汗无汗，是否头痛、鼻塞流涕，是否发热咳嗽以及小儿饮食状况、睡眠质量、排便情况等 4. 在支付时应询问药品的支付方式、是否为会员、是否有医保卡等		
辨证荐药	1. 根据顾客主诉和询问症状，准确辨证 2. 根据辨证结果，向顾客介绍多种中成药的功能主治、药品价格等内容 3. 根据掌握的顾客基本信息并结合顾客的意愿推荐适合药品		
用药指导	1. 对顾客选择的药品进行服用方法、注意事项、有效期、贮藏方法等方面的用药指导 2. 提示顾客在用药期间要注意的事项，关心顾客，做好药学服务工作		

 实训考评

依照表 3-18-2 对儿科疾病荐药任务实训完成情况进行考评，考查可否模拟实际情景在规定时间内完成儿科疾病荐药的药学服务工作。

表 3-18-2　　　　　　　　　　儿科疾病荐药实训考评

考核内容	考核要求	考核标准	配分	得分
实训准备	准备实训中需使用的材料、设备和工具	1. 未检查药房内的药品展示柜、货架、收银开票系统是否齐全，扣 2 分 2. 未能正确准备常用中成药，扣 2 分 3. 未准备工服（白大褂）、签字笔，扣 2 分 4. 未准备儿科疾病荐药实训记录表，扣 2 分	8	
职业形象	仪容、仪表、仪态规范	1. 仪容不整洁，扣 2 分 2. 未穿工服（白大褂），扣 2 分	4	

续表

考核内容	考核要求	考核标准	配分	得分
礼貌用语	文明用语完成销售过程	1. 未使用"祝您早日康复"等用语，扣2分 2. 使用了"这个病很麻烦的"等不恰当用语，扣2分	4	
交流沟通	与顾客良好沟通	1. 未能聆听顾客主诉并记录，扣5分 2. 未能询问顾客基本信息，扣5分 3. 未能询问顾客关键症状，扣10分	20	
辨证荐药	能根据顾客病证正确推荐中成药	1. 未能准确辨证，扣10分 2. 未能根据病证正确介绍多种常用中成药的功能主治、药品价格等内容，扣10分 3. 未能根据顾客意愿推荐适合药品，扣10分	30	
用药指导	根据推荐的中成药进行正确的用药指导	1. 未介绍药品的服用方法、注意事项、有效期等，扣10分 2. 未提示顾客药品之间的合理联用、贮藏方法，扣5分 3. 未能关心顾客，做好交流沟通，扣5分	20	
填写记录	正确填写实训记录	1. 不能合理扮演顾客和药品销售人员，扣5分 2. 不能规范书写顾客表述的儿科疾病症状，扣5分 3. 不能正确使用导购技巧，扣2分 4. 未记录出售药品，扣2分	14	
		合计	100	

【学习拓展】

儿科疾病的治疗原则

儿科疾病的治疗在治法选用、给药剂量、给药方法等许多方面，都具有与成人不同的特点。

中药内服是儿科应用最多的治法，其中汤剂因吸收迅速、生物利用度高、组方加减运用灵活等优点而最为常用；中成药，尤其是新型中成药制剂，贮藏、运输方便，便于小儿服用，研制和应用越来越受到重视。中药外治使用简便，易为患儿接受，用于辅助治疗或主治部分病症有良好的效果。推拿疗法、艾灸疗法不受条件限制，无痛苦、无损伤，受到患儿及家长的欢迎。针刺疗法用于儿科，应用适合小儿的针刺手法，并推广腕踝针、头针、激光穴位照射等方法，增加治疗手段。临床应根据病证特点及患儿的个体情况选择合适的治法。

小儿体属稚阴稚阳，发病容易，变化迅速，故小儿一旦患病，必须做到及时诊断、正确治疗、用药适当、剂量准确，若是失治、误治，极易使轻病转重、重病转危。儿科用药，一定要随时注意到小儿的体质特点，使祛邪而不伤正，扶正而不腻滞，洞悉病情发展变化规律，勿留邪，不损正，固护胃气，维护生机。如《温病条辨·解儿难》所说："其用药也，稍呆则滞，稍重则伤，稍不对证，则莫知其乡，捉风捕影，转救转剧，转去转远。"对大苦、大寒、大辛、大热，特别是有毒之药物，以及有损伤之治法，一定要审慎应用，必须使用时也当中病即止。也就是说，儿科治疗与成人相比，更要强调及时、正确和谨慎。

思考与练习

一、选择题

1. 下列与小儿湿热泄泻的症状不符的是（　　）。
 A. 大便水样，或如蛋花汤样　　　　　B. 泻下急迫，量多次频
 C. 腹痛时作，食欲不振　　　　　　　D. 苔白或白腻，脉浮
2. 下列与小儿积滞的症状不符的是（　　）。
 A. 大便不调　　B. 腹部胀满　　C. 不思乳食　　D. 舌淡苔黄，脉软
3. 下列与小儿脾虚泄泻的症状不符的是（　　）。
 A. 大便稀薄，色黄而臭　　　　　　　B. 面色萎黄
 C. 形体消瘦　　　　　　　　　　　　D. 食欲不振
4. 下列与小儿厌食的症状不符的是（　　）。
 A. 食欲不振　　B. 面色萎黄　　C. 便秘　　D. 舌淡苔黄，脉软
5. 下列与小儿风热感冒的症状不符的是（　　）。
 A. 发热，恶风　　B. 头痛　　C. 鼻塞流清涕　　D. 咽红或肿，口干而渴
6. 下列与小儿风寒感冒的症状不符的是（　　）。
 A. 恶寒发热　　　　　　　　　　　　B. 咳嗽，痰黄黏稠
 C. 无汗，头痛　　　　　　　　　　　D. 舌偏淡，苔薄白，脉浮紧
7. 小儿痰热壅肺可以用（　　）进行治疗。
 A. 小儿止嗽糖浆　　　　　　　　　　B. 金银花露
 C. 小儿健脾贴膏　　　　　　　　　　D. 小儿四症丸
8. 小儿寒湿泄泻可以用（　　）进行治疗。
 A. 龙牡壮骨颗粒　　　　　　　　　　B. 香苏正胃丸
 C. 小儿消食片　　　　　　　　　　　D. 小儿四症丸
9. 小儿暑邪感冒可以用（　　）进行治疗。
 A. 小儿止嗽糖浆　　　　　　　　　　B. 金银花露
 C. 小儿健脾贴膏　　　　　　　　　　D. 小儿四症丸
10. 小儿蛔虫病可以用（　　）进行治疗。
 A. 小儿至宝丸　　　　　　　　　　　B. 解肌宁嗽丸
 C. 金银花露　　　　　　　　　　　　D. 肥儿丸

二、简答题

1. 小儿厌食的辨证要点有哪些？

2. 小儿风热犯肺咳嗽的辨证要点有哪些？

三、案例分析题

1. 某患儿，男，3岁，腹泻近2个月，时轻时重，反复发作，大便稀薄，色淡不臭，夹有不消化乳食，多于食后泄泻，多食多泻，食欲不振，面色萎黄，神疲倦怠，形体消瘦，舌淡苔白。

2. 某患儿，女，7岁，近一个月来，不思饮食，腹胀，面色萎黄，精神不振，大便不成形。

3. 某患儿，男，1岁9个月，一周前食乳过量，近两日不思乳食，甚至拒食，脘腹胀满，呕吐酸馊乳食，烦躁哭闹，夜卧不安，低热，肚腹热甚，大便秽臭，舌红苔腻。

4. 某患儿，女，6岁，症见发热，汗出，头痛，鼻塞流脓涕，咳嗽，痰黄黏，咽红，口干而渴。

5. 某患儿，男，5岁，夜间肛门瘙痒，睡眠不安。

请根据患儿症状，判断证型并推荐适用的中成药。

模块四

中成药分类陈列

任务一

中成药分类陈列认知

 任务描述

中成药分类是中成药上架的前期准备之一,本学习任务是学习中成药不同原则分类方法,要求能按照中成药的功能、主治等进行分类,并根据中成药分类方法合理陈列及进行销售引导,做好药学服务工作。

 任务目标

知识目标

1. 识记中成药不同分类陈列方法。
2. 识记中成药不同种类的代表药。

技能目标

1. 能根据科门进行中成药分类陈列。
2. 能根据功效进行中成药分类陈列。
3. 能将剂型与科门相结合进行中成药分类陈列。
4. 能将科门与功效相结合进行中成药分类陈列。

思政目标

1. 通过学习中成药多种原则分类的方法等,弘扬博大精深的中医药传统文化,增强中华民族的文化自信。
2. 通过中成药分类陈列实训练习,形成细致严谨、灵活多变的工作作风。
3. 通过中成药分类陈列的实训考核,培养精益求精的职业精神。

学习活动1　中成药分类陈列学习认知

【任务引入】

某药店近期采购了一批中成药,有黄连上清丸、感冒清热颗粒、附子理中丸、西瓜霜润喉片、乌鸡白凤丸、云南白药等。现在需要将以上中成药进行陈列，应选择何种方法进行分类呢？

任务须知

一、按科门分类陈列认知

我国古代医学将成药分为16门，分别为风痰门、痰嗽门、伤寒门、暑湿门、燥火门、脾胃门、眼目门、疮科门、妇科门、小儿门、补益门、泻痢门、咽喉口齿门、气滞门、痰症门、杂治门。有学者在此分类基础上，结合临床分科现状与需要，将泻痢门归入脾胃门，将痰症门归入风痰门，将咽喉口齿门分为咽喉门、口齿门两类，另增加瘟疫门、伤科门、耳鼻门、肛肠门、美容门等类，共20类门，即风痰门、痰嗽门、伤寒门、暑湿门、燥火门、脾胃门、眼目门、疮科门、妇科门、儿科门、补益门、咽喉门、口齿门、气滞门、杂治门、瘟疫门、伤科门、耳鼻门、肛肠门、美容门。现代按科门分类先按内科、外科、妇科、儿科、五官科和其他科分类，然后在科下再按中成药总功效或对应病证特点分若干门，门下又可按主要功效再分若干类。如内科中成药下分风痰门、补益门、痰嗽门、气滞积聚门、时感瘟疫门、脾胃门、泻痢门；补益门下又分补气门、补血门、补阴门、补阳门。

此种分类法的特点是便于临床按病索方和查阅，但中医病名与西医病名的不一致削弱了按病证分类的实用性。且中医异病同治与同病异治的用药特色，使中成药存在一药多病（证）的现象，导致出现归类重复、分类太多等问题。

二、按功效分类陈列认知

按功效分类是根据中成药整个组方的功效特点进行分类。该法始于北齐医家徐之才的"十剂"，其后张景岳的"八阵"及程钟龄的"八法"皆为功效分类法的代表，清代汪昂在总结前人经验的基础上，又开创了新的功效分类法。

综合历代医药文献，现将中成药按功效分为解表类、祛暑类、泻下类、清热类、温里类、祛痰类、止咳平喘类、开窍类、固涩类、补虚类、安神类、和解类、理气类、活血类、止血类、消导类、治风类、祛湿类、生肌敛疮类、调经止带类、产后康复类、小儿解表类、小儿清热类、小儿止泻类、小儿消导类、小儿消食类、小儿止咳喘类、小儿补虚类、扶正类等30余类。

这种分类方法具有中医理法方药的特点，有概念清楚、便于理解、便于临床辨证选用、适用于教学等优点。缺点是剂型不明，不便库房贮藏保管。

三、按剂型与科门相结合分类陈列认知

（一）分类认知概述

历代医药文献除了将中成药按照科门分类，还按照剂型分类。传统剂型有丸剂（含水

丸、蜜丸、水蜜丸、糊丸、蜡丸)、散剂、膏剂、丹剂、胶剂、酒剂、露剂、茶剂、曲剂、锭剂、灸剂、熨剂等,现代剂型有片剂、颗粒剂、糖浆剂、酊剂、膜剂、软膏剂、贴膏剂、滴丸剂、胶囊剂、注射剂、气雾剂、合剂、喷雾剂等。此部分所讨论的剂型与科门相结合分类,是指在科门分类系统下按照剂型再分类。

中成药因剂型不同,服用后产生的疗效、持续时间、作用的特点也不同。中成药的剂型历经数量从少到多、工艺从简单到复杂、成药从粗糙到精细的发展过程,更能满足临床用药安全有效的需求。

本法具有剂型清楚、功效明白、方便查阅等优点,亦有门类重复的缺点。

(二) 代表药

1. 外科

外科中成药可分为当归苦参丸、小金丸、牛黄醒消丸、地榆槐角丸等丸剂,拔毒生肌散、如意金黄散等散剂,京万红软膏、阳和解凝膏、马应龙麝香痔疮膏等软膏剂,乳癖消胶囊等胶囊剂,季德胜蛇药片等片剂。

2. 内科

内科中成药可分为银翘解毒丸、九味羌活丸、保济丸、六合定中丸、防风通圣丸等丸剂,六一散、黛蛤散、紫雪散、安宫牛黄散、参苓白术散等散剂,感冒清热颗粒、荆防颗粒、午时茶颗粒、双黄连颗粒等颗粒剂,藿香正气软胶囊、麻仁胶囊、通便灵胶囊、黄连上清胶囊等胶囊剂,橘红片、四神片、清开灵片、固本咳喘片、香砂六君片等片剂,小建中合剂、双清口服液、当归补血口服液、麦味地黄口服液等合剂,急支糖浆、养阴清肺糖浆、小青龙糖浆等糖浆剂。

3. 妇科

妇科中成药可分为大黄䗪虫丸、八珍益母丸、七制香附丸、女金丸、乌鸡白凤丸等丸剂,宫血宁胶囊、妇炎平胶囊、花红胶囊、更年安胶囊等胶囊剂,产复康颗粒、通乳颗粒、少腹逐瘀颗粒等颗粒剂,妇科十味片、妇科千金片、花红片等片剂,益母草膏等膏剂,消糜栓等栓剂。

4. 儿科

儿科中成药可分为小儿热速清口服液、儿感清口服液、小儿化食口服液、小儿咳喘灵口服液等合剂,健脾消食丸、肥儿丸、儿童清肺丸、解肌宁嗽丸等丸剂,小儿咽扁颗粒、小儿泻速停颗粒、清宣止咳颗粒、小儿止泻灵颗粒等颗粒剂,小儿化毒散等散剂,健脾康儿片、小儿消食片等片剂。

5. 骨伤科

骨伤科中成药可分为接骨七厘片、舒筋活血片、三七伤药片等片剂,云南白药胶囊、舒筋活血胶囊、活血止痛胶囊等胶囊剂,活血止痛散、七厘散等散剂,接骨丸、跌打丸等丸剂。

6. 五官科

五官科中成药可分为明目蒺藜丸、明目地黄丸、耳聋左慈丸、耳聋丸、六神丸等丸剂，鼻炎康片、明目上清片、千柏鼻炎片、复方鱼腥草片等片剂，鼻渊舒胶囊、桂林西瓜霜胶囊等胶囊剂，珠黄散、八宝拨云散、冰硼散等散剂，辛芩颗粒、玄麦甘桔颗粒、口炎清颗粒等颗粒剂。

四、按科门与功效相结合分类陈列认知

（一）分类认知概述

按照科门将中成药分为内科、外科、妇科、儿科、五官科等，再结合功效于内科项下分清热类、解表类、温里类、和解类、祛暑类、止咳平喘类、补益类、理气类、开窍类、固涩类、治风类、泻下类、活血类、祛痰类、消导类、祛湿类等，五官科项下分清喉利咽类、宣窍通鼻类、明目类等，妇科项下分调经止带类、温经活血类等，儿科项下分止泻类、消积类等，外科项下分治疗疮疡类、生肌敛疮类、清热消痤类、散结消核类、祛风止痒类、治疗痔疮类等，骨伤科项下分接骨续伤类、化瘀止痛类等。

此种分类方法可以做到按科归类，以效列药，脉络清晰，便于搜索，利于应用。

（二）代表药

1. 内科项下代表药

（1）清热类：一清颗粒、黄连上清丸、龙胆泻肝丸、牛黄上清丸、清胃黄连丸、板蓝根颗粒、清热解毒口服液、牛黄解毒丸等。

（2）解表类：桂枝合剂、感冒清热颗粒、正柴胡饮颗粒、银翘解毒丸、桑菊感冒片、双黄连口服液、羚羊感冒胶囊等。

（3）温里类：小建中合剂、香砂平胃丸、附子理中丸、香砂养胃颗粒等。

（4）和解类：小柴胡颗粒、逍遥颗粒、加味逍遥丸等。

（5）祛暑类：六一散、甘露消毒丸、六合定中丸、十滴水等。

（6）止咳平喘类：蛤蚧定喘丸、急支糖浆、通宣理肺丸、川贝止咳露、橘红丸等。

（7）补益类：四君子丸、左归丸、补中益气丸、六味地黄丸、五子衍宗丸、十全大补丸等。

（8）理气类：木香顺气丸、护肝片、猴头健胃灵胶囊、舒肝丸等。

（9）开窍类：安宫牛黄丸、清开灵口服液、苏合香丸等。

（10）固涩类：玉屏风胶囊、缩泉丸、金锁固精丸、固本益肠片、四神丸等。

（11）治风类：脑立清、松龄血脉康胶囊、清脑降压片、牛黄降压丸等。

（12）泻下类：麻仁丸、麻仁润肠丸、清宁丸等。

（13）活血类：复方丹参片、丹七片、脑得生片、跌打丸等。

（14）祛痰类：橘贝半夏颗粒、川贝枇杷糖浆、半夏天麻丸、橘红丸等。

（15）消导类：保和丸、开胃健脾丸、槟榔四消丸、大山楂丸、健脾丸等。

（16）祛湿类：舒筋丸、祛风止痛片、天麻丸、伤湿止痛膏等。

2. 五官科项下代表药

（1）清喉利咽类：黄氏响声丸、清音丸、青果丸、西瓜霜润喉片、冰硼散、利咽解毒颗粒等。

（2）宣窍通鼻类：千柏鼻炎片、藿胆丸、鼻渊舒胶囊、辛芩颗粒、鼻炎康片等。

（3）明目类：明目地黄丸、四味珍层冰硼滴眼液、杞菊地黄丸、石斛夜光丸等。

3. 妇科项下代表药

（1）调经止带类：定坤丹、乌鸡白凤丸、女金丸、益母草膏等。

（2）温经活血类：艾附暖宫丸、痛经宝颗粒等。

4. 儿科项下代表药

（1）止泻类：小儿泻速停颗粒、小儿止泻灵颗粒、丁桂儿脐贴等。

（2）消导类：小儿化食丸、小儿消积止咳口服液、一捻金等。

5. 外科项下代表药

（1）治疗疮疡类：连翘败毒丸、牛黄消醒丸等。

（2）生肌敛疮类：紫草膏、拔毒生肌散、京万红软膏等。

（3）清热消痤类：当归苦参丸等。

（4）散结消核类：小金丸、乳癖消胶囊等。

（5）祛风止痒类：消风止痒颗粒等。

（6）治疗痔疮类：马应龙麝香痔疮膏等。

6. 伤科项下代表药

（1）接骨续伤类：接骨七厘片、接骨丸等。

（2）化瘀止痛类：七厘散、云南白药、跌打丸、舒筋活血片等。

【任务分析与指导】

选择科门与功效相结合的方法对任务引入中的中成药进行分类，如表4-1-1所示。

表4-1-1　　　　　　　　　　　中成药分类结果

中成药名称	种类
黄连上清丸	内科项下清热类
感冒清热颗粒	内科项下解表类
附子理中丸	内科项下温里类
西瓜霜润喉片	五官科项下清喉利咽类
乌鸡白凤丸	妇科项下调经止带类
云南白药	伤科项下化瘀止痛类

学习活动2 中成药分类陈列实训考评

 任务实训

采用情景模拟方式,扮演药店工作人员,依照表4-1-2所列实训项目和要点实施中成药分类陈列任务实训,将相关知识摘要或过程记录填入表内。

表4-1-2　　　　　　　　　　中成药分类陈列实训记录

项目	药店工作人员（学生姓名）	知识摘要/过程记录	
	实训要点		
实训准备	1. 模拟药房环境,药房应配备药品货架、货柜 2. 准备常用中成药,如银翘解毒片、左金丸、肠炎宁片、麻仁丸、三黄片、天王补心丸、复方丹参滴丸、小活络丸、三金片、川贝枇杷糖浆等 3. 准备工服（白大褂）、签字笔		
中成药分类陈列记录	中成药名称	分类方法	种类

 实训考评

依照表4-1-3对中成药分类陈列任务实训完成情况进行考评,考查可否模拟实际情景在规定时间内完成中成药分类陈列任务。

表4-1-3　　　　　　　　　　中成药分类陈列实训考评

考核内容	考核要求	考核标准	配分	得分
实训准备	准备实训中需使用的材料、设备和工具	1. 未检查药房内的药品货架、货柜是否齐全,扣2分 2. 未准备常用中成药,扣4分 3. 未准备工服（白大褂）、签字笔,扣2分 4. 未准备中成药分类陈列实训记录表,扣2分	10	

续表

考核内容	考核要求	考核标准	配分	得分
职业形象	仪容、仪表、仪态规范	1. 仪容不整洁，扣5分 2. 未穿工服（白大褂），扣5分	10	
中成药分类陈列	能规范、准确完成中成药分类陈列并填写实训记录	1. 未能准确选择分类方法，每错一种扣4分，共40分 2. 未能准确进行品种分类，每错一种扣4分，共40分	80	
合计			100	

思考与练习

一、选择题

1. 属于补阳门的中成药有（　　）。
   A. 八珍丸　　　　B. 桂附地黄丸　　　C. 感冒清热颗粒　　　D. 四君子丸
2. 六味地黄丸属于（　　）中成药。
   A. 补阴门　　　　B. 补阳门　　　　　C. 儿科门　　　　　D. 脾胃门
3. 右归丸属于（　　）中成药。
   A. 补血门　　　　B. 补阳门　　　　　C. 痰嗽门　　　　　D. 燥火门
4. 八珍益母丸属于（　　）中成药。
   A. 眼目门　　　　B. 妇科门　　　　　C. 儿科门　　　　　D. 气滞门
5. 藿胆丸属于（　　）中成药。
   A. 宣窍通鼻类　　B. 清喉利咽类　　　C. 明目类　　　　　D. 消导类
6. 下列属于祛湿类的中成药是（　　）。
   A. 舒筋丸　　　　B. 丹七片　　　　　C. 天麻丸　　　　　D. 伤湿止痛膏
7. 连翘败毒丸属于（　　）中成药。
   A. 治疗疮疡类　　B. 理气类　　　　　C. 治风类　　　　　D. 清热类
8. 参芪降糖片属于（　　）中成药。
   A. 理气类　　　　B. 泻下类　　　　　C. 补益类　　　　　D. 开窍类
9. 下列不属于解表类中成药的是（　　）。
   A. 感冒清热颗粒　B. 桂枝合剂　　　　C. 清宁丸　　　　　D. 双黄连口服液

二、简答题

中成药按科门与功效相结合分类分为哪些类？

任务二

中成药上架陈列

 任务描述

中成药上架陈列是药店日常工作的一部分,本学习任务是完成中成药的上架陈列,并根据中成药上架检查要求,结合药品存量记录,做好正确且及时的补货工作。

 任务目标

知识目标

1. 识记中成药分类的各种代表药。
2. 识记中成药上架检查项目。
3. 识记中成药补充上架的要点。

技能目标

1. 能根据中成药分类进行上架及上架检查。
2. 能完成上架陈列药品补充登记表的填写。
3. 能进行中成药补充上架。

思政目标

1. 通过学习中成药上架陈列,弘扬博大精深的中医药传统文化,增强中华民族的文化自信。
2. 通过细致严谨的上架检查及补充实训练习,形成兢兢业业的工作作风。
3. 通过中成药上架陈列的实训考核,培养实事求是的职业精神。

学习活动1 中成药上架陈列学习认知

【任务引入】

店长正在收货,安排工作人员小杨对库存不足的黄连上清丸等药品进行上架补充。小杨发现在售的黄连上清丸有不同的生产厂家和不同的规格，价格也不一样，其他品种也有类似的情况。应如何正确进行补充上架呢？

 任务须知

一、中成药上架

（一）上架原则

中成药分类陈列后，在上架时应注意，能竖立陈列的药品应尽量实现竖立陈列，除能增大陈列视线面积，提升对产品的关注以外，还能避免糖浆、口服液等剂型的药品长期倒放产生的损耗。陈列时应注意陈列的安全性和药品的展示，一般来说，上层适合陈列较轻、体积不大的药品，如片剂、胶囊剂、外用软膏等；中层适合陈列较轻、体积稍大的药品，如颗粒剂、大规格药品、口服液、罐装冲剂等；下层适合陈列较重、体积大和易碎的药品，如糖浆剂、较大的礼盒以及用陈列筐装的低值药品、外用洗液等。

（二）上架要求

药品验收合格后才能上架，《药品经营质量管理规范》（GSP）明确规定，中成药的陈列应当符合以下要求。

1. 存放、陈列药品的设备应当保持清洁卫生，不得放置与销售活动无关的物品，并采取防虫、防鼠等措施，防止污染药品。

2. 陈列药品应当设置醒目标志，类别标签字迹清晰、放置准确。

3. 药品应当放置于货架（柜），摆放整齐有序。

4. 陈列的药品避免阳光直射。

5. 处方药、非处方药分区陈列，并有处方药、非处方药专用标识。

6. 处方药不得采用开架自选的方式陈列和销售。

7. 外用药与其他药品分开摆放。

8. 拆零销售的药品集中存放于拆零专柜或者专区。

9. 第二类精神药品、毒性药品和罂粟壳不得陈列。

10. 药品与非药品、外用药与其他药品分开存放。

11. 经营非药品应当设置专区，与药品陈列区域明显隔离，并有醒目标志。

另外，药品陈列时也应注意与价格标签一一对应，避免引起顾客误解；药品的陈列应整洁、丰富、美观，以此来提升门店形象。

二、中成药上架检查

中成药上架检查有以下注意事项。

1. 检查药品分类是否正确。

2. 对分类错误的药品进行登记，并整理改正。

3. 药品因破损而导致液体、气体、粉末泄漏时,应当迅速采取安全处理措施,防止对储存环境和其他药品造成污染。

4. 发现质量可疑的药品应当立即停售,同时报告质量管理部门确认。

5. 存在质量问题的药品应当存放于标志明显的专用场所,并有效隔离,不得销售。

6. 怀疑为假药的药品,应及时报告药品监督管理部门。

7. 对存在质量问题的特殊管理的药品,应当按照国家有关规定处理。

8. 不合格药品的处理过程应当有完整的手续和记录。

9. 对不合格药品应当查明并分析原因,及时采取预防措施。

三、中成药补充上架

药品及时补充可以有效避免缺货、滞销,为使备货数量合理,应建立合理的补货制度。补货是药品流通环节的重要组成部分,对药品的销售和管理工作有着重要的意义。

（一）原则

按照"先进先出、近期先出"的原则,对售完的药品进行补充。药品补充应该注意及时掌握缺货情况,逐个检查缺货药品,将近效期的药品往前放,并处理过期药品,补充陈列时将药品的正面面对顾客摆放。

（二）注意事项

工作人员应仔细检查来货药品的包装与质量,如有破损、渗漏或质量有疑问的药品可报质量部,核对药品的品名、规格、产地、数量、批号,验明是否存在有货无单、有单无货、单货不符的情况。药品补充上架时,也应注意检查货架上药品摆放是否整齐,是否归类,是否串柜,价格标签与药品是否对应,是否有过期、破损药品等,整理后加以说明。

【任务分析与指导】

按以下步骤,进行中成药补充上架。

1. 将新到货的药品进行验收,依据药品调拨单逐一核对药品。

2. 将每一个品种的信息输入计算机软件系统,并注意不同厂家、不同批号、不同规格等差异。

3. 填写药品上架补充登记表,进行药品补充上架,补充上架过程中注意按科门分类。

学习活动2　中成药上架陈列实训考评

 任务实训

采用情景模拟方式,扮演药店工作人员,按照《药品经营质量管理规范》及陈列情况进行上架检查，依照表4-2-1所列实训项目和要点实施中成药上架陈列任务实训，将相关知识摘要或过程记录填入表内。

表4-2-1　　　　　　　　　　　中成药上架陈列实训记录

项目	药店工作人员（学生姓名）										
	实训要点	知识摘要/过程记录									
实训准备	1. 模拟药房环境，药房应配备药品货架、货柜 2. 准备常用中成药，如银翘解毒片、左金丸、肠炎宁片、麻仁丸、三黄片、天王补心丸、复方丹参滴丸、小活络丸、三金片、川贝枇杷糖浆 3. 准备工服（白大褂）、签字笔。										
药品补充上架登记	栏目	品种1	品种2	品种3	品种4	品种5	品种6	品种7	品种8	品种9	品种10
	药品名称										
	科门类别										
	规格										
	生产企业										
	生产批号										
	生产日期										
	有效期至										
	批准文号										
	昨日结存										
	今日结存										
	本日出库										

实训考评

依照表4-2-2对中成药上架陈列任务实训完成情况进行考评，考查可否模拟实际情景在规定时间内完成中成药上架陈列任务。

表4-2-2　　　　　　　　　　　中成药上架陈列实训考评

考核内容	考核要求	考核标准	配分	得分
实训准备	准备实训中需使用的材料、设备和工具	1. 未检查药房内的药品货架、货柜是否齐全，扣2分 2. 未准备常用中成药，扣4分 3. 未准备工服（白大褂）、签字笔，扣2分 4. 未准备中成药上架陈列实训记录表，扣2分	10	
职业形象	仪容、仪表、仪态规范	1. 仪容不整洁，扣5分 2. 未穿工服（白大褂），扣5分	10	

续表

考核内容	考核要求	考核标准	配分	得分
药品补充上架	能规范、准确完成药品补充上架并填写药品补充上架登记表	1. 未将中成药进行正确分类，并填写分类表，扣20分 2. 根据分类正确上架，每错一种扣2分，共20分 3. 对上架药品进行检查，未检查者扣10分 4. 正确填写药品补充上架登记表，并正确补货，每错一种扣3分，共30分	80	
合计			100	

思考与练习

一、选择题

1. 不能采用开架自选的方式陈列和销售的药是（　　）。
   A. 非处方药　　　B. 处方药　　　C. 外用药　　　D. 口服药
2. 需要和其他药品分开摆放的是（　　）。
   A. 非处方药　　　B. 处方药　　　C. 外用药　　　D. 口服药
3. 可以上架陈列的药品是（　　）。
   A. 验收合格的药品　　　　　　　B. 罂粟壳
   C. 毒性中药　　　　　　　　　　D. 第二类精神药品
4. 为避免顾客对价格产生误解，陈列时应当注意（　　）。
   A. 价格标签与药品对应　　　　　B. 药品干净卫生
   C. 先进先出　　　　　　　　　　D. 检验药品真伪
5. 上架时，货架上层适合陈列（　　）的药品。
   A. 较重　　　　B. 体积大　　　C. 较轻　　　D. 大规格
6. （　　）的处理过程应当有完整的手续和记录。
   A. 不合格药品　　B. 非处方药　　C. 自制药品　　D. 进口药品
7. 药品上架首先应检查（　　）。
   A. 分类是否正确　B. 陈列是否得体　C. 门店卫生　　D. 药品手续
8. 药品陈列应当（　　）。
   A. 设置醒目标志　B. 处理卫生　　C. 放置准确　　D. 类别标签字迹清晰

二、简答题

1. 简述《药品经营质量管理规范》规定的药品陈列原则。
2. 对来货药品需要做哪些检查？

模块五

中药储存与养护

任务一

中药饮片的储存与养护

 任务描述

中药饮片的储存与养护是中药质量管理的重要组成部分，本学习任务是辨别中药饮片储存过程中常见的变异现象并分析原因，根据中药饮片的特点对其进行分类储存与养护，并按照规范填写中药饮片储存与养护记录，做好中药饮片的储存与养护工作，确保中药饮片质量。

 任务目标

知识目标

1. 识记中药饮片储存过程中常见的变异现象。
2. 识记引起中药饮片变异现象的因素。
3. 识记中药饮片储存与养护方法和注意事项。

技能目标

1. 能根据中药饮片的特点对其进行分类储存与养护。
2. 能按照规范填写中药饮片储存与养护记录。

思政目标

1. 通过学习中药饮片储存中常见的变异现象及分类储存与养护等，传承和弘扬中医药传统文化。
2. 通过中药饮片储存与养护的实训考核，培养踏实认真的职业精神。

学习活动 1　中药饮片储存与养护学习认知

【任务引入】

某中药饮片公司购入了一批价值数万元的人参，仓库保管员简单装袋后即放入冰箱低温储存，期间并未定期关注其储存情况，待出库时，发现人参已长出一层霉菌。仓库保管员的操作不当，给公司带来较大经济损失。那么人参应该如何进行储存呢？

任务须知

一、中药饮片储存过程中常见的变异现象

（一）虫蛀

虫蛀指饮片被虫蛀蚀的现象，是对饮片危害最严重的变异现象之一。饮片出现虫蛀后重量减轻，成分损耗，还会受到污染，质量严重下降。一般富含糖类、脂肪、蛋白质等成分的饮片易被虫蛀，有刺激性气味的植物类饮片及矿物等无机类饮片则不易被虫蛀。

（二）霉变

霉变又称发霉，是霉菌在饮片表面或内部滋生的现象。空气中的霉菌孢子散落在饮片上，在适当的温湿度、足够的营养下，可使饮片发霉。霉变饮片的色泽、成分、气味等会发生不同程度的变化，从而影响药效，故不能入药。

（三）变色

变色是饮片固有色泽改变的现象，饮片变色标志着内在质量的变化。变色主要由于饮片受外界影响（如日光、霉变、温度、湿度、熏硫等）失去了固有色泽，如甘草、黄芪等颜色由深变浅，菊花、红花、款冬花等颜色由鲜变暗。

（四）气味散失

气味散失指含有挥发性成分的饮片，在温度、空气等的影响下，或储存日久，原有气味减退或消失的变异现象。饮片固有气味散失，说明有效成分散失，疗效减弱。薄荷、当归、荆芥等气味芳香的饮片保管不当易导致气味散失。

（五）泛油

泛油又称走油，是指饮片表面溢出油状物，发黏、发软、颜色加深并产生败油气味的现象。泛油不仅影响饮片疗效，甚至可使饮片产生不良反应。一般富含油脂的饮片保管不当易出现泛油现象。

（六）风化

风化是指含结晶水的无机盐类饮片，与干燥空气接触日久失去部分或全部结晶水，变成粉末状物的变异现象。饮片风化后，其质量和药性也随之改变，影响临床疗效。易风化的饮片有芒硝、硼砂等。

（七）潮解

潮解也叫返潮，是指固体饮片吸收潮湿空气中的水分，表面慢慢溶化成液态的现象。饮片出现潮解溶化现象后，其形态破坏，功效降低，不便使用。易潮解的饮片有芒硝、大青盐、咸秋石等。

（八）粘连

粘连是指某些熔点比较低的固体树脂类或动物胶类饮片，如乳香、没药、阿胶、鹿角胶

等，受热或受潮后黏结成块，使原来形态发生改变的现象。

（九）腐烂

腐烂是指在温湿度影响下，微生物繁殖活动增加，导致某些鲜药饮片，如鲜地黄、鲜沙参、鲜石斛、鲜荷叶等霉烂败坏的变异现象。腐烂饮片不能入药。

二、引起中药饮片变异的因素

（一）自身因素

1. 含水量

水分是引起饮片在储存过程中发生变异的主要因素之一。饮片的含水量过高或过低，均易导致变异现象。如水分过高，易发生霉变、虫蛀、粘连等；水分过低，易发生风化、气味散失等。一般饮片的水分控制应按《中国药典》（2020年版）的有关规定执行。

2. 所含化学成分

饮片在加工干燥、炮制及储存过程中，其所含化学成分的改变易引起质量及疗效的改变，饮片变异现象与其所含化学成分的性质也密切相关。含糖类、蛋白质等较多的饮片，易发霉、虫蛀等；含挥发油较多的饮片，易出现泛油、气味散失等；苷类成分在微生物或酶的作用下易分解；鞣质在空气中及日光下易氧化和聚合产生变色；含油脂较多者，受热易泛油；含植物色素者，受日光照射或久贮易变色；含盐分较多者易潮解；含结晶水的矿物类饮片易风化等。

（二）环境因素

1. 温度

饮片通常储存于15~20℃性质比较稳定，不易变异。储存温度高于30℃，利于霉菌及害虫等滋生繁殖，易发生霉变、虫蛀等。储存温度高于35℃，部分饮片会出现泛油、粘连、熔化等变异现象，含挥发性成分的饮片则气味散失。储存温度过低，也会对某些鲜药饮片有不利影响。储存温度低于0℃，鲜药饮片的细胞壁及原生质体会受到机械损伤，引起局部细胞坏死。因此，为保证饮片的质量，应依据饮片所含成分及对外界环境条件的要求，将各类饮片分别放置在阴凉库或常温库。

2. 湿度

湿度表示空气中水蒸气的含量。当储存环境的空气相对湿度高于70%，含糖类较多的饮片易粘连、发霉及虫蛀，无机盐类矿物饮片易潮解。当相对湿度低于30%时，饮片的含水量会降低，含结晶水较多的矿物饮片易失去结晶水而风化，花类、叶类、胶类饮片易因失水而发脆干裂。因此，中药库房的相对湿度以45%~75%为宜。

3. 光线

长时间的日光照射会引起油脂酸败，苷类、色素分解等，导致饮片变色、泛油、风化、气味散失等。但同时日光中的紫外线有杀菌作用，红外线的辐射作用可使饮片温度升高，从而发挥散潮防霉作用。

4. 空气

空气中的氧气是影响中药饮片质量的重要因素。氧气是霉菌和某些酵母菌等好氧性微生物以及害虫生长繁殖的必备条件，氧气还会导致饮片中还原性成分发生氧化反应，进而影响饮片质量。

5. 储存时间

饮片不宜长时间储存，储存时间过长易导致饮片变异，甚至失去药效。因此，《药品经营质量管理规范》规定，药品出库应遵循先产先出、先进先出、近效期先出的原则。

三、中药饮片储存与养护方法及注意事项

（一）中药饮片储存方法及注意事项

1. 控制饮片含水量

饮片的含水量宜控制在7%~13%之间，同时要根据饮片及炮制所加辅料的性质，选择适当的储存容器。

2. 控制库房温湿度

库房温度应控制在25℃以下，相对湿度应控制在75%以下，同时饮片库房应保持通风、干燥及阴凉，避免日光直接照射。

3. 选择合适的储存方法

对于含有不同成分或炮制方法不同的饮片，要根据具体情况，选择不同的储存方法，见表5-1-1。

表5-1-1　　　　　　中药饮片常用储存方法

饮片性质	储存方法	举例
富粉性	置通风、干燥、阴凉处	山药、泽泻、葛根等
富含挥发油	置阴凉、干燥处	薄荷、当归、荆芥等
富含糖及黏液质	置通风、干燥处	熟地黄、党参、天冬等
种子类	密闭储存于缸、罐中	莱菔子、扁豆、紫苏子等
酒炙、醋炙	储存于密闭容器内，置阴凉干燥处	酒大黄、醋香附、醋芫花等
盐炙	储存于密闭容器内，置通风干燥处	盐知母、盐泽泻、盐车前子等
蜜炙	密闭储存于缸、罐中，置阴凉处	蜜麻黄、蜜款冬花、蜜枇杷叶等
矿物类	密闭储存于缸、罐中，置阴凉处	芒硝、硼砂等
动物类	密闭置阴凉处，四周无鼠洞，有通风设备	蕲蛇、蛤蚧、龟甲等
易软化、升华类	密闭储存于坛、木箱中，置干燥处低温储存，严格控制温湿度	冰片、樟脑、阿魏等

4. 特殊中药饮片的储存

对于特殊中药饮片，要根据具体情况，选择不同的储存方法，见表5-1-2。

表 5-1-2　　特殊中药饮片储存方法

饮片种类	储存方法	举例
毒性饮片	1. 毒性饮片的储存保管应严格遵守《中华人民共和国药品管理法》，实施专人、专库、专柜和双人、双锁、双账、双领取、双复核的管理方式 2. 矿物类毒性饮片，要防氧化、防潮解，宜采取密封法储存；动植物类毒性饮片，应防虫、防霉，可采用箱、罐、坛、塑料等容器密封储存 3. 每件包装上须有"毒"字明显标志，防止与其他饮片混杂；保管人员进毒性饮片库应戴口罩、手套，防上毒性饮片粉尘飞扬	砒石、水银、生川乌、生附子等
贵细饮片	分开储存，专人管理，并注意防虫、防霉，密闭后置阴凉、干燥、通风处储存；麝香为防香气走失，应装瓶密闭；牛黄为防止受潮霉变，应在梅雨季节存于石灰缸中	人参、鹿茸、麝香、牛黄等
易燃饮片	必须按照消防管理要求，储存在安全地点，远离电源、火源，专人保管，空气要流通，堆垛层间不能太高	硫黄、火硝、干漆等

（二）中药饮片养护的方法及注意事项

1. 清洁养护法

清洁养护法是指对库房、储存容器定期消毒，保持清洁，是储存保管工作的基础。清洁卫生是防止仓虫入侵最基本、最有效的方法。

2. 吸湿法

吸湿法是用吸湿剂或除湿机来降低库房相对湿度的方法。常用的吸湿剂有无水氯化钙、生石灰、硅胶、草木灰等。此法在梅雨季节最为常用。

3. 密封法

密封法是指将饮片用导热性能差或不透气的材料严密封闭，使其与外界的空气、光线、细菌、害虫等隔绝的储存方法。密封法能有效阻止虫蛀、霉变、气味散失等变异现象的发生，一般可分为容器密封、罩帐密封和库房密封。

4. 对抗同储法

对抗同储法是利用饮片的特殊气味、吸潮性能或特有防霉驱虫化学成分来抑制另一种饮片发生虫蛀、霉变等现象的养护方法。一般适用于数量不多的饮片，有方便、经济、无毒等优势。如花椒、吴茱萸、细辛、荜澄茄与蛤蚧、鹿茸、鹿筋、海马、金钱白花蛇等同储，大蒜与土鳖虫、斑蝥、全蝎、蜈蚣、芡实、薏苡仁等同储，滑石与柏子仁同储可防后者霉变和泛油，牡丹皮与泽泻同储互不生虫、不变色等。

5. 高温储存法

害虫对高温的抵抗力均较差，当仓库温度高于 40 ℃时，害虫会暂停发育、繁殖，当温度高于 50 ℃时，害虫会在短时间内死亡。因此采用高温法养护中药饮片，能起到良好的杀虫效果。一般包括烘干法、曝晒法、热蒸法、远红外高温法等。但必须注意，含挥发油的饮片烘烤时温度不得超过 60 ℃，以免影响饮片质量。

6. 冷藏法

冷藏法是用制冷设备产生冷气，使中药饮片储存于一定低温水平的环境中，达到安全储存的目的。害虫一般在 8~10 ℃时停止活动，在 -8~-4 ℃进入冬眠状态。温度持续低于 -4 ℃，可使害虫死亡。所以在低温（2~10 ℃）下储存中药，可有效防止虫蛀、霉变、变色等变异现象发生。因此法需要一定的设备，所需费用较高，故主要用于贵细饮片的储存，如人参、燕窝、冬虫夏草等。储存时包装必须密封。

7. 气调养护法

气调养护法是将饮片置于密闭的容器内，控制空气中各气体成分浓度，人为地造成低氧状态的养护方法。这样的环境可有效抑制害虫、微生物的生理活动，起到杀虫、防霉作用，同时阻隔潮湿空气，保持饮片原有的色、味，减少成分损失，保证质量。该法具有费用低、不污染环境和饮片、保存效果好等优点。目前主要采用的气调方法有充氮降氧、充二氧化碳降氧和自然降氧三种。

8. 气幕防潮养护法

气幕防潮养护法是指将气帘或气闸安装于仓库房门上，再配合自动门以防止库内冷空气排出库外、库外热空气又侵入库内，该法可有效达到防潮的目的。但气幕只有防护作用，没有吸湿作用，所以配合除湿机使用效果更好。

9. 挥发油熏蒸防毒法

该法是用某些饮片含有的挥发油来熏蒸其他饮片，以起到抑制和杀灭霉菌作用的方法。其中，以荜澄茄、丁香的挥发油效果最佳。

【任务分析与指导】

人参属于特殊饮片中的贵细饮片，应由专人管理，并注意防虫、防霉，密封后置阴凉、干燥、通风处储存。它的储存方法有以下三种。

1. 常规储存法

对确已干透的人参，可用塑料袋密封以隔绝空气，置阴凉处即可。

2. 吸湿法

在可密闭的缸、筒、盒的底部放适量的吸湿剂，如生石灰、硅胶等，再将人参用纸包好放入，加盖密闭。

3. 冷藏法

冷藏法是较理想的储存方法。人参在储存前要晒干，最佳的晾晒时间是上午9时到下午4时之间，但人参不宜暴晒，同时供药用的人参已达到一定的干燥程度，一般只需在午后翻晒1~2小时即可。待其冷却后，用塑料袋包好扎紧袋口，冷藏保存。

学习活动2　中药饮片储存与养护实训考评

任务实训

采用检查记录法模拟实际工作中中药饮片储存与养护检查情境，扮演中药仓储工作人员，依照表5-1-3所列实训项目和要点实施中药饮片储存与养护任务实训，将相关知识摘要或过程记录填入表内。

表5-1-3　　　　　　　　　　中药饮片储存与养护实训记录

中药仓储工作人员（学生姓名）												
项目	实训要点	知识摘要/过程记录										
实训准备	1. 模拟库房环境，库房应配备饮片架、温湿度仪、木箱等储存容器 2. 准备常用中药饮片，如当归、党参、炙甘草、薄荷、土鳖虫、冰片、硫黄等 3. 准备工服（白大褂）、签字笔											
中药饮片储存养护检查记录	栏目	品种1	品种2	品种3	品种4	品种5	品种6	品种7	品种8	品种9	品种10
	品名										
	数量										
	生产企业										
	生产批号										
	生产日期										
	质量状况										
	养护方法										
	养护人员										
	检查日期										

实训考评

依照表5-1-4对中药饮片储存与养护任务实训完成情况进行考评，考查可否模拟实际情景在规定时间内完成中药饮片储存与养护任务。

表5-1-4　　　　　　　　　　中药饮片储存与养护实训考评

考核内容	考核要求	考核标准	配分	得分
实训准备	准备实训中需使用的材料、设备和工具	1. 未配备饮片架、温湿度仪、木箱等储存容器，扣2分 2. 未准备常用中药饮片，扣4分 3. 未准备工服（白大褂）、签字笔，扣2分 4. 未准备中药饮片储存与养护实训记录表，扣2分	10	
职业形象	仪容、仪表、仪态规范	1. 仪容不整洁，扣5分 2. 未穿工服（白大褂），扣5分	10	
中药饮片储存与养护记录	能规范、准确填写中药饮片储存与养护记录	1. 每种中药饮片各项记录完整，每缺1项扣1分，共10分 2. 正确判断每种中药饮片质量状况，每错1个扣3分，共30分 3. 正确选择每种中药饮片的储存与养护方法，每错1个扣4分，共40分	80	
合计			100	

【学习拓展】

$^{60}Co-\gamma$ 射线辐射灭菌养护技术

$^{60}Co-\gamma$ 射线辐射灭菌养护技术是指利用放射性同位素 ^{60}Co 放射出的 γ 射线杀灭微生物。γ 射线穿透力强,照射饮片时可迅速杀灭其内外部的微生物。该方法具有简单、无污染、杀菌效率高、不破坏饮片外形等优点,是中药饮片的有效养护技术之一。研究表明,饮片经 $^{60}Co-\gamma$ 射线辐射后其外观形态和有效成分含量基本保持不变,在一定的辐照剂量下,不会产生毒性物质和致癌物质,且无霉变、虫蛀等现象发生。但因辐照场所投资大、所需设备复杂、费用昂贵、维护难、防护措施严格等,该技术暂不能在普通仓库中广泛应用。

思考与练习

一、选择题

1. 中药饮片的含水量一般控制在( )。
 A. 5% 以下　　　　B. 2%~8%　　　　C. 7%~13%　　　　D. 21%~25%
2. 下列不属于中药饮片变异现象的是( )。
 A. 风化　　　　B. 发霉　　　　C. 破碎　　　　D. 潮解
3. 下列饮片中不易泛油的是( )。
 A. 白芍　　　　B. 当归　　　　C. 桃仁　　　　D. 苦杏仁
4. 在中药饮片储存过程中,防止害虫入侵最有效的方法是( )。
 A. 通风　　　　B. 密闭　　　　C. 清洁卫生　　　　D. 干燥
5. 下列中药饮片组合,不易发霉生虫的是( )。
 A. 冰片、乳香、明矾　　　　B. 茯苓、桑椹、人参
 C. 大枣、枸杞、苦杏仁　　　　D. 陈皮、当归、甘草
6. 下列属于引起中药饮片变异现象的内部因素的是( )。
 A. 温度　　　　B. 湿度　　　　C. 淀粉含量　　　　D. 空气
7. 含挥发油较多的中药饮片应储存于( )。
 A. 通风、阴凉处　　　　B. 密闭容器内　　　　C. 通风、干燥处　　　　D. 阴凉、干燥处
8. 最易变色的中药饮片是( )。
 A. 皮类饮片　　　　B. 花类饮片　　　　C. 根类饮片　　　　D. 种子类饮片
9. 下列最易散失气味的中药饮片是( )。
 A. 大黄　　　　B. 山药　　　　C. 泽泻　　　　D. 肉桂

10. 下列对抗同储药对，无效的是（   ）。
   A. 花椒与蛤蚧
   B. 大蒜与土鳖虫
   C. 滑石与柏子仁
   D. 细辛与牡丹皮

二、简答题

1. 简述引起中药饮片变异现象的因素。
2. 简述贵细中药饮片的储存方法。

任务二 中成药的储存与养护

 任务描述

中成药剂型多种，处方组成复杂，其储存与养护是中成药质量管理的重要组成部分，本学习任务是辨别中成药储存中常见的变异现象并分析原因，根据中成药剂型进行分类储存与养护，并按照规范填写中成药储存与养护记录，做好中成药的储存与养护工作，确保中成药质量。

 任务目标

知识目标

1. 识记中成药储存过程中常见的变异现象。
2. 识记引起中成药变异现象的因素。
3. 识记中成药储存与养护方法和注意事项。

技能目标

1. 能根据中成药剂型进行分类储存与养护。
2. 能按照规范填写中成药储存与养护记录。

思政目标

1. 通过学习中成药储存中常见的变异现象及分类储存与养护等，继承和弘扬传统中医药文化的精髓。
2. 通过中成药储存与养护的实训考核，培养细致耐心、一丝不苟的职业精神。

学习活动1　中成药储存与养护学习认知

【任务引入】

某医院库房储存了一批六味地黄丸，夏季到来时，仓库保管员未及时做好仓库通风工作,也未定期关注其储存情况,待出库时,发现部分六味地黄丸已受潮发霉。蜜丸应如何做好储存与养护呢?

 任务须知

一、中成药储存过程中常见的变异现象

(一)霉变

霉变指中成药被空气中的霉菌感染,表面或内部有霉菌生长的变异现象。蜜丸、水丸、散剂发霉后出现白色或其他颜色的霉点,药物原有的气味改变。糖浆、煎膏剂发霉后则出现絮状物。

(二)虫蛀

虫蛀指中成药被虫蛀蚀的现象。蜜丸、水丸、水蜜丸等常发生虫蛀,表面形成孔洞,甚者蛀成粉末状,并有虫的排泄物,严重影响质量。虫蛀的原因与中成药成分、储存时间、包装材料及储存环境温湿度等因素有关。

(三)鼠害

鼠害指中成药被老鼠咬食、污染。老鼠是多种病原体的携带者,中成药被鼠咬后质量会受到严重影响。

(四)粘连

粘连指中成药因受热、受潮而变形粘连在一起的变异现象,胶剂、颗粒剂一经粘连,会失去形状、结块,影响质量。

(五)发酵

发酵指部分中成药如煎膏剂、糖浆剂、合剂、酒剂及软膏剂等,在酵母菌作用下膨胀、酸败的变异现象。

(六)发硬

发硬指蜜丸因长期储存,失去水分而硬度增加的变异现象。外用膏药也可因储存过久而干枯发硬,失去黏性。中成药变硬后影响溶解吸收,药效降低,无法使用。

(七)返砂

返砂指部分中成药如煎膏剂、糖浆剂、蜜丸等因储存不当而析出糖类结晶的变异现象。造成返砂的原因,除生产过程中糖的转化不完全外,还可能是储存过程中温度过高、水分蒸发等。

(八)变色、开裂

片剂、丸剂等,受潮、受热、受日光照射或储存过久会出现变色、开裂等变异现象。

(九)沉淀

沉淀指部分液体制剂如酒剂、露剂、注射剂等,由于灭菌操作不严格、过滤不彻底或储存过久,产生絮状沉淀的变异现象。

（十）挥发

芳香水剂、酊剂等所含的挥发油或乙醇在高温下易挥发，从而使其有效成分散失。

二、引起中成药变异的外部因素

（一）温度

中成药对储存环境的温度有一定的范围要求。储存温度过高，中成药的某些成分氧化、分解加速，从而影响质量，同时片剂易裂片变色、胶囊剂易黏软变形、糖衣易粘连、软膏剂易分层。储存温度过低，含乙醇制剂、糖浆剂、露剂等易产生沉淀、结晶，甚至变性失效，玻璃容器有时还会冻裂。多数中成药应在阴凉处（不超过20 ℃）储存保管。

（二）湿度

储存环境湿度过高，有些中成药会发生变形、潮解、虫蛀、霉变或被稀释等；湿度过低，有些中成药会发生干裂或风化。除另有规定外，一般中成药储存环境相对湿度以35%～75%为宜。

（三）空气

空气中的氧气易使某些中成药发生氧化而变异。如挥发油与氧气作用易树脂化，脂肪易氧化而结成块状，并产生酸败气味。限制含氧量可以抑制需氧菌的生长发育，因此，中成药一般需要密闭或密封储存。

（四）光线

紫外线直接照射中成药可导致其变色、成分分解，从而引起变异。如含苷类及色素类成分的中成药此类成分分解，含油脂的中成药产生酸败气味，酒剂产生沉淀。因此，大多数中成药要求避光储存。

（五）储存时间

部分中成药性质不稳定，不宜长时间储存，时间过长甚至会失效。因此《药品说明书和标签管理规定》要求中成药的标签必须有生产批号和有效期。中成药必须在有效期内使用。

三、中成药储存与养护的方法及注意事项

（一）中成药储存方法及注意事项

1. 密闭和密封

密闭是指将容器密闭，以防止尘土或异物进入；密封是指将容器密封，以防止风化、吸潮、挥发或异物污染。易潮解、易生虫及对温度变化敏感的中成药，应存放于箱、柜、缸等密闭或密封环境内。

2. 避光

避光是指用不透光的材料或容器包装遮盖中成药。光照后易变异的中成药，要避光保存。

3. 控制温度

将中成药置于密闭的环境中,易受冻的给其加热保温,易受热分解的给其降温或冷藏保存。

4. 控制湿度

将中成药置于密闭的环境中。湿度太大时,可放入生石灰等吸湿剂除湿;过分干燥时,可用加湿器或在底部洒水增加环境中的水分,以加大湿度。

5. 单独保管

贵细、毒剧或其他特殊性质的中成药要专库(专柜)、专人保管养护,并实行双人双锁管理。

(二) 中成药养护方法及注意事项

1. 丸剂

中药丸剂可分为蜜丸、水蜜丸、水丸、糊丸、浓缩丸等。蜜丸、水蜜丸含糖量高,易受潮、霉变、粘连、虫蛀等;水丸易干枯失泽,或受潮、霉变、虫蛀、松散等;糊丸、浓缩丸也类同。因此,丸剂宜密封,置阴凉干燥处储存。

2. 片剂

片剂含饮片粉末或浸膏较多,温度过高,片剂极易吸潮、松片、裂片、粘连、霉变等;温度过低,则易干裂,影响质量。片剂常用无色、棕色玻璃瓶或塑料瓶封口加盖密封,或用铝塑泡罩包装密封。除另有规定外,片剂应密封储存,置于室内凉爽、通风、干燥处。

3. 散剂

散剂因其吸湿性较强,故包装材料的防潮性能要好。一般用防潮、韧性大的纸或塑料薄膜包装折口或熔封后,再装入外层袋内封口。贵重及用于急救的散剂如紫雪散、安宫牛黄散等,宜密封在瓷质、玻璃、金属等容器内储存,必要时还应放置吸潮剂;含有挥发性成分的散剂,应用玻璃管或玻璃瓶装,塞紧,沾蜡封口。除另有规定外,散剂应密闭储存,含挥发性成分或吸湿性强的散剂应密封储存。

4. 糖浆剂

糖浆剂中蔗糖浓度接近饱和。蔗糖作为一种营养物质,其水溶液极易被霉菌、酵母菌等污染,造成糖浆分解而出现酸败、混浊。故糖浆剂应储存于室内阴凉干燥处,避光、防潮、防热储存。

5. 颗粒剂

颗粒剂含饮片浸膏及大量蔗糖、淀粉等辅料,极易受潮结块、发霉。储存时通常装入塑料袋,袋口热熔封严,置于室内阴凉、干燥处,要避光、防潮、防热。

6. 胶囊剂

胶囊剂吸水后轻者鼓胀,重者可霉变、粘连,甚至软化、破裂;但储存环境过于干燥,则易脆裂。此外,胶囊剂遇热易软化、粘连,因此,储存温度不宜超过 30 ℃。除另有规定外,胶囊剂应密封储存,并置于室内阴凉、干燥处。

7. 酊剂、酒剂、流浸膏等

这些制剂中含有的乙醇(或白酒)具有良好的防腐作用,故其在储存过程中性质相对稳定。但由于乙醇易挥发，故应密闭存放。夏季应防热，冬季应防冻，置于室内阴凉干燥处储存保管。

8. 注射剂

中药注射剂多是提取其水溶性有效成分制成，在储存过程中因环境条件的变化，易发生氧化、水解、聚合等反应，以致出现混浊或沉淀现象，失去药用价值。因此，注射剂储存应避光、防热、防冻，置于室内阴凉干燥处，室温以 10～20 ℃为宜。

9. 栓剂

栓剂含甘油明胶等基质，熔点较低，遇热容易软化变形。甘油明胶有较强的吸湿性，易吸湿霉变；湿度过低时，又可析出水分变干。故栓剂应以蜡纸、锡纸包裹，装于纸盒、塑料瓶或玻璃瓶中，注意不要挤压，以免相互接触而粘连或变形，宜置于室内阴凉干燥处，室温最好不高于 30 ℃。

10. 贴膏剂

多数贴膏剂中含挥发性成分，如樟脑、冰片、麝香等，若储存温度过高，膏料易渗过背衬材料；若储存温度过低或湿度过高，背衬材料黏性降低，贴时易脱落；若储存时间过久，药物有效成分易散失。故贴膏剂宜密闭储存，置于干燥阴凉处，注意防潮、防热、避风。

11. 合剂

合剂成分复杂，储存过久易变异，故在制剂时可加防腐剂，灌装后密封。合剂应置于防潮、遮光、阴凉处保存。

【任务分析与指导】

蜜丸含水量高，且其所含糖分及其他成分又是微生物和害虫成长繁殖所需的营养物质，如果储存环境潮湿，极易发霉、生虫，所以不易储存。

蜜丸应选择干燥阴凉的库房保管，防潮、防霉变及防虫蛀，并注意包装完好，同时，要定期检查养护。

学习活动 2　中成药储存与养护实训考评

任务实训

采用检查记录法模拟实际工作中中成药储存与养护检查情境，扮演中药仓储工作人员，依照表 5-2-1 所列实训项目和要点实施中成药储存与养护任务实训，将相关知识摘要或过程记录填入表内。

任务二 中成药的储存与养护

表 5-2-1   中成药储存与养护实训记录

中药仓储工作人员（学生姓名）												
项目	实训要点	知识摘要/过程记录										
实训准备	1. 模拟库房环境，库房应配备药架、温湿度仪、木箱等储存容器 2. 准备常用中成药，如银翘解毒丸、冰硼散、板蓝根颗粒、穿心莲片、急支糖浆、双黄连口服液等 3. 准备工服（白大褂）、签字笔											
中成药储存与养护记录	栏目	品种 1	品种 2	品种 3	品种 4	品种 5	品种 6	品种 7	品种 8	品种 9	品种 10
	品名										
	剂型										
	数量										
	生产企业										
	生产批号										
	有效期										
	质量状况										
	养护方法										
	养护人员										
	检查日期										

实训考评

依照表 5-2-2 对中成药储存与养护任务实训完成情况进行考评，考查可否模拟实际情景在规定时间内完成中成药储存与养护任务。

表 5-2-2   中成药储存与养护实训考评

考核内容	考核要求	考核标准	配分	得分
实训准备	准备实训中需使用的材料、设备和工具	1. 未准备药架、温湿度仪、木箱等储存容器，扣 2 分 2. 未准备常用中成药，扣 4 分 3. 未准备工服（白大褂）、签字笔，扣 2 分 4. 未准备中成药储存与养护实训记录表，扣 2 分	10	
职业形象	仪容、仪表、仪态规范	1. 仪容不整洁，扣 5 分 2. 未穿工服（白大褂），扣 5 分	10	
中成药储存与养护记录	能规范、准确填写中成药储存与养护记录	1. 每种中成药各项记录完整，每缺 1 项扣 1 分，共 10 分 2. 正确判断每种中成药质量状况，每错 1 个扣 3 分，共 30 分 3. 正确选择每种中成药的储存养护方法，每错 1 个扣 4 分，共 40 分	80	
合计			100	

【学习拓展】

《中国药典》（2020年版）"凡例"对贮藏项下各名词术语的规定

- 遮光：系指用不透光的容器包装，例如棕色容器或黑色包装材料包裹的无色透明、半透明容器。
- 避光：系指避免日光直射。
- 密闭：系指将容器密闭，以防止尘土及异物进入。
- 密封：系指将容器密封，以防止风化、吸潮、挥发或异物进入。
- 熔封或严封：系指将容器熔封或用适宜的材料严封，以防止空气和水分的侵入并防止污染。
- 阴凉处：系指不超过20 ℃的环境。
- 凉暗处：系指避光并不超过20 ℃的环境。
- 冷处：系指2～10 ℃的环境。
- 常温：系指10～30 ℃的环境。

思考与练习

一、选择题

1. 中成药储存过程中，相对湿度一般控制在（　　）。
   A. 20%以下　　B. 20%～30%　　C. 30%～50%　　D. 35%～75%
2. 易发生虫蛀的剂型是（　　）。
   A. 栓剂　　B. 蜜丸　　C. 颗粒剂　　D. 胶囊剂
3. 煎膏剂析出糖类结晶的现象称为（　　）。
   A. 发酵　　B. 沉淀　　C. 返砂　　D. 变硬
4. 中药注射剂在储存期间可出现的变异现象是（　　）。
   A. 气味散失　　B. 沉淀　　C. 虫蛀　　D. 发霉
5. 胶囊剂在储存过程中易（　　）。
   A. 酸败　　B. 粘连　　C. 虫蛀　　D. 沉淀
6. 中成药储存过程中常见的变异现象不包括（　　）。
   A. 霉变　　B. 腐烂　　C. 沉淀　　D. 返砂
7. 丸剂在储存过程中不会出现的变异现象是（　　）。
   A. 沉淀　　B. 虫蛀　　C. 霉变　　D. 粘连
8. 合剂在储存过程中易（　　）。

A. 气味散失　　　B. 沉淀　　　C. 变色　　　D. 虫蛀
9. 散剂在储存过程中易（　　）。
A. 挥发　　　B. 虫蛀　　　C. 酸败　　　D. 沉淀

二、简答题

1. 简述中成药常见的变异现象。
2. 简述不同剂型中成药的养护方法及注意事项。